Klinik und Therapie der Magen-Darmkrankheiten

Von

Dr. F. Depisch

Privatdozent an der Universität in Wien

Mit 16 Textabbildungen

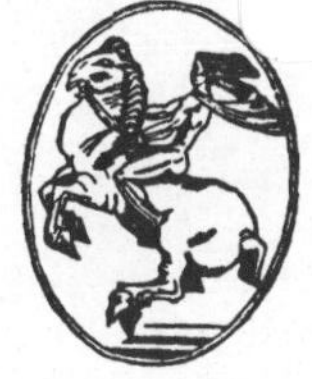

Wien

Springer-Verlag

1951

ISBN-13: 978-3-7091-7781-5   e-ISBN-13: 978-3-7091-7780-8
DOI: 10.1007/978-3-7091-7780-8

Vorwort.

Schon gelegentlich der ersten Neuauflage meines Diabetes-
buches ist der Springer-Verlag an mich mit dem Wunsch
herangetreten, das gesamte Gebiet der Magen-, Darm- und
Stoffwechselkrankheiten zu bearbeiten. Der zweite Weltkrieg hat die Ausführung dieses Planes hinausgeschoben.
Unterdessen hatte ich während des Krieges als Leiter einer
Spezialabteilung für Magen-Darmkrankheiten durch fünf
Jahre Gelegenheit, ein einmalig großes Krankengut zu be-
treuen, wie es in diesem Ausmaß und dieser Mannigfaltigkeit
in Friedenszeiten kaum jemals einem einzelnen Arzt zur Verfügung steht. Die Möglichkeit, diagnostisch schwierige Fälle
gemeinsam mit dem Röntgenologen zu untersuchen, die
fortlaufende gastroskopische Kontrolle der Magenkranken,
die rektoskopische Kontrolle der Darmkranken und ein gutes Laboratorium erhöhten den Wert der Beobachtungen.
Das wesentliche Ergebnis zweier wissenschaftlicher Arbeiten,
Untersuchungen über die Bewertung von Formveränderun-
gen des Bulbus duodeni mit Hilfe von Atropininjektionen
gemeinsam mit Kollegen W a c h n e r sowie Studien über das
Schleimhautrelief des Dünndarmes bei Fällen von chronischer Enteritis gemeinsam mit Kollegen S t ö f f e l, wurden
erstmalig kurz mitgeteilt. Ebenso wurde erstmalig über die
besonders günstigen Erfahrungen der kombinierten Diät-
Fieberbehandlung bei der Ulkuskrankheit berichtet. Auch
wertvolle Einzelbeobachtungen, wie das Vorkommen von
mehrwöchigen anaziden Phasen beim Ulcus duodeni, Vortäuschung eines penetrierenden Riesenulkus durch lokale
Wandausstülpung des Magens im Bereich eines kleinen Geschwüres, die Heilung einer Gastritis mit histaminrefraktärer Anazidität, die Existenz einer Enteritis ohne Störung
der Nahrungsausnützung mit verlangsamter Dünndarmpassage
u. a., wurden in dem Buch niedergelegt. Als Schüler F a l t a s
standen mir die Erfahrungen der v. N o o r d e n schen Schule
zur Verfügung, und ich habe mich auch bemüht, vor allem
die Wiener Schule, wie sie durch N o t h n a g e l, v. N o o r -

d e n, E p p i n g e r, P o r g e s und L a u d a vertreten ist, zu Wort kommen zu lassen. Daneben wurde auch der ausländischen Literatur Rechnung getragen, ohne die zahlreichen Publikationen anzuführen. Die erschreckende Zunahme der Magen-Darmkrankheiten während des letzten Krieges und in der Nachkriegszeit haben mich auch veranlaßt, von der g l e i c h z e i t i g e n Bearbeitung der Stoffwechselkrankheiten Abstand zu nehmen. Es ist aber geplant, die Darstellung der Klinik und Therapie der Stoffwechselkrankheiten in Kürze folgen zu lassen. Um das Buch einem größeren Leserkreis von Studenten und Ärzten zugänglich zu machen und den Preis möglichst niedrig zu halten, wurde auf die Wiedergabe einer größeren Zahl von Abbildungen verzichtet. Neben schematischen Skizzen wurden nur einige Röntgenbilder des Dünndarmes aufgenommen, die den Wert der vielfach vernachlässigten röntgenologischen Darstellung von Veränderungen des Schleimhautreliefs bei der chronischen Enteritis zeigen sollen. Für das große Verständnis allen meinen Wünschen gegenüber bin ich dem Springer-Verlag zu großem Dank verpflichtet. Meiner Schwester, Frau T h e r e s e R e i h s, danke ich für die unermüdliche Mitarbeit beim Niederschreiben der Arbeit.

W i e n, im April 1951.

Der Verfasser

Inhaltsverzeichnis.

A. Erkrankungen im Bereich der Mundhöhle, des Rachens und der Speiseröhre.

1. Erkrankungen der Mundhöhle und des Rachens.

Es ist zweckmäßig, eine Beschreibung der Verdauungskrankheiten mit einer Besprechung der Erkrankungen der Mundhöhle zu beginnen, da die Verdauungsvorgänge bereits im Mund anfangen und verschiedene Erkrankungen der Mundhöhle mit Krankheiten des Magen-Darmtraktes in unmittelbarem Zusammenhang stehen.

In der Mundhöhle erfolgt durch den Kauakt die mechanische Zerkleinerung der Speisen und ihre Einspeichelung. Die im Speichel enthaltenen diastatischen Fermente (Amylase und Maltase) können die Stärke bereits bis zu Maltase und Dextrose zerlegen. Wichtig ist auch, daß sehr kalte und heiße Speisen während des Kauvorganges an die Körpertemperatur angeglichen werden und auf diese Weise eine schädliche thermische Reizung der Ösophagus- und Magenschleimhaut vermieden wird.

Hastiges Essen und schlechtes Kauen sind eine sehr häufige Ursache von chronischen Magenleiden. Wie oft kann man bei Fällen chronischer Gastritis und bei Ulkuskranken erheben, daß sie sich zum Essen keine Zeit nehmen und die Speisen mitunter noch in besonders heißem Zustand rasch hinunterschlingen. Es kann sich dabei um einen reinen Erziehungsfehler handeln, meist liegt aber nur eine Teilerscheinung einer neurotischen Anlage vor, die ihrerseits wieder zum Auftreten von Magen-Darmleiden besonders disponiert.

Störungen des Kauvermögens. In der gleichen schädlichen Weise wirkt sich ein ungenügendes oder fehlendes Kauvermögen aus. Unter den chronischen Magenkranken findet sich ein hoher Prozentsatz von Zahnkrüppeln. In normalen Zeiten kann das fehlende Kauvermögen durch eine ausgewählte Nahrung in besonderer Zubereitung zum Teil ausgeglichen werden. In Notzeiten wirkt sich aber ein Defekt des Gebisses besonders ungünstig aus. Das allgemein beobachtete rapide

Ansteigen von Magen-Darmerkrankungen während des Krieges und in der Nachkriegszeit mag zum Teil neben der Art der Ernährung auch mit den schlechten Gebißverhältnissen bei unserer Bevölkerung zusammenhängen.

Chronische Eiterherde. Eine besondere Bedeutung kommt den chronischen Eiterherden im Bereich der Zähne, der Tonsillen und der Nebenhöhlen zu. Die chronische Fokalinfektion kann auf toxischem Wege Ursache einer Gastritis sein, außerdem kann sich das Verschlucken von Eiter, besonders aus den Nebenhöhlen, direkt schädlich auf den Magen auswirken. Manche Autoren sehen auch für viele Fälle von Ulkus in der Fokalinfektion den ätiologischen Faktor. Jedenfalls ist es angezeigt, bei Magenkranken auf das Vorhandensein solcher Herde zu achten und ihre radikale Entfernung in die Wege zu leiten. Wer es einmal erlebt hat, wie bei einem jungen Menschen, der mit gastritischen Beschwerden zum Arzt gekommen ist, nach einer indizierten Tonsillektomie die Magenbeschwerden verschwunden sind und ein solcher Kranker in kurzer Zeit aufblüht, der wird an dem ätiologischen Zusammenhang des Magenleidens mit dem chronischen Eiterherd nicht mehr zweifeln.

Entzündungen der Mundschleimhaut. Die Stomatitis aphthosa und ulcerosa können mit erheblichen Störungen des Verdauungstraktes einhergehen. Bei diesen meist mit Temperatursteigerungen verlaufenden Erkrankungen liegt nicht nur der Appetit darnieder, sondern durch die großen Schmerzen ist auch die Nahrungsaufnahme sehr erschwert, so daß beträchtliche Gewichtsverluste in kurzer Zeit auftreten.

Bei der Stomatitis aphthosa finden sich in der ganzen Mundschleimhaut zahlreiche, weißlich belegte, ovale Geschwürchen mit rotem Hof. Sie tritt besonders bei Kindern auf. Zur Behandlung ist häufige Mundreinigung mit weicher Zahnbürste oder Watte, Spülen mit H_2O_2, Betupfen der Geschwüre mit 2- bis $5^0/_0$iger Lapislösung angezeigt. Auch eine Mischung von Phenol 12,0, Menthol 1,5 und Thymol 2,0 wird zum Verätzen der aphthösen Geschwüre empfohlen. Ein Wattekügelchen von der Größe der Aphthe wird mit der Lösung getränkt und durch $^1/_2$ bis 1 Minute auf das Geschwür aufgedrückt. Bei öfterer Wiederholung dieser Prozedur heilen die Geschwüre in zwei bis drei Tagen ab. Bei hartnäckigem Verlauf hat sich mir Vogan, dreimal zwei Dragée täglich, bewährt.

Von dem geschilderten akuten und fieberhaften Krankheitsbild sind die auch beim Erwachsenen gelegentlich vorkommenden Aphthen abzutrennen. Behandlung wie oben geschildert.

Die Stomatitis ulcerosa kann sich aus einer Stomatitis simplex entwickeln oder beginnt als selbständige Erkrankung mit Fieber und schwerer Störung des Allgemeinbefindens. Endemisches Auftreten in Schulen und Kasernen ist bekanntgeworden. Zunächst entwickelt sich eine Schwellung und Geschwürsbildung am Zahnfleischrand und den interdentalen Papillen. Die Geschwürsbildung greift dann auf die Wangen, den Gaumen und die Zunge fort. Die Geschwüre sind in der Regel oberflächlich, selten tiefgreifend, schmierig belegt und leicht blutend. Die Kranken werden nicht nur durch die Schmerzen, sondern auch durch den aashaften Mundgeruch sehr belästigt. Ätiologisch werden Zusammenhänge mit den Erregern der Plaut-Vincentischen Angina angenommen. Bei der Behandlung ist die sorgfältige und häufige Mundreinigung durch häufiges Spülen mit Wasserstoffsuperoxyd besonders wichtig. Zur Lokalbehandlung wird die Auflage von mit Neo-Salvarsanlösung getränkten Wattebäuschchen empfohlen. Auch intravenöse Salvarsanzufuhr kann versucht werden. McGregor und Long[1] empfehlen für die Behandlung der Stomatitis Penicillinpastillen mit einem Gehalt von 500 E pro Pastille. Es dauert ca. dreiviertel Stunden, bis eine Pastille im Mund zergangen ist, worauf sofort eine neue Pastille genommen werden muß.

Das Verhalten der Zunge bei Magenleiden spielte bei den älteren Ärzten eine ausschlaggebende Rolle. Die Beobachtung, daß es völlig magengesunde Menschen gibt, die zeitlebens eine dickbelegte Zunge haben, weiters die Tatsache, daß bei Menschen mit hyperazider Gastritis oder Ulkus die Zunge meist auffallend rein ist, veranlaßte namhafte Fachleute (Boas), dem Zungenbelag jegliche diagnostische oder prognostische Bedeutung abzusprechen. Ich kann mich auf Grund meiner eigenen Erfahrung dieser Ansicht nicht anschließen und halte die belegte Zunge für ein typisches Symptom der akuten Pangastritis mit Hyp- oder Anazidität. Diese Fälle leiden an Appetitlosigkeit mit einem charakteristischen pappigen Geschmack im Mund. Mit dem Schwinden

---

[1] McGregor und Long: The use of Penicillin pastilles in oral infections. Brit. med. J. 2, (1944): 686.

der subjektiven Beschwerden schwindet auch zunehmend der Zungenbelag. Rückfälle durch vorzeitige Überlastung des Magens gehen meist mit einem Wiederauftreten des Zungenbelages einher. Auch bei der chronischen hyp- und anaziden Gastritis kann uns sehr häufig der Zungenbelag gewisse Aufschlüsse über den Zustand des Magens geben. So kann man bei derartigen Fällen beobachten, wie eine mit Lust genommene Mahlzeit, die vom Magen ohne Beschwerden vertragen wird, zu einer Reinigung der Zunge führt, während eine mit einem gewissen Widerwillen gegessene, leicht verdauliche Speise Magenbeschwerden und eine Verstärkung des Zungenbelages zur Folge hat. Dieses Verhalten ist nicht so unverständlich, wenn man sich die Entstehung des Zungenbelages vor Augen hält. Er entsteht durch eine übermäßige Entwicklung der Hornschicht an der Spitze der Papillae filiformes der Zunge. Zwischen den so verlängerten Papillen sammeln sich Speisereste an, die bald faulig zersetzt werden und so wesentlich an dem üblen Mundgeruch solcher Magenkranker beteiligt sind. Bei der Nahrungsaufnahme werden die oberflächlichen Plattenepithelschichten mechanisch entfernt und so die Zunge gereinigt. Liegen bei einem ohne Appetit eingenommenen, reizlosen Essen die Sekretionsverhältnisse in der Mundhöhle darnieder, dann wird diese normale Selbstreinigung der Zunge ausbleiben. Da die im Bereich des Zungenbelages vorhandenen faulenden Nahrungsreste mit jeder Nahrungsaufnahme in den Magen kommen, können sie ihrerseits zu einer Schädigung der Magenschleimhaut führen. Es ist daher notwendig, den Zungenbelag bei Magenkranken immer wieder mit nicht zu weicher Zahnbürste oder einem Spatel zu entfernen und im ganzen auf eine sorgfältige Mundpflege zu achten. Erwähnt soll noch werden, daß bei starken Rauchern neben einem chronischen Rachenkatarrh fast regelmäßig ein Belag der rückwärtigen Zungenhälfte beobachtet wird. Auch bei chronischer Tonsillitis, bei Nebenhöhleneiterungen und bei den verschiedenen entzündlichen Prozessen der Mundhöhle findet sich häufig ein Zungenbelag.

Störungen der Speichelsekretion können bei Magen-Darmerkrankungen reflektorisch auftreten. Bei der akuten Gastritis und Gastro-Enteritis ist die Speichelsekretion meist vermindert, seltener kommt es zu Speichelfluß. Mit dem Rückgang der Magen-Darmsymptome wird die Speichelsekretion rasch wieder normal. Auf eine seltene Störung der Speichelsekretion, die ich in der Literatur nirgends erwähnt gefunden habe und die meist nicht richtig erkannt wird, soll besonders hingewiesen werden. Es handelt sich um eine plötzlich einsetzende, einige Minuten dauernde abundante Sekretion eines dünnflüssigen Chorda-Speichels, die man am besten mit der Bezeichnung *paroxysmale Salivation* charakterisieren kann. Die Kranken täuschen den Arzt mit der unrichtigen Angabe, daß sie größere Mengen einer geschmacklosen Flüssigkeit „erbrochen" haben. Auf genaues Befragen kann man dann erst erheben, daß ein Brechakt gefehlt hat und auch keine Nausea vorhanden war. Über die besonders lehrreiche Krankengeschichte eines einschlägigen Falles soll kurz berichtet werden.

Fall Nr. 1: 48jähriger Mann. Der Kranke gibt an, seit der Jugend einen „empfindlichen" Magen zu haben und auch öfter an Durchfällen zu leiden. In den letzten Jahren ist es zunehmend zu einer plötzlichen Flüssigkeitsansammlung im Mund gekommen, die den Kranken zum raschen Hinunterschlucken zwingt. Bei der Möglichkeit zu einer Entleerung fließt bei geöffnetem Mund durch einige Minuten ein ständiger Strom einer dünnen, völlig geschmacklosen Flüssigkeit ab. Während des Zustandes tritt oft ein Hitzegefühl in der seitlichen Wangengegend vor den Ohren bis unter den Kieferwinkel auf. Der Anfall wird gewöhnlich durch ein Spannungsgefühl und leichtes Grimmen im Bauch eingeleitet, das meist vom Abgang von Winden begleitet ist. Die Menge der entleerten Flüssigkeit beträgt ca. $^1/_8$ Liter. Bemerkenswert ist, daß die Mutter des Kranken an den gleichen Zuständen zu leiden hatte und auch bei zwei von vier Geschwistern sehr selten ähnliche Erscheinungen vorhanden sind. Die Untersuchung ergibt bis auf Zeichen eines leichten chronischen Dünndarmkatarrhs keinen krankhaften Befund. Auf zellulosefreie Kost schwinden die Anfälle vollständig und treten bei Lockerung der Diät nur mehr ganz vereinzelt im Anschluß an Diätentgleisungen auf.

Es handelt sich bei dem Zustandsbild um eine typische paroxysmale Salivation, wobei eine im Bereich des Nervus vagus ablaufende Erregung (Darmspasmen) auf die Chorda überspringen dürfte. Für die Richtigkeit dieser Auffassung könnte auch die Erfahrung sprechen, daß der Brechakt in der Regel durch eine reichliche Sekretion von dünnem Speichel eingeleitet wird.

Chronische Pharyngitis und Vomitus matutinus. Bei Menschen mit chronischer Pharyngitis kann es bei völlig intaktem Verdauungsapparat zum Erbrechen von Schleim in nüchternem Zustand kommen. Das von der Rachenschleimhaut abgesonderte Sekret fließt während der Nacht in den Ösophagus und wird verschluckt. Der im Magen angesammelte Schleim ruft nach dem Erwachen Brechreiz hervor und wird schließlich erbrochen. Bei Menschen, die mit offenem Mund schlafen, kommt noch dazu, daß der an der Rachenwand angetrocknete Schleim Hustenreiz auslöst, der sich bis zum Erbrechen steigern kann. Man findet dieses Symptomenbild besonders bei starken Rauchern, es kommt aber auch bei Nichtrauchern vor. In der Differentialdiagnose ist der Vomitus matutinus bei Potatoren mit chronischer Säufergastritis und bei Frauen eine Gravidität zu berücksichtigen. Ein Beispiel zur Erläuterung.

Fall Nr. 2: 15jähriger Bauer. Der kräftige, gut genährte und blühend aussehende Mann gibt an, seit vierzehn Jahren in der Früh nach dem Aufstehen zu erbrechen. In diesem Zeitraum ist nur sehr selten durch wenige Wochen das Erbrechen ausgeblieben. Das Erbrochene ist schleimig, manchmal gelblich gefärbt und fettig. Er kann nachher mit bestem Appetit sein Frühstück verzehren und fühlt sich auch während des ganzen Tages vollkommen wohl und gesund. Er ist nur auf Veranlassung seiner besorgten Frau, die ein ernsteres Leiden befürchtete, zur Untersuchung erschienen. Der Patient ist Nichtraucher, mäßiger Weintrinker, trinkt nie Schnaps. Die interne Untersuchung ergibt bis auf typische Zeichen einer chronischen Pharyngitis, die dem Patienten keine Beschwerden verursacht, keinen krankhaften Befund. Ausheberung nach Probefrühstück: 30/50 HCl, keine Zeichen von Gastritis. Auch die Röntgenuntersuchung des Magens und der Gallenblase sowie eine Harnanalyse ergeben normale Befunde.

Es handelt sich demnach um einen typischen Fall von Schleimerbrechen auf nüchternem Magen bei einem Mann mit chronischer Pharyngitis. Die Behandlung richtet sich ausschließlich gegen das Grundleiden, die chronische Pharyngitis. Alle anderen Behandlungsversuche mit Atropinpräparaten, Alucol etc. haben keinen Zweck und sind wirkungslos.

2. Erkrankungen der Speiseröhre.

Die akute Ösophagitis ist außerordentlich selten und wird durch mechanische, thermische und chemische Reize ausgelöst oder tritt als Begleiterscheinung von manchen Infektionskrankheiten (Masern, Scharlach, Typhus) auf. Die Diagnose ist auf Grund der charakteristischen Erscheinungen meist leicht zu stellen. Es entstehen Schmerzen entlang der Speiseröhre, die durch Bewegungen der Wirbelsäule und beim Schluckakt verstärkt werden. Beim Versuch der Nahrungsaufnahme tritt gewöhnlich Erbrechen ein. Die Behandlung erfolgt durch Ruhigstellung des erkrankten Organs, indem man am besten durch einige Tage die orale Ernährung ausschaltet und Dauertropfeinläufe mit 5%iger Dextroselösung und bei großem Durst zwischendurch mit physiologischer Kochsalzlösung macht. Nach deutlicher Besserung der Schmerzen versucht man flüssig-breiige Kost in lauwarmem

Zustand. Gewürze, Alkohol und alle anderen Reizstoffe sollen noch längere Zeit nach der klinischen Heilung ausgeschaltet werden, um Rückfälle zu vermeiden.

Auf die praktisch bedeutsamen Verätzungen, vor allem mit Säuren und Laugen, soll hier nicht näher eingegangen werden.

Die chronische Ösophagitis tritt klinisch kaum in Erscheinung, wird aber relativ häufig bei Sektionen angetroffen. Sie findet sich besonders bei starken Rauchern und Trinkern, meist im Verein mit einer chronischen Pharyngitis und Laryngitis.

Die Divertikel des Ösophagus sind von praktischer Bedeutung. Wir unterscheiden nach der Lage das pharyngo-ösophageale Z e n k e r sche Divertikel und die tiefsitzenden Divertikel. Nach der Art ihrer Entstehung werden Pulsions-, Traktions- und Traktionspulsions-Divertikel unterschieden. Die Pulsionsdivertikel stellt man sich durch den normalen Innendruck beim Schluckakt, Sprechen und Singen entstanden vor, wobei kongenitale Hemmungsbildungen im Bereich der Rachen- bzw. Ösophaguswand mit eine entscheidende Rolle spielen dürften. Bei den Traktionsdivertikeln nimmt man an, daß entzündliche Prozesse im Bereich der Umgebung der Speiseröhre, meist von Lymphdrüsen ausgehend, auf die Wand der Speiseröhre übergreifen können und nach deren Ausheilung durch Schrumpfungsvorgänge eine Ausstülpung der Ösophaguswand infolge Zugwirkung zustande kommt. Auch für die Traktionsdivertikel hat man kongenitale Anlagen als eigentliche Entstehungsursache angeschuldigt.

Das Zenkersche Divertikel ist ein Pulsionsdivertikel und entwickelt sich an der Grenze von Schlund und Speiseröhre an der seitlichen oder hinteren Wand. Die Diagnose gründet sich auf die subjektiven Erscheinungen (Druckgefühl und Kratzen im Hals, Schlingbeschwerden, Hochkommen von Speiseresten während und nach dem Essen) und auf die Röntgenuntersuchung. Manche Kranke werden oft lange Zeit unter der irrtümlichen Annahme eines Rachenkatarrhs oder eines Magenleidens erfolglos behandelt. Die Erkrankung findet sich vorwiegend bei Männern in mittlerem und höherem Alter. Die Behandlung ist eine rein chirurgische und besteht in der Abtragung des Divertikelsackes.

Die tiefsitzenden Divertikel liegen gewöhnlich im mittleren und unteren Teil der Speiseröhre immer an der vorderen oder seitlichen Wand, die Pulsionsdivertikel meist knapp oberhalb der Kardia, die Traktionsdivertikel gewöhnlich in der Höhe der Bifurkation. Die Traktionsdivertikel machen in der Regel keine subjektiven Beschwerden und entgehen auch meist dem röntgenologischen Nachweis, da der kleine, trichterförmige Divertikelsack fast immer kranialwärts gerichtet ist und sich dadurch weder bei der Nahrungsaufnahme noch bei der Röntgenuntersuchung füllt. Die größeren Pulsionsdivertikel, die, wie schon erwähnt, häufig knapp oberhalb des Zwerchfelles liegen, können subjektive Beschwerden machen und sind auch in der Regel durch die Röntgenuntersuchung nachweisbar. Die Kranken klagen über Druck und Schmerzen in der Brust und Schlingbeschwerden. Charakteristisch ist, daß manche Kranke angeben, daß nach dem Erbrechen oder Heraufwürgen von Speisen der Druck und die Schmerzen in der Brust plötzlich verschwinden. (Entleerung des Divertikelsackes.) Eine Behandlung ist nur bei Vorhandensein von subjektiven Beschwerden nötig und muß sich im wesentlichen auf die Vermeidung schleimhautreizender Nahrungsmittel beschränken. Operative Eingriffe sind wegen der Schwere des Eingriffes in der Regel abzulehnen und kommen vor allem bei begründetem Verdacht auf ein Karzinom oder bei Entwicklung einer sekundären Narbenstenose im Divertikelbereich in Frage. Zwei Beispiele zur Erläuterung:

Fall Nr. 3: 52jähriger Mann. Gibt an, seit einigen Monaten an Druckgefühl und Kratzen im Hals sowie an zunehmenden Schlingbeschwerden zu leiden. Er hat bei manchen Bissen das Gefühl, als ob sie im Halse steckenbleiben würden. Das Gewicht hat etwas abgenommen, doch glaubt der Patient, daß die Gewichtsabnahme dadurch bedingt sein dürfte, daß er aus Angst vor den Schlingbeschwerden weniger gegessen hat. Der Appetit ist unverändert gut geblieben. Die klinische Untersuchung ergibt bis auf eine Struma nodosa keinen krankhaften Befund. Die Röntgenuntersuchung deckt als Ursache der Beschwerden ein typisches Zenkersches Diverdikel von 5 cm Länge auf, das rechts dorsal an der Grenze von Schlund und Ösophagus abgeht. Der Patient wird über die Art seines Leidens aufgeklärt und ihm die Operation empfohlen, die er aber ablehnt.

Fall Nr. 4: 71jähriger Mann. Der Kranke kommt wegen Schwindelanfällen zur Beratung und gibt nebenbei an, daß er vor 25 Jahren an Schmerzen über dem unteren Teil des Brustbeines und sehr unangenehmen Schlingbeschwerden gelitten hat. Der Arzt vermutete zunächst ein Magengeschwür, die Röntgenuntersuchung deckte jedoch ein tiefes Divertikel des Ösophagus von Daumenendgliedgröße knapp oberhalb des Zwerchfelles auf. Auf eine reizlose Diät besserten sich die Beschwerden und schwanden im Verlauf von einigen Monaten vollständig und kamen nur selten auf kurze Zeit wieder. Wiederholte Röntgenuntersuchungen bis in die jüngste Zeit ergaben das Divertikel nach Lage und Größe im wesentlichen unverändert.

Es handelt sich bei dem Kranken um ein typisches tiefsitzendes Pulsionsdivertikel des Ösophagus, das dem Träger nur vorübergehend, offenbar bei entzündlichen Reizzustänen im Divertikelsack, Beschwerden verursacht hat.

Die geschilderten Schlingbeschwerden und Schmerzen bei Divertikelträgern können einerseits durch den Druck des gefüllten Divertikelsackes und anderseits durch Spasmen des Ösophagus ausgelöst werden. Dies führt uns zur Besprechung der verschiedenen Formen von Verengerungen und Erweiterungen der Speiseröhre.

Verengerungen und Erweiterungen der Speiseröhre. Von den organischen Stenosen durch Narbenbildung (nach Verätzungen, Fremdkörperverletzungen, Ulzerationen), durch Neubildungen des Ösophagus oder durch Druck von Tumoren in der unmittelbaren Nachbarschaft desselben soll nur **d a s** *Ösophaguskarzinom* näher besprochen werden, das weitaus am häufigsten (in etwa 75%) als Ursache einer Ösophagusstenose in Frage kommt. Die klinischen Erscheinungen äußern sich in schleichend beginnenden und ständig zunehmenden Schlingbeschwerden, anfangs mit dem Gefühl von Steckenbleiben größerer Bissen, später mit der allmählich zunehmenden Unmöglichkeit, auch breiige und flüssige Nahrung zu behalten. Meist wird auch über Druckgefühl in der Brust, seltener über heftige Schmerzen geklagt. Es tritt bald auch Appetitlosigkeit auf, und das Körpergewicht sinkt vom Beginn der Erkrankung an rasch und dauernd ab. Die Patienten bekommen einen eigenartig düsterleidenden Gesichtsausdruck, der bei den gutartigen Stenosen ebenso wie die Appetitlosigkeit fehlt und so den Erfahrenen auch ohne Hilfsuntersuchungen auf die richtige Diagnose hinweist. Die Sicherung der Diagnose erfolgt durch die Röntgenuntersuchung und nötigenfalls durch die Ösophagoskopie. Die Behandlung besteht heute in der möglichst frühzeitigen Radikaloperation, die zu einer Dauerheilung führen kann. Die Operationsmortalität ist trotz der in den letzten Jahren zunehmend entwickelten Technik begreiflicherweise mit Rücksicht auf die Schwere des Eingriffs noch hoch, die Mortalität wurde aber seit Einführung der intratrachealen Narkose so weit herabgedrückt, daß jeder Arzt verpflichtet ist, Kranke mit sichergestelltem Ösophaguskarzinom der Radikaloperation zuzuführen. Wer einmal den trostlosen Verlauf dieses Leidens mit der bisher üblichen Gastrostomie bis zum bitteren Ende verfolgt hat, wird die jetzigen Möglichkeiten der modernen Chirurgie gebührend würdigen.

Die Erweiterungen der Speiseröhre entwickeln sich sekundär oberhalb von organischen oder spastischen Stenosen. Am bekanntesten und praktisch am bedeutsamsten ist die *idiopathische Erweiterung der Speiseröhre (Cardiospasmus)*, deren Ursache auf einen primären, funktionellen Spasmus des untersten Ösophagusabschnittes und der Kardia zurückgeführt wird. Über das Wesen der Störung herrscht in der Literatur noch keine Einigkeit. Zunächst sollen einige experimentelle Beobachtungen kurz angeführt werden.

Beiderseitige Vagusdurchschneidung führt beim Tier zu einem Dauerverschluß der Kardia. Vagusreizung bewirkt eine Öffnung der Kardia, manchmal auch einen Verschluß. Ein durch Vagusdurchschneidung ausgelöster Verschluß der Kardia kann durch eine Durchschneidung der vom Ganglion coeliacum zur Kardia ziehenden Nervenfasern behoben werden. Nach diesen Befunden wäre vom rein anatomischen Standpunkt aus anzunehmen, daß die Kardiaöffnung vom Vagus, der Kardiaschluß vom Sympathikus besorgt wird. Im Sinne dieser Anschauung würde die klinische Erfahrung sprechen, daß Atropinbehandlung bei Kardiospasmus wirkungslos ist. Dem steht aber wieder die eindeutige Feststellung gegenüber, daß durch Adrenalin der Krampf der Kardiamuskulatur prompt, wenn auch nur vorübergehend, gelöst werden kann. Weitere Untersuchungen haben nun gezeigt, daß die im Vagus verlaufenden, für die Kardiaöffnung verantwortlichen Fasern sich pharmakologisch wie Sympathikusfasern verhalten (also adrenergisch), während die vom Splanchnikus zur Kardia ziehenden Nerven, deren Reizung Kardiaschluß bewirkt, als cholinergisch anzusprechen sind. S z e n e s[2] kommt auf Grund der oben angeführten Beobachtungen zu dem Schluß, daß der normale Schluckakt, der in einer Tonuszunahme des oberen Ösophagusabschnittes und einer Tonusabnahme des untersten Abschnittes beruht, durch einen cholinergen Mechanismus (Tonuszunahme des Ösophagus) und einen adrenergen Mechanismus (Öffnung der Kardia) gesteuert wird. Dieser komplizierte Vorgang wird von vegetativen Zentren aus in Gang gesetzt und über die im Splanchnikus verlaufenden cholinergen Fasern sowie die im Vagus verlaufenden adrenergen Fasern über den intramuralen Plexus dem Erfolgsorgan zugeleitet.

Die klinischen Erscheinungen bestehen in verschieden hochgradigen Schlingstörungen mit dem Gefühl des Stekkenbleibens der Bissen am Mageneingang, weiters in Schmerzen unter dem Brustbein, Hochkommen von unverdauten Speisen und Gewichtsabnahme. Der Appetit ist meist ungestört. Als Ursache der Erkrankung werden manchmal Traumen in der Brustgegend, Verschlucken eines zu großen Bissens oder schwere Aufregungen angegeben. Das Leiden

---

[2] S z e n e s, H.: Zur Pathogenese und Therapie des Kardiospasmus. Wien. klin. Wschr. 1948, 9: 144.

beginnt mitunter schleichend, manchmal aber ganz plötzlich aus vollem Wohlbefinden heraus. Die Diagnose wird durch den charakteristischen Röntgenbefund ermöglicht, der in den typischen Fällen neben dem Verschluß des untersten Ösophagusabschnittes und der Kardia eine verschieden hochgradige Erweiterung der Speiseröhre ergibt. Bei lang dauernden Fällen kann die Speiseröhre auf Armdicke erweitert sein und einen Fassungsraum von $1^{1}/_{2}$ bis 2 l erreichen. Man sollte sich in jedem Fall vor dem Röntgenschirm überzeugen, ob eine rein spastische Stenose vorliegt, die durch krampflösende Mittel (Adrenalininjektion oder Nitroglyzerin) behoben werden kann, oder infolge sekundärer entzündlicher Vorgänge bereits eine narbige Stenose vorhanden ist.

Diese Feststellung ist für die Art der einzuschlagenden Therapie von großer Bedeutung. Hat man sich auf diese Weise von dem Vorhandensein eines einfachen Spasmus überzeugt, dann kann zunächst eine konservative Behandlung versucht werden. Am einfachsten ist die von C e r a n k e[3] empfohlene perlinguale Nitroglyzerinzufuhr unmittelbar vor dem Essen. Da Beobachtungen vor dem Röntgenschirm eine prompte Öffnung der Kardia ca. $2^{1}/_{2}$ Minuten nach perlingualer Gabe von drei bis vier Tropfen Nitroglycerin solutum ergeben hatte, wurden die Patienten angewiesen, jedesmal unmittelbar vor der Nahrungsaufnahme das Medikament zu nehmen. Die lang dauernde Anwendung von Nitroglyzerin stößt jedoch auf Schwierigkeiten, da die Wirkung mit der Zeit schwächer wird und höhere Dosen verwendet werden müssen, wodurch die lästigen Kreislauferscheinungen verstärkt werden. Der Autor empfiehlt daher, das Nitroglyzerin nur anfangs zu geben und die Behandlung mit subkutanen Natrium-nitrosum-Injektionen fortzusetzen, das wohl nicht so schlagartig, dafür aber nachhaltiger wirkt. Eine Heilung des nach Ansicht mancher Autoren auf einer kongenitalen Anomalie beruhenden Leidens ist auf diese Weise wohl nicht zu erwarten, aber weitgehende Remissionen mit Gewichtszunahme, die einen für die Kranken erträglichen Zustand ermöglichen.

R i e s e[4] empfiehlt durch vier bis sechs Wochen jeden zweiten Tag Ursicaquaddeln (im Jugulum, über dem Sternum

---

[3] C e r a n k e, P.: Die idiopathische Ösophagusdilatation und ihre Beeinflussung durch Nitrokörper. Wien. klin. Wschr. 1947, 41: 681.
[4] R i e s e, J.: Wien. klin. Wschr. 1949, 5: 80.

und Xiphoid) zu setzen und hat mit dieser Methode bei fünf Fällen vier Dauerheilungen erzielt.

Von Szenes wurde die Fiebertherapie mit ansteigenden Dosen von Pyrifer i. v. empfohlen, vier bis sechs Injektionen in einer Serie, mit Wiederholung der Kur ein bis zweimal nach drei bis sechs Monaten. Die Wirkung dieser Behandlung wäre durch die Erhöhung des Sympathikustonus während des Fiebers und durch eine Umstimmung im vegetativen Nervensystem zu erklären.

Die früher ausschließlich geübte Sondenbehandlung mit Einführung von Sonden ansteigenden Kalibers gehört in die Hand eines besonders geübten Chirurgen. Mit dieser Methode können ebenfalls längere Remissionen erzielt werden.

Sehr günstige und lang anhaltende Besserungen habe ich von der vor dem Kriege an der neurologischen Klinik in Wien geübten Sonden-Diathermiebehandlung gesehen. Die Diathermiesonde wird bei diesem Verfahren in den Bereich der Stenose eingeführt, die Plattenelektrode an der Brust oder am Rücken angelegt.

Wenn es mit den geschilderten konservativen Methoden nicht gelingt, einen befriedigenden Zustand zu erzielen, und Anhaltspunkte dafür vorhanden sind, daß kein reiner Spasmus vorliegt, sondern eine narbige Striktur, dann müssen die operativen Behandlungsmethoden in Erwägung gezogen werden.

Ein solches bereits eingreifenderes Verfahren stellt die gewaltsame Dehnung der Kardia mit dem Starkschen Dilatator dar, bei der es aber zu Rupturen mit einer letal endigenden Mediastinitis kommen kann. Das gleiche gilt für die manuelle Dehnung der Kardia von einer Gastrostomie aus.

Salzer[5] empfiehlt ein von Brunner modifiziertes Verfahren von Marwedel-Wendl, bei dem auf transthorakalem Wege die Kardia eingestellt, die Wand des Ösophagus, der Kardia und des Magens in einer Ausdehnung von 6 bis 8 cm durchtrennt und die Öffnung in querer Richtung wieder verschlossen wird. Finsterer hat eine ähnliche Operationsmethode auf abdominalem Wege mit Erfolg angewendet. Weniger verläßliche Resultate soll die Hellersche Operation geben, bei der die Kardiamuskulatur bis auf die Mukosa durch einen Längsschnitt gespalten wird, da es danach zur Bildung von sekundären Narbenstenosen kommen

---

Salzer, G.: Wien. klin. Wschr. 1949, 5: 79.

kann. Einen im Prinzip völlig andersgearteten Weg hat Knight beschritten, der die vom Plexus solaris zur Kardia ziehenden Nervenfasern durchtrennte und damit zwei Heilungen und eine Besserung erzielte.

Das Plummer-Vinsonsche Syndrom. Kurz erwähnt soll zum Schluß noch das *Plummer-Vinsonsche* Syndrom werden, das durch Schlingbeschwerden und hypochrone Eisenmangelanämie, gelegentlich auch durch hyperchrome Anämie sowie Hyp- bzw. Anazidität des Magensaftes gekennzeichnet ist. Zur Behandlung werden Leberinjektionen, Eisen-, HCl- und B_1-Medikation empfohlen. Bei Fällen mit einer gleichzeitigen Cheilosis (Rhagadenbildung an den Mundwinkeln) soll B_2-Zufuhr günstig wirken.

B. Die Erkrankungen des Magens.

Allgemeiner Teil.

1. Anatomie und Physiologie des Magens.

Lage und Form des Magens. Der Magen liegt in seinem
Anfangsteil in der linken Zwerchfellkuppel, zieht von dort
kaudalwärts und nach rechts und überschreitet mit seinem
pylorischen Abschnitt die Medianlinie. Er grenzt kranialwärts an das Zwerchfell, links an die Milz, rechts an die Leber und das Duodenum, berührt mit seiner ventralen Fläche

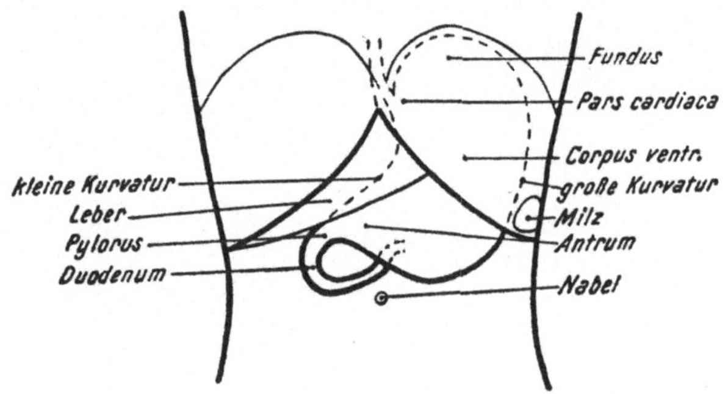

Abb. 1. Schematische Skizze der Lage des Magens im Liegen.

die vordere Bauchwand und den linken Leberlappen, mit
seiner dorsalen Fläche das Pankreas und die linke Niere.
Der Magen ist mit seiner Umgebung durch peritoneale Haltebänder verbunden, die unter den Namen Ligamentum phre-
nicogastricum, gastrolienale, hepatogastricum, hepatoduo-
denale und gastrocolicum bekannt sind. Man unterscheidet
am Magen die Pars cardiaca, den Fundus oder Fornix, anschließend das Corpus ventriculi, das Antrum und den Pylorus. Eine schematische Skizze soll diese Verhältnisse in Er-
innerung bringen.

Von den Haltebändern sind besonders das Lig. phrenico-
gastricum und die Ligg. hepatogastricum und hepatoduo-

denale als Entlastung der Verbindung des Magens mit dem Ösophagus und dem Duodenum von Bedeutung. Diese Haltebänder stellen keine unbewegliche Fixierung dar, sondern können infolge der in ihnen befindlichen glatten Muskelfasern sich weitgehend den Lageveränderungen des Magens im Stehen und bei Eingeweidesenkung anpassen. Im Stehen ruht der Magen mit seinem unteren Pol auf den Dünndarmschlingen. Sinkt bei schlaffen Bauchdecken das Dünndarmkissen nach abwärts, so rückt auch der untere Magenpol tiefer und kann bei hochgradiger Eingeweidesenkung bis ins kleine Becken reichen. Wir sprechen dann von einer Gastroptose im Rahmen einer allgemeinen Enteroptose. Diese Veränderungen der Lage des Magens dürfen nicht mit einer Atonie des Organs verwechselt werden, wenngleich sich eine Gastroptose nicht selten mit einer Hypotonie verbindet.

Tonus. Unter Tonus verstehen wir den Spannungszustand der glatten Muskelschichte des Magens, der das Organ im Gegensatz zu einem schlaffen Sack befähigt, die eingeführte Nahrung zu umspannen und trotz stärkerer Füllung seine Form zu erhalten (peristolische Funktion). Die extremste, pathologische Tonusvermehrung des Magens ist unter dem Namen Gastrospasmus totalis bekannt und findet sich bei manchen Fällen von Tetanie, bei Cholelithiasis, Morphiumintoxikation etc. Die stärkste Form der Atonie kann als gefürchtete Komplikation bei Narkoseoperationen im Bereich des Abdomens auftreten und ist dann meist von einem paralytischen Ileus begleitet. Dabei kann der maximal dilatierte Magen literweise meist infolge der gleichzeitigen Darmlähmung fäkulenten Inhalt enthalten. Beim Gastrospasmus totalis nimmt der Magen die Form eines dünnen Rohres an, das geradlinig von der Kardia zum dauernd offenstehenden Pylorus zieht. Vor dem Röntgenschirm sieht man, wie das Kontrastmittel in einem Zug von der Kardia durch den offenstehenden Pylorus in das Duodenum fließt.

Der nächste Grad von Tonusvermehrung ist unter dem Namen „Stierhornform" des Magens bekannt. Solche hypertonische, hochgelegene und kleine Mägen finden sich gewöhnlich bei Pyknikern mit hyperazider Gastritis und Ulcus duodeni. Der normotone Magen zeigt die typische „Angelhakenform" und reicht im Stehen meist nur bis zum Nabel oder knapp unter denselben. Es sei hier aber besonders darauf hingewiesen, daß die bei Frauen und bei Asthenikern oft tief unter den Nabel herabreichenden Langmägen durchaus nicht immer hypotonisch sind. Hingegen reichen die hypotonischen Mägen immer verschieden weit unter den Nabel herunter bis ins kleine Becken. Bei den hypotonischen Mägen rückt die Luftblase des Magens tiefer, der Korpusanteil verschmälert sich, während das Antrum und der kaudale Korpusabschnitt eine verschieden hochgradige Ektasie aufweist. Bei den extremeren Formen von Hypotonie, wie man sie gelegentlich nach beiderseitiger Vagusdurchschneidung beobachten kann, bekommt man Bilder zu sehen, die an den Körper einer Ente erinnern (s. Abb. 2).

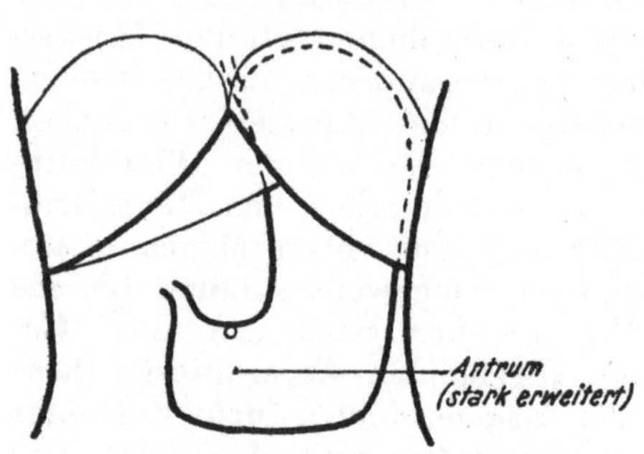

Abb. 2. Schematische Skizze der Magenform nach beidseitiger Vagektomie.

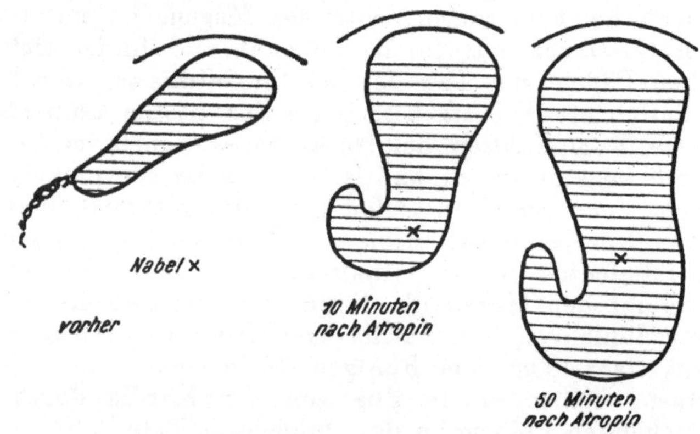

Abb. 3[6]. Gastrospasmus totalis bei Tetanie vor und nach Injektion von 0,001 Atropin.

Der Magentonus wird in entscheidender Weise vom N. vagus beeinflußt, daneben aber durch den in der Muskelschicht des Magens gelegenen Auerbachschen Plexus.

____

[6] Aus F. Depisch: Über tetanische Erscheinungen am Magen. Wien. Arch. inn. Med. 8, 1924.

Dies geht sehr schön aus den Erfahrungen nach der beiderseitigen Vagektomie hervor, wo es zunächst zu einer Hypotonie des Magens kommt, die sich in der Regel aber nach kurzer Zeit wieder rückbildet. Anderseits kann man beim Gastrospasmus totalis, der extremsten Form des Magenhypertonus, das Normalwerden der Magenform vor dem Röntgenschirm nach Ausschaltung des Vagus durch Atropininjektion beobachten (s. Abb. 3).

Peristaltik. Vom Tonus des Magens ist die *Peristaltik* zu unterscheiden. Wir unterscheiden zwischen der wogenden Peristaltik im Korpusabschnitt, die offenbar der Durchmischung und Zerkleinerung der eingeführten Nahrung dient, und den tiefgreifenden peristaltischen Wellen, die die Weiterbeförderung des Mageninhaltes aus dem Antrum ins Duodenum bewirken. Die Magenperistaltik wird ebenso wie der Tonus vom Vagus und vom A u e r b a c h schen Plexus gesteuert. Auf diese Weise wird es verständlich, daß wir beim hypertonischen Stierhornmagen eine besonders lebhafte Peristaltik antreffen, während bei den hypotonischen Mägen die peristaltischen Wellen meist träge und unausgiebig sind. Beim Gastrospasmus totalis fehlt allerdings infolge der tonischen Starre der gesamten Magenmuskulatur auch jegliche Peristaltik.

Bau der Magenwand. An der Magenwand findet sich außen ein allseitiger Peritonealüberzug, die Serosa, dann folgt die aus längs-, ringförmig und schräg verlaufenden Fasern bestehende Muskelschicht, weiters die Submukosa und Mukosa. In der Muskelschicht liegt der A u e r b a c h sche Plexus, der für Tonus und Peristaltik verantwortlich sein dürfte, in der Submukosa der M e i ß n e r sche Plexus, dem die Innervation der Drüsensekretion und der in der Mukosa verlaufenden Muskelfasern (Muscularis mucosae) zuzukommen scheint. Man nimmt an, daß die eigenartige Zeichnung der Schleimhautoberfläche (Areae gastricae) und die Höhe der Schleimhautfalten mit der in der Mukosa vorhandenen Muskelschicht zusammenhängt.

Die Schleimhaut ist nur locker an der Unterlage fixiert und kann sich dadurch leicht den beträchtlichen Form- und Größenveränderungen des Magens anpassen. Sie ist im Korpusbereich stärker gefaltet, in der Pylorusregion sind die Falten weniger ausgeprägt und fehlen an der kleinen Kurvatur in einem von zwei bis vier Längsfalten begrenzten Bereich vollständig (Magenstraße nach W a l d e y e r). Im Bereich dieser Magenstraße ist die Schleimhaut stärker an die Unterlage fixiert, dünner und gefäßärmer. Das Ulcus ventriculi ist besonders häufig in dieser Gegend anzutreffen. Die Faltenhöhe der normalen Schleimhaut hängt von der Ausdehnung des Magens und dem Kontraktionszustand der Muscularis mucosae ab. Im allgemeinen wird man bei kontrahierten, kleinen Mägen eine stärkere Fältelung der Schleimhaut antreffen, soweit nicht ein Ausgleich durch einen stärkeren Kontraktionszustand der Muscularis mucosae geschaffen wird.

Die Magenschleimhaut weist einen komplizierten Bau auf, und manche anatomische und physiologische Fragen sind noch ungeklärt. Wir unterscheiden nach Katsch[7] vier Typen von Magendrüsen. 1. Die Hauptdrüsen (früher als Fundus- bzw. Korpusdrüsen bezeichnet). Sie kommen im Fundus- und Korpusabschnitt vor. In diesen Drüsen finden sich vorwiegend Hauptzellen, denen die Produktion von Pepsin zugeschrieben wird, weiters die Belegzellen, welche die Salzsäure des Magens bzw. eine Vorstufe derselben, das Azidogen, bilden sollen, welches an der Schleimhautoberfläche in Salzsäure und Natrium bicarbonicum gespalten wird. Zwischen den Belegzellen findet sich eine dritte Zellart, die mukoiden Nebenzellen, deren Bedeutung noch nicht klar ist. 2. Die Pylorusdrüsen reichen vom Pförtner bis zum Magenwinkel an der kleinen Kurvatur. Die in ihnen vorhandenen Zellen ähneln den Hauptzellen. Sie produzieren keine Salzsäure, sondern nur Fermente (Pepsin). 3. Die Intermediärzone liegt zwischen der Hauptdrüsenregion und der Pylorusdrüsenregion. Hier nehmen die Hauptzellen ab, die Nebenzellen überwiegen. 4. Die Kardiadrüsen sind mukoide Drüsen, die sich im Bereich der pars abdominalis oesophagi und in einem schmalen Saum entlang der großen Kurvatur bis zum Fornixsattel finden.

Für die Klinik ist wichtig, daß die Säureproduktion ausschließlich im Korpus- und Fundusabschnitt erfolgt.

Der Magensaft. Der Magensaft besteht aus: Salzsäure, Pepsin, Schleim und Nebensekret. Als Nebensekret bezeichnet Katsch die wässerige Flüssigkeit, die neben dem Schleim von der Mukosa gebildet wird und die als Lösungsmittel für alle übrigen Sekretbestandteile dient. Außerdem

---

[7] Katsch, C.: Handbuch der inn. Medizin. v. Bergmann und Staehelin. Berlin: Springer-Verlag 1938.

enthält das normale Magensekret das für die Blutbildung wichtige C a s t l e sche Prinzip (intrinsic factor) und verschiedene Salze. Die im Magensaft vorkommende Lipase besitzt keine praktische Bedeutung. Das die Milchgerinnung bewirkende Labferment soll mit dem Pepsin identisch sein. Die Salzsäure kommt im Magen teils als freie Säure, teils gebunden an die Eiweißkörper des Mageninhaltes bzw. deren Spaltprodukte vor. Freie und gebundene Säure zusammen bezeichnet man als Gesamtazidität. Die Salzsäure des Magensaftes bewirkt eine Quellung des Bindegewebes und fördert so die Fleischverdauung, in gleicher Weise wird auch die Zellulose der pflanzlichen Nahrungsmittel durch Quellung der Verdauung zugänglich gemacht. Das Pankreassekret kann diese wichtige Vorarbeit des Magens nicht ersetzen. Das Pepsin spaltet zusammen mit der Salzsäure (Optimum bei einer pH von 2,0) die Eiweißkörper mit Ausnahme der Albuminoide. Als Abbauprodukte bilden sich Albumosen und Peptone in kolloidaler Lösung. Ein weiterer Abbau als bis zu Peptonen erfolgt im Magen nicht. Eine Spaltung von Kohlehydraten findet im Magen nur durch die Amylase und Maltase des verschluckten Speichels statt, solange diese Wirkung nicht durch den sauren Magensaft unterdrückt wird. Im reinen, unverdünnten Magensaft hat die Salzsäure eine Konzentration von 0,5 bis 0,6 %. Eine derartige Säurekonzentration würde einer Titrationsazidität von 140 bis 170 entsprechen, welche Werte auch im pathologischen Mageninhalt nicht angetroffen werden. Dies hängt damit zusammen, daß der reine Magensaft durch die eingeführten Nahrungsmittel, durch den Magenschleim, durch das früher erwähnte Nebensekret und durch rückfließenden Duodenalsaft verdünnt und teilweise neutralisiert wird. Die Titrationsazidität hängt neben dem Ausmaß der Verdünnung, von der Menge des abgesonderten Magensaftes und dem Tempo der Entleerung des Mageninhaltes ab. Dabei wird heute angenommen, daß der reine Magensaft immer eine konstante Säurekonzentration von 0,5 bis 0,6 % besitzt und die im ausgeheberten Mageninhalt gefundene Norm-, Hyper- oder Hypazidität immer nur durch die oben erwähnten Faktoren zustande kommt. Bei Normazidität finden wir bei der Titration Werte von 60 bis 80 Gesamtazidität und von 20 bis 40 für freie Säure.

Mechanismus der Magensaftsekretion. Hier herrschen noch manche Unklarheiten. Seit den klassischen Untersuchungen von P a w l o w und seiner Schule unterscheiden wir zwei Phasen der Absonderung des Magensaftes. 1. Die psychische Sekretion, welche beim Anblick und Geruch von Speisen oder durch die Einführung von Nahrung in den Mund ausgelöst wird. Die psychische Sekretion kommt auf dem Wege über den Nervus vagus zustande. Sie ist mengenmäßig nicht bedeutend. 2. Die chemische Sekretion wird durch den Kontakt der in der Nahrung enthaltenen Reizstoffe mit der Polyrusschleimhaut ausgelöst, in geringerem Ausmaß auch von anderen Abschnitten des Verdauungstraktes, vor allem der Schleimhaut des Duodenums und Dünndarmes. Sie liefert die Hauptmenge des Sekretes. Als Reizstoffe kommen besonders die Extraktivstoffe des Fleisches und der Gemüse, die Abbauprodukte des Eiweißes, die Röstprodukte, die Gewürze sowie die Genußmittel Kaffee und Alkohol in Frage. Auch gewöhnliches kühles Trinkwasser stellt einen Sekretlocker dar, der sich in seiner Wirkung nicht nennenswert von der bei der fraktionierten Ausheberung üblichen Koffein- oder Alkoholreizlösung unterscheidet. Der Weg, auf dem diese wichtige zweite Phase der Sekretion zustande kommt, ist heute noch ungeklärt. K a t s c h spricht von Mechanismen der Magensaftsekretion und unterscheidet neben dem zerebral-reflektorischen und hämatogen-sekretinischen noch einen dritten, den physikalisch-chemischen Mechanismus. Unter letzterem versteht er die Fähigkeit der Magenschleimhaut zu Konzentrationsregulierungen, die sich darin äußert, daß bei Einbringung von destilliertem Wasser in den Magen ein Sekret gebildet wird, das Salzsäure und Chloride enthält, bis eine gewisse Konzentrationslage erreicht ist. Bei Zufuhr von verdünnten Säuren erscheint ein Sekret, das keine Salzsäure, jedoch Chloride enthält usw.

Für die Klinik ist wichtig, daß die über den Vagus verlaufende psychische Sekretion den Verdauungsvorgang nur einleitet (Zündsaft), während die Hauptmenge des Sekretes durch die chemische, von der Pylorusschleimhaut ausgelöste Sekretion geliefert wird. Durch Atropinpräparate oder durch Vagektomie kann nur die psychische Sekretion, nicht aber die chemische Sekretion beeinflußt werden. Praktisch von Bedeutung ist, daß über im Vagus verlaufende Hemmungsfasern bei Ekelgefühl die Sekretion zum Stillstand gebracht werden kann.

Der Verdauungsvorgang im Magen spielt sich so ab, daß sich zunächst die in den Magen gelangenden Speisen schichten, die zuerst eingelangten finden sich außen an der Magenwand, die nachfolgenden immer weiter innen. Im Antrum erfolgt die Mischung der einzelnen Schichten. Flüssige Nahrungsmittel und Wasser verlassen den Magen rasch. Die übrigen Nahrungsmittel werden vom Antrum nach Erreichen eines feinbreiigen Zustandes in genügend vorverdautem Zustand portionenweise durch den sich öffnenden Pylorus ins Duodenum abgegeben. Gröbere Nahrungsreste können durch Pylorusschluß am Übertritt ins Duodenum gehindert werden oder sie werden, wenn sie doch den Pylorus passiert haben, vom Duodenum wieder in den Magen zurückbefördert. Abnorm hohe Azidität des Mageninhaltes erschwert die Pylorusöffnung ebenso wie ungenügende Chymisierung der Speisen. Flüssig-breiiger Zustand sowie eine Azidität von etwa 0,15 bis 0,3 % Salzsäure begünstigt die Pylorusöffnung. Bei Anazidität kann gelegentlich der Pylorus dauernd offenstehen, wobei die Nahrung abnorm rasch den Magen verläßt. Fettreiche Nahrung passiert den Magen langsamer als fettarme. Die Magenentleerung kann auch psychisch gehemmt werden, wahrscheinlich über den Weg einer primären Hemmung der Sekretion. Dieser Vorgang endet dann gewöhnlich mit der Entleerung des Mageninhaltes durch den Brechakt. Die normale Entleerungszeit für eine Hauptmahlzeit beträgt drei bis fünf Stunden.

Nerven- und Gefäßversorgung des Magens. Entsprechend seiner komplizierten Funktion ziehen zahlreiche sympathische und parasympathische Nervenfasern an den Magen heran. Sie vermitteln die Verbindung mit dem Zentralnervensystem. Mit Hilfe des in der Magenwand liegenden A u e r - b a c h schen und M e i ß n e r schen Plexus und der in diesen vorhandenen Nervenzentren kann der Magen auch bei Durchtrennung aller Nervenverbindungen seine motorische und sekretorische Funktion in hohem Maße aufrecht erhalten. Wir sehen dies sehr schön bei beiderseitig vagektomierten Kranken, bei denen sowohl die Säurebildung wie auch Tonus und Peristaltik in der Regel kurze Zeit nach der Operation wiederkehren. Als Sekretionsorgan verfügt der Magen auch über eine besonders reichliche Gefäßversorgung. Die Arterien des Magens stammen aus Ästen der Arteria coeliaca. Der links von der Medianlinie liegende Teil des Magens wird von der A. gastrica sinistra und von Ästen der A. lienalis (Aa. gastricae breves und A. gastroepiploica sin.) versorgt, der rechtsliegende Abschnitt von Ästen der A. hepatica (A. gastrica dext., A. gastroepiploica dext.). Die A. ga-

strica sin. und dextra vereinigen sich an der kleinen Kurvatur, die A. gastroepiploica sin. und dextra an der großen
Kurvatur. Die Magenvenen münden zum Teil direkt in die
Pfortader, zum Teil in die Vena lienalis und mesenterica superior.

2. *Die klinische Untersuchung.*

Die Anamnese. Wie überhaupt in der internen Medizin,
spielt auch besonders bei den Magenkrankheiten die kunst-
gerechte Erhebung der Anamnese eine entscheidende Rolle.
Aus einer richtig erhobenen Anamnese lassen sich bereits
wichtige Schlüsse auf die Art des vorliegenden Leidens ab-
leiten, bei typischen Fällen kann die Diagnose meist schon
allein auf diese Weise gestellt werden. Eine erschöpfende
Darstellung der Möglichkeiten der Anamnese würde einer
Schilderung der Symptomatologie der Magenkrankheiten
praktisch gleichkommen. Wir wollen uns daher zunächst nur
auf einige besonders wichtige Kernprobleme der Anamnese
beschränken. Bei den drei großen Krankheitsgruppen — Gastritis, Ulkus und Karzinom — sind folgende Fragen von besonderer Wichtigkeit:

Die Dauer des Leidens und die Art des Beginnes. Für die
Ulkuskrankheit und manche Formen von Gastritis ist der
periodische Verlauf charakteristisch. Wir erfahren dann,
daß die Beschwerden gewöhnlich im Frühjahr und Herbst
auftreten, nach einiger Zeit mit oder ohne Behandlung wieder verschwinden. In den Intervallen besteht völlige Beschwerdefreiheit, die Kranken können schwerste Speisen anstandslos vertragen. Dieses Verhalten ist für das Ulkus typisch. Bei der chronisch rezidivierenden Gastritis gibt es
auch Zeiten der Besserung, doch sind die Kranken dabei gewöhnlich nicht vollkommen beschwerdefrei. Akuter Beginn
findet sich bei der fieberhaften Gastro-Enteritis, bei der ali-
mentär-toxischen, bei der Überlastungsgastritis (nach Festessen verschiedener Art). Die während und nach verschiedenen Infektionskrankheiten auftretenden Magenbeschwerden lassen sich leicht als infektiös-toxische Gastritis erkennen. Auch das Ulkus kann akut einsetzende Beschwerden
verursachen, doch geht gewöhnlich eine Zeit mit gastritischen Erscheinungen voraus. Für das Magenkarzinom ist der
schleichende Beginn mit meist vagen Beschwerden und Appetitlosigkeit bei vorher stets magengesunden Menschen besonders charakteristisch. Der Arzt lasse sich dann ja nicht

durch einen negativen Röntgenbefund oder den Befund einer „Gastritis" täuschen und veranlasse eine genaue Untersuchung und bei negativen Befunden nötigenfalls auch eine Probelaparatomie. Man kann es leider immer wieder erleben, daß solche Kranke mit einer typischen Anamnese monatelang als Gastritis und Anämie erfolglos behandelt wurden, bis dann endlich, meist zu spät, das Karzinom doch nachgewiesen wird. Seltener schildern auch Karzinomkranke einen akuten Beginn ihres Leidens und bezeichnen dann meist auch irgend eine verdorbene Speise etc. als Ursache ihrer Beschwerden. Auf sorgfältiges Befragen läßt sich aber auch in solchen Fällen in der Regel erheben, daß schon vor dem betreffenden Ereignis der Magen nicht ganz in Ordnung war. Daß es auch Karzinomfälle und seltener Ulkusfälle mit völlig uncharakteristischer Anamnese gibt, ist jedem Erfahrenen bekannt.

Die Art der Beschwerden ist für die Diagnose besonders wichtig. *Schmerzen* sind besonders für das Ulkus charakteristisch. Es handelt sich dabei um einen Kolikschmerz im Oberbauch, der wie jeder Kolikschmerz nicht genauer lokalisiert werden kann, meist mit Ausstrahlen des Schmerzes in den Rücken. Typisch für das Ulkus ist die im einzelnen Fall fixe Bindung des Schmerzes an die Mahlzeiten. Der Schmerz tritt am häufigsten ein bis zwei Stunden nach den Hauptmahlzeiten auf, beim Ulcus duodeni mitunter erst drei bis vier Stunden p. c., beim kardianahen Ulcus ventriculi oft schon kurz nach Beendigung der Mahlzeit oder sogar noch während des Essens. Auch auf leeren Magen am Morgen können Schmerzen vorhanden sein. (Nüchternschmerz). Typisch für die pylorusnahen Geschwüre und das Ulcus duodeni, weniger ausgesprochen für das Ulcus ventriculi, ist die Besserung oder das Verschwinden der Schmerzen nach Nahrungsaufnahme oder nach Zufuhr von Speisesoda. Beim penetrierenden Ulkus mit entzündlicher Mitbeteiligung des Peritoneums bekommen die Schmerzen einen anderen Charakter und können gewöhnlich genau lokalisiert werden. Bei Penetration ins Pankreas tritt das typische Ausstrahlen des Schmerzes gegen den linken Rippenbogen zu auf, die Schmerzen sind anhaltender, die Besserung durch Nahrungszufuhr ist weniger ausgesprochen oder fehlt vollständig. Beim reinen Kolikschmerz können die Kranken durch Erhöhung des Innendruckes im Bauchraum eine Linderung des Schmerzes herbeiführen. Sie ziehen die Knie an den Leib, pressen die

Hände in die Magengrube oder legen sich in Bauchlage auf einen Polster. Diese Manöver nützen beim Peritonealschmerz nichts, sondern verschlechtern den Zustand. Kranke mit Peritonealschmerz liegen daher im Gegensatz zu Kranken mit Kolikschmerzen vollkommen ruhig und vermeiden ängstlich jede Bewegung. Für die Ulkusperforation ist der oft ohne Vorboten plötzlich auftretende messerstichartige Schmerz im Oberbauch mit anschließendem schwerstem Krankheitsgefühl ungemein charakteristisch. Wichtig ist, daß es seltene Fälle von Ulkus ohne Schmerzen gibt, bei denen die Perforation des Geschwürs das erste Symptom des Leidens darstellen kann. Beim Magenkarzinom fehlen im Beginn stärkere Schmerzen gewöhnlich vollständig, soweit es sich nicht um die Bildung eines sekundären Karzinoms auf dem Boden eines Ulkus handelt. Beim Karzinom steht die Appetitlosigkeit häufig im Vordergrund neben Druckgefühl in der Magengrube, Aufstoßen und gelegentlichem Erbrechen. Die Beschwerden ähneln weitgehend den Symptomen der chronischen hyp- oder anaziden Gastritis.

Eine besondere Form des Schmerzes, die sich vor allem bei der Gastritis findet, wird als Epigastralgie bezeichnet. Der Schmerz wird genau an einem Punkt im Epigastrium median unterhalb des Schwertfortsatzes lokalisiert, ist an Intensität wesentlich schwächer als der Ulkusschmerz, dafür aber durch seine stundenlange Dauer besonders lästig. Er zeigt die Charakteristika des Peritonealschmerzes, die genaue Lokalisierbarkeit, die Verschlechterung bei Bewegung und Erhöhung des Bauchinnendruckes und bessert sich bei ruhiger Rückenlage oder verschwindet dabei vollständig. Er ist nach K a l k auf einen reflektorisch ausgelösten Reizzustand des Peritoneums der vorderen Bauchwand zurückzuführen. Von nervösen und hypochondrischen Patienten wird der Schmerz mitunter als unerträglich, von bohrendem Charakter geschildert, wobei man dann durch genaues Befragen herausbekommt, daß der Schmerz an sich gar nicht so heftig ist, daß aber die lange Dauer die Kranken zur Verzweiflung bringt.

Ein weiteres Symptom bei Magenkranken ist das *Erbrechen*. Es kommt bei allen drei Krankheitsgruppen vor und hat besonders in Form des Stenoseerbrechens besondere diagnostische Bedeutung. Bei höhergradigen organischen oder spastischen Stenosen kommt es mehrere Stunden nach dem Essen zum Erbrechen großer Flüssigkeitsmengen, zum Teil vermengt mit alten Nahrungsresten. Manche Kranke führen das Erbrechen vor dem Schlafengehen künstlich herbei, da sie sich dadurch eine bessere Nachtruhe verschaffen. Diagnostisch wichtig ist das Erbrechen von Blut, das sich bei Ulkus und Karzinom, seltener bei schwereren Fällen von Gastritis findet. Bei Vorhandensein von freier Säure ist das Erbrochene dunkelbraun, kaffeesatzartig verfärbt, bei Anazidität blutigrot. Das Erbrechen bei organischen Magenleiden geht gewöhnlich schwer und ist in der Regel mit Nausea verbunden. Nach dem Erbrechen besteht Widerwille gegen Nahrungsaufnahme. Beim zerebralen Erbrechen, das sich bei organischen Erkrankungen des Gehirns und bei Neurotikern ohne Erkrankung des Magens findet, geht der Brechakt mühelos ohne Nausea vor sich. Die Kranken mit „nervösem Erbrechen" können unmittelbar nach dem Brechakt wieder mit Appetit essen. Für diese Neurotiker ist auch charakteristisch, daß sie zu gewissen Zeiten nach jedem Essen erbrechen, unabhängig von der Art der eingenommenen Nahrung, und daß das Erbrechen dann wiederum auf Monate aufhören kann. Gewöhnlich lassen sich Aufregungen und seelische Konflikte als auslösende Ursache der Brechperioden erheben.

Vomitus matutinus findet sich bei Potatoren, bei chronischer Pharyngitis und bei Schwangeren. Magenbeschwerden mit nächtlichem, galligem Erbrechen sind auf ein larviertes Gallenblasenleiden verdächtig.

Sodbrennen und *Magenbrennen* findet sich besonders beim Ulkus und bei der hyperaziden Gastritis, mitunter auch, aber seltener, beim Karzinom. Eine besondere Form des Sodbrennens wurde auch bei hypazidem und anazidem Magensaft als „habituelles Sodbrennen" beschrieben. Es wird auf einen mangelhaften Kardiaschluß zurückgeführt. Typisch für diese Fälle ist das Auftreten des Sodbrennens beim Bücken und Liegen, da dann der Mageninhalt bei offener Kardia in den Ösophagus fließt. Wichtig ist noch darauf hinzuweisen, daß sich Sodbrennen auch bei intaktem Magen bei Blähung der Gedärme aus den verschiedensten Ursachen, besonders häufig bei der chronischen Enteritis, einstellen kann. Manche Magengesunde bekommen auch nach gewissen säurehaltigen Speisen, wenn sie stark gezuckert sind, Sodbrennen. Besonders Kompotte aus sauren Früchten oder Tomatensauce, die stark gezuckert wurde, kommen dabei in Betracht.

Ein häufiges, bei Magenleiden vorkommendes Symptom ist das Aufstoßen. Es tritt serienweise während und nach dem Essen auf, ist mit einem hörbaren Geräusch verbunden und darf mit dem geräuschlosen Hochkommen überschüssiger Luft, das sich auch bei Gesunden besonders nach dem Genuß kohlensäurehaltiger Getränke einstellt, nicht verwechselt werden.

Druck und *Völlegefühl* im Magen nach dem Essen findet sich besonders bei der Gastritis und beim Karzinom. Die gleichen Beschwerden, verbunden mit einem schmerzhaften Ziehen im Oberbauch, finden wir bei der mit Hypotonie kombinierten Gastroptose nach dem Genuß einer reichlichen Mahlzeit.

Sehr wichtig ist die Frage nach dem *Appetit.* Wir unterscheiden dabei zwischen Appetit und Hungergefühl und bezeichnen als Appetit das lustbetonte Verlangen nach Aufnahme einer bestimmten Nahrung, als Hunger das triebhafte, unbestimmte Verlangen nach Nahrungsaufnahme. Der Appetit ist besonders bei der akuten sowie bei der chronischen hyp- und anaziden Gastritis und beim Karzinom gestört. Die Appetitstörung kann bis zum Widerwillen gegen jegliche Nahrungsaufnahme gesteigert sein. Dabei differenzieren viele intelligente Kranke sehr genau zwischen Hunger und Appetit, indem sie angeben, daß sie sich mit einem ausgesprochenen Hungergefühl zu Tisch gesetzt haben, daß sie aber beim Anblick und Geruch der Speisen oder nach den ersten Bissen keine Lust zum Essen verspürt haben.

Man kann wohl ohne Hunger eine Speise mit Appetit essen, nicht aber ohne Appetit trotz Hungergefühls. Beim Ulkusleiden, besonders beim Ulcus duodeni, ist der Appetit ebenso wie bei der hyperaziden Gastritis gewöhnlich wenig oder gar nicht gestört. Solche Kranke essen mitunter trotz eines ausgezeichneten Appetits nur aus Angst vor den Schmerzen weniger.

Die Frage nach dem *Stuhlgang* ist jedem Arzt geläufig. Kranke mit Ulkus oder hyperazider Gastritis leiden gewöhnlich an spastischer Obstipation. Der Stuhl ist spärlich, knollig, schafkotartig. Jede Form der Obstipation kann auch bei intaktem Magen zu subjektiven Magenbeschwerden führen, die nach Behebung der Verstopfung verschwinden. Bei Anaziden finden sich nicht selten Durchfälle, die unter dem Namen der gastrogenen Diarrhöen bekannt sind. Dabei ist besonders charakteristisch, daß sich völlig unveränderte Nahrungsbestandteile, besonders Gemüsereste, im Stuhl finden. Bei Menschen mit Gastro-Enteroanastomose weist das plötzliche Auftreten von Diarrhoen mit rapidem Gewichtsverlust auf die Entwicklung einer Magen-Kolonfistel hin. Der nach starken Magenblutungen auftretende pechschwarze Blutstuhl ist allgemein bekannt. Finden sich bei einem Kranken ohne vorhergehende Magenbeschwerden Blutstühle, so kann wohl ein symptomloses Ulkus vorliegen, meist handelt es sich aber dann um Menschen mit einer tertiären Lues. Man versäume daher nie, bei einer hohen Darmblutung mit Pechstühlen ohne Ulkusbeschwerden eine Wassermann-Reaktion zu veranlassen und nach sonstigen Zeichen einer mitgemachten Lues zu fahnden. Ich wurde auf diese Möglichkeit durch den verstorbenen pathologischen Anatomen Prof. B a r t e l aufmerksam gemacht, der als Ursache der Blutung bei solchen Fällen hämorrhagische Schleimhauterosionen annahm und die Stärke der Blutung durch luetische Veränderungen der Schleimhautgefäße erklärte. Auch besondere Formen der Gastritis ohne Lues können zu schweren Magenblutungen führen.

Die noch übrigbleibenden Fragen der Magenanamnese befassen sich vorwiegend mit der *Ätiologie* des vorliegenden Leidens. Diese Fragen beziehen sich auf das *Kauvermögen*, auf die *Essensgewohnheiten* (hastiges Essen, schlechtes Kauen, Bevorzugung sehr heißer und kalter Speisen und Getränke), auf die Zahl der Mahlzeiten und Art der Speisen, schließlich auch darauf, ob der Kranke zu Hause oder im Gasthaus, einer Werkküche etc. ißt. K a t s c h empfiehlt, sich von dem Patienten einen sogenannten *„Magentag"* aufschreiben zu lassen, wobei alle Details der Nahrungsaufnahme genau angegeben werden müssen. Mit der Beantwortung dieser Fragen werden wir in vielen Fällen bereits die Ursache der vorliegenden Erkrankung erfahren. Die weiteren Fragen beziehen sich auf das Vorhandensein einer Erkrankung der Tonsillen, Zähne und Nebenhöhlen, die als ätiologischer Faktor für das Magenleiden in Frage kommen kann. Die chronische Tuberkulose führt sehr häufig zu Magenbeschwerden. Ein noch nicht zerfallener Primärherd der Lunge verläuft nicht selten unter dem Bild einer chronischen Gastritis mit Gewichtsabnahme. Ähnliche Erscheinungen zeigen Fälle mit dekompensierten Herzleiden und Stauungskatarrh des Magens. Kranke mit Leber- und Gallenblasenleiden, mit chronischer Enteritis, Typhlitis, Appendizitis, Kolitis, mit Adnexitis sowie beginnenden Hernien klagen zunächst oft ausschließlich über Magenbeschwerden. Erst auf genaues Befragen kann man dann auch Anhaltspunkte für das Vorhandensein eines der erwähnten Leiden gewinnen.

Die Anamnese schließen wir in der Praxis mit der Erhebung eines eventuellen *Abusus an Tabak, Alkohol* und *Kaffee,* mit der Frage nach mitgemachten *venerischen Erkrankungen,* besonders einer Lues, und der Frage nach den *hereditären Verhältnissen.* Es gibt ausgesprochene Ulkus- und Karzinomfamilien, Familien mit gehäuftem Auftreten von Magenneurosen etc.

Zur Erhebung einer aufschlußreichen Anamnese ist ein gutfundiertes Wissen und eine besondere Begabung unerläßlich. Eine gute Anamnese soll möglichst vollständig sein, man hüte sich aber, auf Grund einer vorgefaßten Meinung dem Patienten Symptome einzureden, die nicht vorhanden sind.

Untersuchung des Kranken. Der Untersuchung des Abdomens soll immer eine allgemeine interne Untersuchung vorausgehen, wobei wir vor allem auf Kauschäden, Erkrankungen der Zähne, der Tonsillen und Nebenhöhlen, auf eine tuberkulöse Erkrankung der Lunge, auf Herzleiden, Hernien und bei Frauen auf Adnexerkrankungen achten. Die anschließende Untersuchung des Bauchraumes erfolgt bei Rückenlage mit nur leicht erhöhtem Oberkörper, um eine möglichst vollständige Entspannung der Bauchdecken zu erreichen. Man mache es sich zur fixen Regel, der Untersuchung des Magens zunächst eine Untersuchung des übrigen Bauchraumes vorauszuschicken. Wir untersuchen die Coecumgegend auf Zeichen von Appendizitis oder Typhlitis, orientieren uns über die Größe und Konsistenz der Leber, Druckempfindlichkeit der Gallenblase, prüfen auf Erschütterungsschmerz des rechten Rippenbogens, fahnden nach einem Dünndarmdruckpunkt und nach einer Druckempfindlichkeit der Sigmagegend. Auf diese Weise können wir wichtige Anhaltspunkte dafür bekommen, daß die vorliegenden Magenbeschwerden sekundärer Natur sind und irgend einer anderen Erkrankung ihre Entstehung verdanken. Die eigentliche Magenuntersuchung beginnt mit der *Inspektion* der Oberbauchgegend. Wir sehen dann manchmal in der Medianlinie zwischen Xiphoid und Nabel eine erbsen- bis haselnußgroße, flache Vorwölbung, die sich beim Betasten leicht als druckempfindliche epigastrische Hernie erkennen läßt. Diese Hernien können vollkommen symptomlos verlaufen, verursachen aber bei manchen sensiblen Kranken ulkusartige Magenbeschwerden, die nach einer operativen Behebung des Leidens vollständig schwinden. Wir werden auch Vorwölbungen der Bauchwand durch größere Tumoren feststellen. Sehr eindrucksvoll ist das Bild einer Stenosenperistaltik des Magens. Bei den meist abgemagerten Kranken ist das Epigastrium leicht vorgewölbt, und durch die dünnen Bauchdecken sieht man den Ablauf der tiefen peristaltischen Wellen von links oben unter dem Rippenbogen hervorkommend nach rechts und unten entsprechend dem Verlauf des Magens ziehen. Seltener kann man auch antiperistaltische Wellen beobachten. Bei stark abgemagerten Menschen mit schlaffen Bauchdecken kann man auch ohne Vorliegen einer Stenose die normale Magenperistaltik sehen. Die ablaufenden Wellen sind aber kaum je so andauernd und tiefgreifend wie bei der Stenosenperistaltik. Bei sehr mageren Menschen zeichnen sich auch häufig die Magenkonturen deutlich gegen die Umgebung ab.

Bei der nun folgenden *Palpation* prüfen wir zunächst durch vorsichtiges und vergleichendes Betasten der oberhalb des Nabels liegenden Partien des Musc. rectus, ob eine ein- oder beiderseitige Abwehrspannung vorliegt. Beim tiefergreifenden, bis zur Serosa reichenden, pylorusnahen Ulcus ventriculi und Ulcus duodeni ist häufig der rechte obere Anteil des Rektus gespannt. Man findet dann auch nicht selten einen deutlichen Druckpunkt rechts oberhalb vom Nabel knapp unter dem Rippenbogen. Dieser Befund ist im Verein mit einer typischen Anamnese so charakteristisch, daß er auch bei Vorliegen eines negativen Röntgenbefundes die klinische Diagnose eines aktiven Ulkus dieser Gegend gestattet. Bei Ulcus ventriculi mit typischer Lokalisation an der kleinen Kurvatur ist der Tastbefund meist weniger deutlich ausgesprochen. Man kann eine vermehrte Muskelspannung im ganzen epigastrischen Winkel beiderseits von der Medianlinie vorfinden. Die Druckpunkte liegen je nach der Lage des Ulkus in der Medianlinie oder links davon gegen den Rippenbogen. Beim chronischen kallösen Ulkus und beim Karzinom kann der Tumor gelegentlich getastet werden. Manche Tumoren im Bereich des Magens werden oft erst bei Untersuchung im Stehen tastbar. Ulkustumoren verraten sich meist durch ihre starke Druckschmerzhaftigkeit, die in auffallendem Gegensatz zur geringen Druckempfindlichkeit des Karzinomtumors steht. Findet man Druckpunkte ohne Défense, so sind diese meist durch eine Hyperästhesie der Haut und Muskulatur der Bauchwand, durch *Headsche Zonen*, bedingt. Diese kommen dadurch zustande, daß bei Erkrankungen eines nicht mit taktiler Sensibilität ausgestatteten Organs eine Hyperästhesie der mit taktiler Sensibilität ausgestatteten Gebilde (Haut und Muskulatur) auftritt, die von dem gleichen Rückenmarksegment wie das erkrankte Organ innerviert werden. Da der Magen mit Ausnahme seines Serosaüberzuges über keine taktile Sensibilität verfügt, weisen Schleimhauterkrankungen und nicht bis zur Serosa reichende Geschwüre keine Druckempfindlichkeit auf. Daher kommt dem Nachweis von H e a d schen Zonen bei diesen Erkrankungen eine besondere Bedeutung zu. Die Prüfung auf solche Zonen im Bereich der Haut erfolgt durch Bestreichen derselben mit einer Nadel oder mit dem Fingernagel. Im Bereich der hyperästhetischen Zone geben die Patienten eine deutliche Verstärkung der Berührungsempfindung im Vergleich zur Umgebung, manchmal ein brennendes Gefühl an. Durch Bestreichen von oben nach unten und in querer Richtung kann man die Ausdehnung der H e a d schen Zone genau feststellen. H e a d sche Zonen finden sich bei entzündlichen Schleimhauterkrankungen des Magens und beim Ulkus und Karzinom im Epigastrium beiderseits der Medianlinie und rückwärts beiderseits der untersten Brustwirbelsäule. Bei den pylorusnahen Geschwüren und bei der hyperaziden Antrumgastritis liegen die überempfindlichen Zonen vorne und rückwärts rechts von der Medianlinie, beim Ulcus ventriculi und bei der hyp- oder anaziden Korpusgastritis links von derselben. Die Hyperästhesiezonen am Rücken ergeben typische Druckpunkte, die unter dem Namen „B o a s sche Druckpunkte" bekannt sind. Die rechts gelegenen Druckpunkte bei Ulcus duodeni und bei Gallenblasenleiden fallen gewöhnlich zusammen, ebenso die linksseitigen Druckpunkte bei Ulcus ventriculi und Pankreaserkrankungen. Die H e a d schen Zonen geben uns wohl wichtige Hinweise auf das Vorhandensein einer Organerkrankung, erlauben aber für sich allein keine genauere Lokalisation des Leidens. Die Untersuchung auf H e a d sche Zonen kann man auch im Bereich der vorderen Bauchwand so vornehmen, daß man den liegenden Kranken auffordert, sich ohne Zuhilfenahme der Arme etwas aus der Rückenlage zu erheben, und drückt nun auf die gespannten Bauchdecken. Auf diese Weise kann man neben der Hauthyperästhesie auch eine solche der Muskulatur der Bauchwand feststellen und zwischen einem *Organdruckschmerz* und einem Druckschmerz von einer H e a d schen Zone unterscheiden. Ist die Druckschmerzhaftigkeit bei gespannten

Bauchdecken deutlicher oder überhaupt nur so nachweisbar,
dann handelt es sich um eine H e a d sche Zone. Bei gleichzeitigem Vorkommen eines Organdruckschmerzes und einer
H e a d schen Zone, was häufig der Fall ist, spricht die Ver-
schiebung des Druckpunktes bei Lagewechsel für einen Organdruckschmerz. Der Druckpunkt von einer H e a d schen Zone

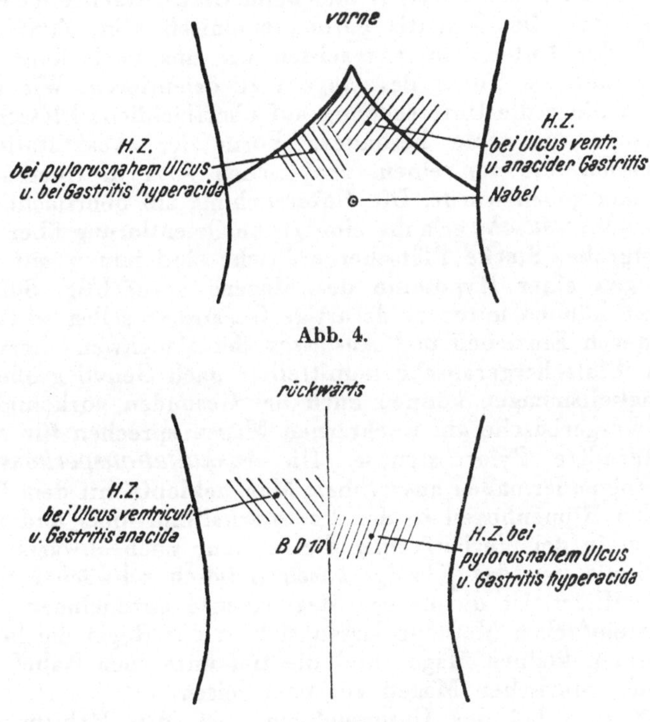

Abb. 4.

Abb. 5.

Abb. 4 u. 5. Schema der H e a d schen Zonen bei Magenkrankheiten.

bleibt bei Lagewechsel immer an der gleichen Stelle. Die
Lage der H e a d schen Zonen bei Magenerkrankungen sollen
die obigen schematischen Bilder erläutern (Abb. 4 und 5).
Bei der weiteren Untersuchung prüfen wir auf Zeichen
einer *Epigastralgie.* Man beklopft dabei in entspannter Rükkenlage die Linea alba vom Proc. xiphoideus nach abwärts
mit der Fingerkuppe oder besser mit dem Perkussionsham-
mer. Bei Epigastralgie findet man an einer zirkumskripten

Stelle, die meist knapp unterhalb des Proc. xiphoideus liegt, einen heftigen Klopfschmerz. Wenn gleichzeitig eine Hyperästhesie der Haut vorhanden ist, so liegt die überempfindliche Zone um 1 bis 2 cm tiefer als der Klopfschmerz. Die Epigastralgie wird von K a l k auf eine überempfindliche Zone des Peritoneums der vorderen Bauchwand bezogen. Sie findet sich bei der Gastritis und beim Ulkus. Nach P o r g e s soll sie für die Gastritis pathognomonisch sein. Zum Abschluß der Untersuchung trachten wir uns noch über die Größe und den Tonus des Magens zu orientieren. Wir verwenden hiezu die Untersuchung auf oberflächliche Plätschergeräusche und eine besondere Form der Auskultationsperkussion, die von einem praktischen Arzt in Oberösterreich angegeben wurde. Die Untersuchung auf oberflächliche *Plätschergeräusche* erlaubt eine grobe Orientierung über die Magengröße. Starke Plätschergeräusche sind immer auf das Vorliegen einer Hypotonie des Magens verdächtig. Solche Kranke können mitunter derartige Geräusche selbst willkürlich durch Einziehen und Auslassen der Bauchwand hervorrufen. Plätschergeräusche unmittelbar nach Genuß größerer Flüssigkeitsmengen können auch bei Gesunden vorkommen. Plätschergeräusche auf nüchternen Magen sprechen für eine höhergradige Pylorusstenose. Die *Auskultationsperkussion* wird folgendermaßen ausgeführt: Man beklopft mit dem Finger den Rippenbogen in der Parasternallinie links und auskultiert in der Verlängerung dieser Linie nach abwärts. An der Stelle, wo das Klopfgeräusch plötzlich schwächer wird oder aufhört, ist die untere Magengrenze anzunehmen. Mit dieser einfachen Methode lassen sich in der Regel die hochgelegenen, kleinen Mägen und die tief unter den Nabel reichenden ptotischen Mägen gut nachweisen.

Daß man bei der Untersuchung auch den Habitus des Kranken berücksichtigt und sich vor Augen hält, daß Astheniker und Frauen gewöhnlich Langmägen mit und ohne Hypotonie aufweisen, während sich bei den Pyknikern in der Regel hochgelegene, kleine Mägen finden, sei nebenbei noch erwähnt.

Die Schilderung der Untersuchungstechnik bei Magenkranken mag bei dem Unkundigen den Eindruck erwecken, daß es sich dabei um eine äußerst komplizierte Angelegenheit handelt, die nur an Kliniken durchführbar ist und für die Praxis nicht in Frage kommt. Dem ist aber nicht so. Bei einiger Erfahrung läßt sich eine derartige Untersuchung in wenigen Minuten ausführen und man erhält damit eine wichtige Grundlage für die Diagnose des Leidens. Die Laboratoriumsuntersuchungen und der Röntgenbefund erhalten ihren vollen Wert erst im Verein mit der klinischen Untersuchung.

Die Funktionsprüfung des Magens. Zur Prüfung der sekretorischen und motorischen Funktion des Magens stehen verschiedene Methoden zur Verfügung. 1. Die Untersuchung mit dem *Ewald-Boasschen Probefrühstück.* 2. Die *Ausheberung* drei bis fünf Stunden nach einer *Probemahlzeit* (R i e g e l) bzw. nach dem Mittagessen. 3. Die *Nüchternausheberung* am Morgen zwölf Stunden nach einem Probeabendessen (B o a s). 4. Die *fraktionierte Ausheberung* nach Zufuhr einer Koffein- oder Alkoholreizlösung. 5. Die *Histaminprobe.*

Ad 1. Beim E w a l d - B o a s schen Probefrühstück gibt man nüchtern eine Semmel und 400 g Wasser oder Tee. Die Ausheberung erfolgt nach 45 bis 60 Minuten. In diesem Zeitpunkt ist bei Anaziden der Magen häufig schon leer, weshalb bei Routineuntersuchungen oft schon nach 30 Minuten ausgehebert wird. Die dann erhaltenen Säurewerte sind besonders bei Vorhandensein einer Hypazidität nicht beweisend. Zur Technik der Ausheberung ist zu bemerken, daß der Magenschlauch nicht zu dünn und nicht zu weich sein soll. Weiche und dünne Magenschläuche rollen sich leicht in der Mundhöhle ein und erschweren die Ausheberung. Bei der Ausheberung sitzt der Kranke auf einem Sessel und hält mit beiden Händen eine Spucktasse, der Kopf ist leicht nach vorn geneigt, der Mund weit geöffnet. Der Schlauch wird rasch bis in den Magen eingeführt. Dann fordert man den Patienten auf, zu pressen „wie zum Stuhlgang". Erscheint nach der Einführung des Schlauches und während des Pressens kein Mageninhalt, dann schiebt man den Schlauch rasch etwas vor und wieder zurück und klemmt noch während des Pressens das Schlauchende mit den Fingern ab und zieht den Schlauch heraus. Der Inhalt des Schlauches wird in das bereitgehaltene Spitzglas entleert. Mit diesem Kunstgriff bekommt man fast immer genügend Mageninhalt zur Untersuchung. Bei Kranken mit einer G. E. A. oder bei Resektionsmägen läßt man die Kranken nach dem Einnehmen des Probefrühstücks liegen und hebert regulär schon nach 30 Minuten aus. Infolge der bei solchen Kranken mitunter vorhandenen besonders raschen Entleerung des Magens bekommt man häufig keinen Mageninhalt heraus. In diesem Falle ist es zweckmäßig, das

Schlauchende mit Lackmus- und Kongopapier auf das Vorhandensein von Säure zu prüfen. Sicher verwertbar ist dann nur ein positives Ergebnis.

Die Beurteilung des ausgeheberten Mageninhaltes. Den am besten in einem graduierten Spitzglas aufgefangenen Mageninhalt läßt man zunächst absetzen. Es finden sich dann am Grund des Spitzglases die Nahrungsreste, darüber das Magensekret und an der Oberfläche schwimmend Schleim und Speichel aus dem Rachen und der Mundhöhle. Als normal bezeichnen wir folgende Kennzeichen: Menge 120 bis 150 ccm, Farbe hellgelblich, Geruch säuerlich, ca. $^1/_3$ gut chymisierte (feinbreiige) Nahrungsreste ohne nennenswerte Schleimbeimengung, ca. $^2/_3$ Sekret. Pathologische Befunde: Vermehrung der Menge des Ausgeheberten auf über 200 ccm spricht für Hypersekretion, auf über 400 ccm für Retention bzw. Stenose. Bei diesen Fällen überwiegt das Sekret beträchtlich über die festen Bestandteile. Verwertbar sind nur positive Befunde, da die Menge des Ausgeheberten sehr wesentlich von der Technik des Untersuchers und der Geduld des Patienten abhängt. Intensiv gelbe oder grüne Farbe spricht für Gallebeimengung infolge eines Rückflusses von Duodenalsekret. Blutbeimengung führt im anaziden Magensaft zu roter, bei Anwesenheit von freier Säure zu dunkelbrauner Verfärbung. Der Geruch ist bei einfacher Anazidität fade, bei Stenosen mit sarcinehaltigem, saurem Mageninhalt wie nach verdorbenen Eiern stinkend. Die Chymisierung der Nahrung leidet bei Mangel an Säure. Bei der anaziden Gastritis besteht der Mageninhalt meist ausschließlich aus groben, innig mit Schleim vermengten Semmelbröckeln, die zu der unliebsam bekannten Verstopfung des Magenschlauches bei der Aushebrung Anlaß geben. Auch im sauren Mageninhalt finden sich pathologische Schleimbeimengungen. Zur Untersuchung gießt man das Sekret mit dem oberflächlich schwimmenden Speichel und Rachenschleim vorsichtig ab und prüft nun mit einer Platinöse, einer Präpariernadel oder einem abgebrochenen, dünnen Glasstab die am Grunde des Spitzglases befindlichen Speisereste auf ihren Schleimgehalt. Stärkere, innig mit dem Speisebrei vermischte Schleimbeimengungen sind als Zeichen einer Gastritis zu werten, insbesondere wenn die mikroskopische Untersuchung einer Schleimflocke (siehe unten) einen vermehrten Gehalt an Leukozyten und Magenepithelien ergibt.

Ad 2. Die Ausheberung nach einer R i e g e l schen Probemahlzeit nehmen wir dann vor, wenn wir beim Probefrühstück eine Anazidität gefunden haben. Diese Probemahlzeit besteht aus einem Teller klarer Fleischsuppe, 150 bis 200 g Beefsteak, 50 g Kartoffelpüree und einer Semmel. Während des Krieges habe ich, gezwungen durch den Fleischmangel, an der mir unterstehenden Station die Ausheberung dreieinhalb Stunden nach dem Mittagessen bei der anfänglich verordneten hämoglobinfreien Kost durchführen lassen. Die Ergebnisse waren so überraschend gut, daß dieses Vorgehen allgemein empfohlen werden kann. Wir haben allerdings bei der hämoglobinfreien Kost regulär Gemüse gegeben, was mit Rücksicht auf die in diesen enthaltenen Extraktivstoffe sehr wichtig ist. Wir haben mit dieser Methode oft noch freie Säure nachweisen können, wo das Probefrühstück und die fraktionierte Ausheberung eine Anazidität ergeben hatte. Sehr auffallend war bei manchen Fällen von Gastritis das Vorhandensein von sehr hohen Gesamtsäurewerten bei Fehlen der freien Säure.

Ad 3. Die Nüchternausheberung zwölf Stunden nach einem gewöhnlichen Abendessen oder besser nach dem Probeabendessen von B o a s (Weißbrot mit Butter, kaltes Fleisch, Tee mit Milch und Zucker) ist für die Diagnose einer hypersekretorischen Gastritis und von Stenosen von Bedeutung. Um verläßliche Resultate zu bekommen, ist es notwendig, der Ausheberung eine Magenspülung anzuschließen und das Sediment der Spülflüssigkeit auf Überreste des Probeabendessens zu untersuchen. Findet man auf diese Weise geringe Nahrungsreste (Mikroretention), so spricht dieser Befund für eine Entleerungsverzögerung infolge einer beginnenden Stenose oder stärkeren Hypotonie.

Ad 4. Die fraktionierte Ausheberung mit dünner Sonde nach K a t s c h und K a l k hat sich an Kliniken und Krankenhäusern allgemein eingebürgert. Der Vorteil der Methode liegt darin, daß man die motorische und sekretorische Leistung des Magens über einen längeren Zeitraum verfolgen kann und dadurch vielfach weitgehendere Aufschlüsse als durch eine einmalige Ausheberung bekommt. Man verwendet dazu eine Duodenalsonde von ca. 100 cm Länge und 5 mm Durchmesser, an deren Ende eine 3 cm lange Metallolive angebracht ist. An der Sonde befinden sich drei Marken. Die Marke I bei 45 cm entspricht annähernd der Entfernung bis zur Kardia, die Marke II bei 60 cm dem Magengrund, die Marke

III bei 70 cm ungefähr der Antrum-Pylorusgegend. Die Sonde soll nur bis etwa 55 bis 60 cm (Marke II) eingeführt werden. Nach Einführung der Sonde erhält der Patient eine Spuckschale und wird aufgefordert, den Speichel nicht zu verschlucken, sondern in die Spuckschale zu entleeren. Ein Gestell mit zwanzig Eprouvetten, eine 20-ccm-Spritze und die Reizlösung müssen vorbereitet sein. Als Reizlösung wird eine 5%ige Alkohollösung (300 ccm) oder 300 ccm Aqua destillata + 0,2 g Coffeinum purum verwendet. Der Reizlösung werden zwei Tropfen einer 2%igen Methylenblaulösung zugesetzt. Die fraktionierte Ausheberung gliedert sich in drei Abschnitte: 1. Die Prüfung der Leersekretion. Unmittelbar nach Einführung der Sonde wird das Magensekret möglichst vollständig abgesaugt und dieser Vorgang in Intervallen von 10 Min. noch dreimal wiederholt. 2. Die Prüfung der motorischen und sekretorischen Funktion nach Zufuhr der Reizlösung. Nach Ablauf der ersten halben Stunde wird durch einen Trichter die zimmerwarme Koffein- oder Alkohollösung eingegossen und bis zum Verschwinden der Blaufärbung alle 10 Min. n u r 10 ccm Sekret gewonnen. Dieser Abschnitt der Ausheberung dauert ca. 40 bis 70 Min., bei Stenosen auch länger. 3. Nach der Entfärbung wird weiter in Zehnminutenintervallen der Magensaft wieder möglichst quantitativ durch ein bis zwei Stunden entnommen. In diesem dritten Abschnitt der Untersuchung stellen wir die Nachsekretion fest.

Beurteilung der fraktionierten Ausheberung. Als normal sind folgende Kennzeichen anzusehen: Geringes Nüchternsekret (unter 40 ccm) ohne freie Säure, geringe, nur wenige Kubikzentimeter betragende Leersekretion mit langsamem Anstieg der Säurewerte in der ersten halben Stunde. Nach Einführung der Reizlösung weiterer Anstieg der Säurewerte auf 40 bis 60 Gesamtazidität. Der Gipfel wird zwischen 50 und 70 Min. erreicht. Die Reizlösung wird nach etwa 60 Min. entleert (Verschwinden der Blaufärbung). Die Nachsekretion dauert 60 bis 90 Min. Meist erhält man weniger als 10 ccm Sekret beim einzelnen Absaugen. Die 2 bis 3 ccm, die man bei einiger Übung auch nach 90 Min. immer noch absaugen kann, werden nicht mehr als Nachsekretion gewertet. Einzelne Zacken und Treppen im Kurvenverlauf, die zum Teil auf Rückfluß von Duodenalsekret zurückzuführen sind, stellen keinen abnormen Befund dar.

Pathologische Befunde: Vermehrung des Nüchternsekretes auf über 40 ccm und starke Leersekretion findet sich bei der hypersekretorischen Gastritis und beim Ulcus duodeni. Beim Ulcus duodeni mit Nüchternschmerz kann das Nüchternsekret auf 500 ccm und darüber vermehrt sein, besonders bei Fällen mit beginnender Stenose. Nach Einführung der Reizlösung steigen bei manchen Fällen die Säurewerte rasch innerhalb von 40 bis 50 Min. zu hohen Werten an und sinken dann ebenso rasch wieder ab. (Frühazide Reizkurve.) Solche Befunde finden sich bei der Gastritis. Bei anderen Fällen erfolgt ebenfalls ein rascher Anstieg auf hohe Säurewerte, die Werte bleiben aber längere Zeit hoch. Wir sprechen dann von steilen Hochkurven. Die Gesamtsäurewerte können bei solchen Fällen auf 90 bis 140 ansteigen. Derartige Kurven können beim Ulcus duodeni und bei verschiedenen Reizzuständen des Magens gefunden werden. Für das Ulcus duodeni wird der Klettertyp der Kurve als besonders charakteristisch angesehen. Die Säurezahlen steigen dann langsam im Verlauf von zwei und mehr Stunden auf hochhyperazide Werte an. Durch Rückfluß von Duodenalsekret kann der Anstieg immer wieder unterbrochen werden, was zu einem zackenförmigen oder treppenartigen Kurvenverlauf führt.

Die flachen Kurven mit Gesamtsäurewerten unter 40 sowie die anaziden Kurven finden sich bei der Gastritis und beim Karzinom. Sie sind ein Zeichen einer sekretorischen Insuffizienz. Bei den akuteren Formen der Gastritis findet sich dabei in der Regel eine Hypersekretion, bei den chronischen, schweren Fällen häufig eine Subsekretion. Man spricht dann nach K a t s c h von trockenen Mägen. Träge oder spätazide Kurven sind gewöhnlich auch lange Kurven. Sie finden sich bei Motilitätsschwäche und bei Stenose.

Störungen der motorischen Funktion verraten sich durch den Zeitpunkt des Verschwindens der Reizlösung. Bei Hypermotilität bzw. bei offenstehendem Pylorus ist die Reizlösung oft schon nach 30 Min. entleert, bei motorischer Schwäche und bei Stenosen tritt die Entfärbung verschieden lang nach dem Normalwert von einer Stunde ein. Vermehrte Nachsekretion ist bei den verschiedenen Formen der hypersekretorischen Gastritis vorhanden. Fehlende Nachsekretion, gewöhnlich verbunden mit fehlender oder geringer Nüchtern- und Leersekretion, ist für die schwereren Formen der chronischen Gastritis charakteristisch (trockene Mägen).

Ad 5. Die Histaminprobe wird nach K a t s c h und K a l k so ausgeführt, daß 0,5 mg Imido Roche oder Ergamine von Borroughs, Wellcome u. Co. in den Unterarm injiziert und anschließend wie bei der fraktionierten Ausheberung in Zehnminutenintervallen Magensaft zur Untersuchung gewonnen wird. Um stärkere vasomotorische Erscheinungen zu verhindern, ist es nötig, eine elastische Binde lose um den Oberarm zu legen und bei Auftreten einer unerwünschten Reaktion durch Anziehen der Binde vorübergehend den venösen Abfluß aus dem Arm zu drosseln. Wenn man nun die Stauung in kurzen Intervallen immer wieder löst, dann geht das Histamin so allmählich in den Kreislauf über, daß stärkere Reaktionen sicher vermieden werden können. Wenn bei Anaziden auch nach Histamininjektionen, die man an die gewöhnliche fraktionierte Ausheberung anschließen kann, keine freie Säure auftritt, dann spricht man von einer histaminrefraktären Anazidität. Fehlt in einem derartigen Magensaft auch das Pepsin, dann handelt es sich um eine histaminrefraktäre Achylia gastrica.

Titration des Magensaftes. 5 ccm filtrierter Magensaft werden in einem E r l e n m e y e r - Kolben mit zwei Tropfen einer $0{,}5^0/_0$igen Lösung von Dimethylamidoazobenzol (T ö p f e r s Reagens) versetzt. Tritt dabei Rotfärbung auf, so ist freie Säure vorhanden. Es wird nun mit $^1/_{10}$ Normalnatronlauge bis zum Umschlag in Orangefarbe titriert. Die Anzahl der verbrauchten Kubikzentimeter NaOH $\times$ 20 ergibt den Wert für freie Salzsäure in 100 ccm Magensaft. Nun werden zwei Tropfen einer $0{,}1^0/_0$igen Phenolphthaleinlösung zugesetzt und über gelb bis zur Rotfärbung weitertitriert. Die vom Beginn der Titration an verbrauchte Anzahl von Kubikzentimetern NaOH $\times$ 20 ergibt den Wert für die Gesamtazidität. Die Differenz zwischen Gesamtazidität und freier Salzsäure ergibt den Wert der gebundenen Säure. Die gebundene Säure setzt sich zusammen aus gebundener Salzsäure $+ CO_2 +$ $+ NaHCO_3$, eventuell $+$ Milchsäure und saure Phosphate.

Tritt bei Zusatz von T ö p f e r s Reagens keine Rotfärbung, sondern Gelbfärbung auf, dann fehlt die freie Salzsäure. Wir bestimmen dann das Salzsäuredefizit und die Gesamtazidität. Wir gehen dabei so vor, daß zunächst mit $^1/_{10}$ Normalschwefelsäure von gelb bis zu orange titriert wird. Dann setzt man zwei Tropfen Phenolphthaleinlösung zu und titriert mit $^1/_{10}$ Normalnatronlauge weiter bis zu Rotfärbung. Die Anzahl der verbrauchten Kubikzentimeter Schwefelsäure $\times$ 20 ergibt das Salzsäuredefizit, die Anzahl der verbrauchten Kubikzentimeter Natronlauge minus Anzahl der verbrauchten Kubikzentimeter Schwefelsäure $\times$ 20 ergibt die Gesamtazidität. Für klinische Zwecke kann man noch die Gesamtchloride bestimmen und bei alkalischem Magensaft das Gesamtaziditätsdefizit (K a t s c h).

Da für die optimale Pepsinwirkung im Magen eine bestimmte Wasserstoffionenkonzentration nötig ist, hat man die aktuelle Reaktion des Magensaftes mit verschiedenen Methoden bestimmt. Nach K a u f t h e i l und P o r g e s kommt der pH-Bestimmung auch diagnostische Bedeutung zu. Wenn der nach Probefrühstück gewonnene Magensaft eine pH von weniger als 1,3 aufweist, so ist dieser Befund praktisch nur beim Ulcus duodeni anzutreffen. Eine pH, die größer ist als 1,3, läßt nach diesen Autoren das Bestehen eines aktiven, unkomplizierten Ulcus duodeni ausschließen.

In jüngster Zeit haben K r e i t n e r[8] und P a n t l i t s c h - k o eine Methode angegeben, bei der es mit Hilfe einer in eine Duodenalsonde eingebauten Antimonelektrode möglich ist, fortlaufende pH-Messungen im menschlichen Magen auszuführen. An Stelle eines Probefrühstückes wird eine Histamininjektion gegeben und die Reaktion auf diesen Reiz geprüft. Ob diese Methode gegenüber der bisher verwendeten Untersuchungstechnik besondere Vorteile bietet, wird erst die Zukunft lehren.

Die Untersuchung auf Milchsäure wird mit der U f f e l - m a n n schen Probe durchgeführt: In einer Eprouvette gibt man zu etwa 20 ccm Wasser einen Tropfen von Liquor ferri sesquichlorati, so daß eine eben erkennbare hellgelbe Färbung auftritt, und gießt die Hälfte der Lösung in eine zweite Eprouvette. In eine der beiden Eprouvetten gibt man nun tropfenweise den filtrierten Magensaft zu. Bei Vorhandensein von Milchsäure tritt eine zeisiggelbe Verfärbung auf. Die Reaktion ist nicht auf Milchsäure spezifisch, da auch andere Oxysäuren in gleicher Weise reagieren, was aber praktisch belanglos ist. Der Nachweis von Milchsäure im Mageninhalt spricht für eine Stenose mit Anazidität und ist in hohem Maße auf das Vorhandensein eines Karzinoms verdächtig. Das seltene Vorkommen von Milchsäure bei benignen Stenosen mindert den diagnostischen Wert einer positiven U f f e l - m a n n schen Probe in keiner Weise.

---

[8] K r e i t n e r, H.: Wien. klin. Wschr. 1949, 2: 32.

Der Eiweißnachweis im Mageninhalt ist bei manchen Gastritisformen und beim Karzinom von Bedeutung. Der normale, reine Magensaft gibt mit Sulfosalizylsäure nur eine ganz minimale Trübung. Beim Magenkarzinom kann der Nachweis einer Eiweißvermehrung im Magensaft von diagnostischer Bedeutung sein. Eine ältere derartige Methode ist als S a l o m o n sche Probe bekannt. Sie wird folgendermaßen durchgeführt: Der Kranke erhält nach dem Mittagessen des Vortages der Untersuchung nur flüssige, eiweißfreie Nahrung, am Abend wird der Magen leergespült. Am folgenden Morgen wird eine Magenspülung mit 400 ccm physiologischer Kochsalzlösung ausgeführt und der Eiweißgehalt der Spülflüssigkeit nach E s b a c h bestimmt. Bei Karzinom beträgt der Eiweißgehalt $^1/_{10}$ bis $^1/_2\,^0/_{00}$, bei Fehlen einer Neubildung sind nur Spuren von Eiweiß nachweisbar.

Der chemische Nachweis vom Blut im Stuhl nach einer mehrtägigen Vorperiode mit hämoglobinfreier Kost ist besonders für die Diagnose des Magenkarzinoms wichtig. Der Kranke muß durch drei Tage eine Kost ohne Fleisch jeder Art, ohne Innereien und Fleischsuppe einhalten. Medikamente, auch Abführmittel, sollen in diesem Zeitraum ausgeschaltet werden, da sie die Untersuchung stören können. Für tägliche Stuhlentleerung, nötigenfalls mit Einlauf, ist Sorge zu tragen. Der am vierten Tag nach dieser Kost erhaltene Stuhl wird auf das Vorhandensein von Blut untersucht. Auf Täuschungen bei Zahnfleischblutungen, bei Nasenbluten und Hämorrhoidalblutungen muß geachtet werden.

Die üblichen chemischen Farbstoffproben sind nicht für das Vorhandensein von Blut spezifisch, sondern stellen nur Oxydasereaktionen dar, deren Prinzip darin besteht, daß ein oxydabler Farbstoff (Benzidin, Guajak) bei Anwesenheit eines Sauerstoffspenders (H_2O_2) und gleichzeitiger Anwesenheit eines Sauerstoffüberträgers (Blutfarbstoff) oxydiert wird.

Die am meisten verwendete Probe zum Blutnachweis ist die Benzidinprobe. Eine Tablette „Benzidin Merck" wird pulverisiert und in einer Eprouvette in 10 ccm Eisessig gelöst. Da diese Tabletten bereits den Sauerstoffspender in Form von Bariumsuperoxyd enthalten, erübrigt sich ein Zusatz von Wasserstoffsuperoxyd. Nun wird ein erbsengroßes Stückchen Stuhl aus dem Inneren der Fäzes entnommen, auf einen Objektträger ausgestrichen und mit der Benzidinlösung übergossen. Bei Anwesenheit von Blut tritt in wenigen Sekunden eine blaugrüne bis blaue Verfärbung auf. Bei nur geringer und langsam auftretender grünlicher Färbung ist die Bewertung unsicher.

Bei der Gregersenschen Modifikation der Benzidinprobe müssen zwei Lösungen, die mehrere Tage haltbar sind, zubereitet werden. Eine $1^0/_0$ige Lösung von Benzidin in $50^0/_0$iger Essigsäure und eine $1^0/_0$ige Lösung von Ortizon in $50^0/_0$igem Alkohol, dem im Verhältnis $1:100$ Traubenzucker zugesetzt ist. Die auf einem Objektträger ausgestrichene Stuhlprobe wird mit einigen Tropfen einer Mischung der beiden Lösungen zu gleichen Teilen übergossen. Beurteilung wie oben.

Die mikroskopische Untersuchung des Mageninhaltes. Bei der mikroskopischen Untersuchung ist vor allem auf eine Vermehrung von Leukozyten und Epithelien sowie auf das Vorhandensein von Milchsäurebazillen und Sarzinen zu achten. Eine deutliche Vermehrung von Leukozyten und Epithelien im Nüchterinhalt des Magens oder in Schleimflöckchen, die innig mit den Nahrungsresten beim Probefrühstück vermengt sind, spricht für einen akuteren gastritischen Prozeß (vgl. S. 51). Für die Beurteilung solcher Befunde ist eine gewisse Erfahrung nötig, da der Mageninhalt schon normalerweise diese Zellformen enthält. Die Auszählung der Zellen in einer Zählkammer hat sich nicht eingebürgert. Die länglichen, unbeweglichen, meist in Ketten angeordneten Milchsäurebazillen sind bei reichlichem Vorkommen einer positiven Milchsäureprobe gleichzusetzen. Sie finden sich bei Stenosen mit Anazidität und sind somit auf das Vorhandensein eines Karzinoms verdächtig. Vereinzelte lange Stäbchen sind auch im normalen Mageninhalt vorhanden. Die an der typischen Warenballenform leicht erkennbaren Sarzinen finden sich bei Stenosen mit saurem Mageninhalt meist gleichzeitig mit reichlich Hefepilzen. Auch normalerweise lassen sich einzelne Hefezellen fast immer nachweisen. Den verschiedenen Bakterien, die aus der Nahrung und der Mund- und Rachenhöhle stammen, kommt keine diagnostische Bedeutung zu, ebenso dem Nachweis von einzelnen Erythrozyten, die meist von kleinen Schleimhautverletzungen bei der Aushebung herrühren. Auch der gelegentliche Nachweis von Geschwulstpartikelchen und Schleimhautstückchen ist schon wegen seiner großen Seltenheit praktisch bedeutungslos.

Der Nachweis von Pepsin im Magensaft ist für die Unterscheidung einer einfachen Anazidität von einer Achylia gastrica von Bedeutung. Für praktische Zwecke genügt der qualitative Pepsinnachweis nach G r ü t z n e r : Der anazide Magensaft wird in einer Eprouvette mit einigen Tropfen 1%iger Salzsäurelösung versetzt, bis deutliche Blaufärbung eines Kongopapiers erfolgt. Dann fügt man eine mit Karmin rotgefärbte Fibrinflocke zu und stellt die Eprouvette einige Zeit in den Brutschrank. Bei Vorhandensein von Pepsin färbt sich der Magensaft rot.

Die Röntgenuntersuchung des Magens ist seit der Jahrhundertwende mit Recht eine der wichtigsten Untersuchungsmethoden geworden. Die allgemein anerkannten, entscheidenden Fortschritte in der Diagnose von Magenerkrankungen haben aber vielfach zu einer bedauerlichen Überwertung der Röntgenbefunde Anlaß gegeben und dazu geführt, daß manche Ärzte den Röntgenbefund mit der Diagnose gleichsetzen. Es muß aber mit allem Nachdruck darauf hingewiesen werden, daß der Röntgenbefund nur im Rahmen der übrigen Befunde für die Diagnose verwertet werden darf. Wer über eine größere Erfahrung verfügt, wird es mehrfach erlebt haben, daß klinisch eindeutige Ulkus- und Karzinomfälle bei der Röntgenuntersuchung nur den Befund einer „Gastritis" gezeigt haben und umgekehrt auch einmal Fälle von Ulkus röntgenologisch irrtümlich als Karzinom angesprochen wurden usw. Wenn man sich vor Augen hält, daß bei der Röntgenuntersuchung nur der Schattenriß der Innenwand des Magens begutachtet wird, der außerdem ständig seine Form verändert, so wird es verständlich, wie sehr die erhobenen Befunde unter anderem auch von der Qualität und Erfahrung des Röntgenologen abhängig sind. Wenigstens an Kliniken und Krankenhäusern sollten bei allen diagnostisch nicht eindeutigen Fällen Kliniker und Röntgenologen gemeinsam untersuchen. Die Vorteile für beide Teile sind so offenkundig, daß sie keiner weiteren Begründung bedürfen. Leider ist dieses ideale Vorgehen in der Praxis meist unmöglich. Jeder Arzt, der seine Patienten zur Röntgenuntersuchung schickt, sollte aber wenigstens über den Gang der Untersuchung und seine diagnostischen Möglichkeiten so weit unterrichtet sein, daß er die erhaltenen Befunde richtig bewerten und für die Diagnose verwenden kann. Diese Kenntnisse lassen sich nur durch Mitbeobachtung vor dem Röntgenschirm unter Anleitung eines erfahrenen Fachmannes erwerben. Es soll daher auch an dieser Stelle keine ausführliche Besprechung der Röntgenuntersuchung des Magens erfolgen, sondern nur einige besonders wichtige Grundbegriffe der Untersuchung vermittelt werden.

Vor der Magenuntersuchung orientiert man sich über den Zustand der Thoraxorgane, wobei gröbere Veränderungen der Lungen und des Herzens festgestellt werden. Dann läßt man den Kranken nach rechts drehen, einen Schluck des Kontrastmittels nehmen und beobachtet im I. schrägen Durchmesser die Passage im Ösophagus und den Durchtritt durch die Kardia in den Magen. Nun wird der Patient in die Ausgangstellung gebracht und man verfolgt die Entfaltung des Magens und bei weiterer Schwachfüllung das Schleimhautrelief. Die Beobachtung des Entfaltungsvorganges ist für die Beurteilung des Magentonus von großer Wichtigkeit. Bei hypertonischem Magen erfolgt die Entfaltung langsam, bei Hypotonie sinkt das Kontrastmittel rasch bis zum tiefliegenden unteren Magenpol. Ist reichlich Nüchternsekret vorhanden, so verteilt sich das Kontrastmittel rasch und sinkt in einzelnen Flocken und Schlieren durch die Flüssigkeit herunter. Man kann dann auch den horizontalen Flüssigkeitsspiegel gegen die Luftblase im Fundus meist leicht abgrenzen. Bei der Beurteilung des Schleimhautreliefs achtet man auf zarte oder grobe Falten, auf regelmäßigen oder wirren Faltenverlauf und prüft unter massierenden Bewegungen die Verstreichbarkeit der Falten. An der großen Kurvatur treten gröbere Schleimhautfalten in Form einer Zähnelung in Erscheinung, die von den unregelmäßigen und auf eine begrenzte Stelle lokalisierten Auszackungen beim Karzinom leicht zu unterscheiden sind. Durch Drehung des Kranken wird auch das Schleimhautrelief der Vorder- und Hinterwand des Magens begutachtet. Bei der Untersuchung mit Schwachfüllung findet man mitunter schon ein Kontrastdepot konstant an einer Stelle, wobei nach entsprechender Drehung durch Profilbeobachtung an dieser Stelle eine trichterartige Auszackung des Magenkonturs nach außen, eine „Nische", festgestellt werden kann. Zähnelung der kleinen Kurvatur und im Bereich des Pylorus ist in erster Linie auf eine Wandinfiltration, seltener auf perigastrale Adhäsionen zurückzuführen. Nun läßt man den Rest der Bariumaufschwemmung in einem Zug austrinken und studiert die Magenform, den Tonus, die Peristaltik und den Entleerungsvorgang. Außerdem wird jetzt in verschiedenen Durchleuchtungsrichtungen der Schattenriß des Magens nach Nischen und nach Füllungsdefekten abgesucht. Die Füllungsdefekte kommen durch Vorspringen der Magenwand gegen das Mageninnere zustande infolge von Tumorbildungen (glattbegrenzte Defekte bei gutartigen, unregelmäßige, zackige Defekte bei bösartigen Tumoren) im Bereich der Magenwand oder gelegentlich durch Eindellung derselben von außen her durch Drüsen und Tumoren in der Umgebung des Magens. Die Magenform tritt nach der Prallfüllung erst in Erscheinung. Als normal wird heute die Angelhakenform angesehen. Es ist auffallend, daß die Patienten häufig über ihren Röntgenbefund keine andere Auskunft geben können, als daß sie einen „Hakenmagen" haben und der Meinung sind, daß sie damit einen wichtigen krankhaften Befund mitteilen. Man weiß heute auch, daß die Magenform weitgehend von dem Habitus des Patienten abhängig ist. Leptosome und Astheniker sowie Frauen haben meist lange, tief herabreichende Mägen mit geringer Rechtsdistanz, Pykniker und Fettleibige gewöhnlich kleine, hochliegende Mägen mit vermehrter Rechtsdistanz. Der Tonus des Magens steht in einer gewissen Abhängigkeit von der Magenform. Die hochgelegenen, kleinen Mägen sind in der Regel hypertonisch, die Langmägen häufig, aber durchaus nicht immer, hypotonisch. Für den hypotonischen Magen ist die birnförmige Ausziehung der Luftblase, die starke Taillenbildung und die verschieden hochgradige Erweiterung des distalen Magenabschnittes kennzeichnend. Die Peristaltik kann sowohl bei den gedrungenen Magenformen wie beim Langmagen lebhaft und ausgiebig sein. Bei den hypertonischen Mägen findet sich häufig eine tiefgreifende, lebhafte Peristaltik, bei den hypotonischen Mägen ist sie meist träge und wenig ausgiebig. Bei Stenosen kommt die besonders tiefgreifende Stenosenperistaltik sowie auch gelegentlich Antiperistaltik zur Beobachtung. Bei Tumoren der Magenwand verschwinden im Bereich der infiltrierten Partie die peristaltischen Wellen. Dieses plötzliche Abbrechen der Peristaltik in einem bestimmten Bezirk ist ein wichtiges Tumorsymptom. Durch einen Scirrhus, durch Lues, durch Adhäsionen und durch Druck von Tumoren in der Umgebung kann die Magenform in charakteristischer Weise verändert werden. Durch chronische, tiefgreifende Ulzera mit Perigastritis kommt es häufig zu einer typischen Verkürzung und Einrollung der kleinen Kurvatur. Bekannt ist auch die tiefe spastische Einziehung an der großen Kurvatur gegenüber einem Ulkus an der kleinen Kurvatur (spastischer Sanduhrmagen). Während der spastische Sanduhrmagen nach Abheilung des Ulkus wieder verschwindet, stellt der durch Narbenschrumpfung verursachte Sanduhrmagen eine dauernde Deformität dar. Bei einer weiteren Veränderung der Magenform, beim Kaskadenmagen, der keine subjektiven Beschwerden verursachen muß, finden sich zwei Sackbildungen, wobei der orale Sack gewöhnlich weiter dorsal, der distale Sack mehr ventral gelegen ist. Beim prall gefüllten Magen tritt auch die Sekretschichte deutlich in Erscheinung, wodurch es möglich ist, röntgenologisch eine Hypersekretion nachzuweisen. Wenn aber, wie ich das einmal von einem namhaften Röntgenologen erlebt habe, auf Grund einer Röntgenuntersuchung die Diagnose „hyperazide Gastritis" gestellt wird, so sind damit die Möglichkeiten der Röntgendiagnose in unzulässiger Weise überschritten. Der kräftige, gut genährte Patient hatte in Wirklichkeit eine dauernde Anazidität, die durch wiederholte Untersuchungen des Mageninhaltes in einem längeren Zeitraum festgestellt wurde.

Im weiteren Verlauf wird nun der Übertritt des Kontrastmittels durch den Pylorus ins Duodenum beobachtet. Dabei wird auf eine normale oder exzentrische Lage des Pyloruskanals geachtet und die Art der Entfaltung und Form des Bulbus duodeni studiert. Bei offenstehendem Pylorus mit raschem Übertritt des Breies ins Duodenum kann es sich um eine Anazidität, um einen Gastrospasmus totalis oder um eine tiefe Duodenalstenose handeln, welch letztere sich durch eine gleichzeitige starke Erweiterung des Duodenums verrät. Der als Bulbus bezeichnete Anfangsteil des Duodenums hat normalerweise eine Dreieckform, wobei die Basis des Dreiecks pyloruswärts gelegen ist. Die an den Pylorus anschließenden seitlichen Ausladungen werden als medialer und lateraler Rezessus des Bulbus bezeichnet. Die aktiven Geschwüre im Duodenum werden ebenfalls an der Nischenbildung erkannt. Bei der Durchleuchtung in Normalstellung verraten sich Ulzera der Vorder- und Hinterwand des Bulbus durch konstante Schattenflecke, die nach Drehung des Patienten in Profilansicht meist als Nischenauszackung nachweisbar sind. Beim chronischen Ulcus duodeni und nach narbiger Abheilung eines Ulkus ist der Bulbus durch ein- und beiderseitige Einziehungen kleeblattförmig, röhrenförmig, durch Verkürzung eines oder beider Rezessus verschiedenartig deformiert. Es ist wichtig, darauf hinzuweisen, daß weitgehende und konstante Deformierungen des Bulbus auch durch bloße Spasmen bedingt sein können. Die Differenzierung zwischen einer narbigen oder spastischen Bulbusdeformität ist bei der einfachen Durchleuchtung meist unmöglich. Da diese Unterscheidung aber praktisch wichtig ist, habe ich gemeinsam mit Kollegen W a c h n e r während des Krieges an dem großen, mir zur Verfügung stehenden Krankengut solche Fälle nach Atropin- bzw. Atropin-Papaverininjektion untersucht. An einer Serie von über 100 Fällen ließ sich in einem hohen Prozentsatz die vor der Injektion vorhandene konstante Bulbusdeformation als spastisch bedingt nachweisen, da eine halbe bis dreiviertel Stunden nach der Injektion der Bulbus eine völlig normale Form angenommen hatte. Die bei den einzelnen Fällen durch gezielte Serienaufnahmen belegten Befunde sind leider den Kriegsereignissen zum Opfer gefallen.

Bei der weiteren Untersuchung wird noch das Schleimhautrelief sowie die Form und Lage des Duodenums begutachtet. Bei Duodenitis finden sich grobe, querverlaufende Schleimhautfalten, wobei es zu einer charakteristischen zahnradartigen Auszackung des Schattenkonturs kommt. Sehr wichtig ist die Bestimmung der Entleerungszeit des Magens. Sie wurde früher von den Röntgenologen automatisch bei jeder gewöhnlichen Magenuntersuchung durchgeführt. Durch Materialschwierigkeiten und die Überlastung der Untersucher während des Krieges und in der Nachkriegszeit ist man von diesem Brauch leider abgekommen und begnügt sich jetzt mit der einfachen Beschreibung des Entleerungsvorganges während der Durchleuchtung. Wenn der Arzt bei einem Fall eine Entleerungsverzögerung vermutet, muß er daher bei der Zuweisung zum Röntgenologen ausdrücklich die Feststellung eines 6-, 12- oder 24-Stunden-Restes verlangen.

Zum Schluß wollen wir noch kurz auf die Fehlerquellen und Grenzen der Röntgenuntersuchung eingehen. Bezüglich der Gastritisdiagnose hat die Darstellung des Schleimhautreliefs wohl wesentliche Fortschritte gebracht, doch kann uns der Röntgenbefund häufig keine feinere Qualitätsdiagnose vermitteln, wie dies heute mit Hilfe der Gastroskopie möglich geworden ist. Ulkusnischen können durch Auffüllung mit Nahrungsresten oder Schleim dem Nachweis entgehen. Bei Ulcus duodeni mit dorsalem Sitz gegen die Wirbelsäule zu kann man bei klinisch eindeutigem Ulkus einen negativen Röntgenbefund erhalten. Auch oberflächliche Schleimhautgeschwüre sind häufig röntgenologisch nicht nachweisbar. Umgekehrt können nischenartige Auszackungen des Schattenkonturs, die durch Narbenzug bedingt sind, röntgenologisch als Ulkusnischen imponieren. Solche Befunde können größtenteils durch die Gastroskopie geklärt werden. Wenn diese bis heute in der Praxis noch keine Rolle spielt, ist es doch notwendig, auf ihre Bedeutung kurz einzugehen, damit der Arzt entscheiden kann, welche Fälle er zur Klärung dieser Spezialuntersuchung zuführen soll und welche Ergebnisse er dann erwarten darf.

Die Gastroskopie hat sich ihren gesicherten Platz in der Diagnostik der Magenkrankheiten in den letzten Dezennien erobert. Sie stellt keine Konkurrenzmethode für die Röntgenuntersuchung dar, sondern folgt auf diese bei allen diagnostisch nicht eindeutigen Fällen. Bezüglich der Technik verweisen wir besonders auf das Werk von G u t z e i t und T e i t g e[9]. Die Einführung des Gastroskops ist bei Verwendung des flexiblen W o l f - S c h i n d l e r schen Modelles so einfach und gefahrlos geworden, daß sie auch der wenig Geübte nach kurzer Anweisung vornehmen kann. Bezüglich der Anästhesie hält man sich streng an die Maximaldosis von 0,02 g Pantokain, das ist 1 ccm der üblichen 2%oigen Lösung, und vergesse auch auf den Zusatz von $^1/_3$ bis $^1/_2$ ccm einer Adrenalinlösung 1 : 1000 nicht. Bei strenger Einhaltung aller Sicherungsmaßnahmen kann der Eingriff als völlig ungefährlich bezeichnet werden. Todesfälle durch Ösophagusverletzung mit anschließender Mediastinitis sind wohl immer auf eine mangelhafte Technik und Nichteinhaltung der Vorschriften zurückzuführen. B o l l e r hat über einen während des Krieges an seiner Station vorgekommenen Todesfall infolge beträchtlicher Überschreitung der Maximaldosis von Pantokain bei der Anästhesie durch eine Krankenschwester berichtet, den ich unmittelbar nach Eintritt der Bewußtlosigkeit gesehen habe. Es waren tonisch-klonische Krämpfe und ein Priapismus als typische Symptome einer Pantokainvergiftung vorhanden. Der Kranke kam trotz aller Rettungsversuche in wenigen Minuten ad exitum. Ich habe an meiner Station bei mehreren hundert Gastroskopien nur einen Zwischenfall erlebt, der aber glücklicherweise ohne Folgen verlaufen ist. Ich wurde kurz vor einer Untersuchung, die der Hilfsarzt ausführen durfte, zum Telephon gerufen. Während meiner Abwesenheit hatte der schon geschulte Arzt das Instrument bereits eingeführt, aber nach Einschaltung des

---

[9] G u t z e i t und T e i t g e : Die Gastroskopie. Berlin und Wien: Urban & Schwarzenberg. 1937.

Stromes kein Licht bekommen. Ich ordnete die sofortige vorsichtige Entfernung des Gastroskops an, wobei sich am flexiblen Anteil desselben blutiger Schleim fand. Das Instrument war wohl vorschriftsmäßig vor der Einführung durch Einschaltung des Stromes auf seine Intaktheit geprüft worden, beim Überreichen desselben an den Arzt dürfte aber durch Anstoßen an einen harten Gegenstand die Lichtquelle zerbrochen worden sein. Die Glasspitzen hatten offenbar im Bereich des Einführungsweges eine Verletzung gesetzt. Der Kranke hatte am Nachmittag eine belanglose Temperaturzacke bis 37,3°, sonst aber im weiteren Verlauf keinerlei Folgen des Eingriffs. Auch dieser Zwischenfall wäre vermeidbar gewesen, wenn der Arzt, wie es sein soll, das Instrument bei der Lichtprüfung bereits selbst in der Hand gehalten hätte. Die Mitteilung solcher unliebsamer Vorfälle erscheint wichtig, damit sie von anderen Untersuchern vermieden werden können.

Wenn wir nun zur Besprechung der Leistung dieser Untersuchungsmethode übergehen, so muß vor allem ihr Wert für die Qualitätsdiagnose der Gastritis, für die Feststellung von röntgenologisch nicht darstellbaren oberflächlichen Geschwüren, für den Nachweis der Abheilung einer Gastritis oder eines Ulkus sowie für die Karzinomdiagnose hervorgehoben werden. Besonders das Gastritisproblem hat durch die Gastroskopie eine wesentliche Förderung erfahren. Das Bild des Oberflächenkatarrhs bei der akuten Gastritis und sein Heilungsverlauf, die Bilder der chronischen hypertrophischen und atrophischen Gastritis, der erosiven Gastritis, die Entwicklung der chronischen Formen aus den akuten Erkrankungen sind uns erst mit Hilfe der Gastroskopie bekanntgeworden. Dabei scheint mir die praktische Bedeutung der Methode vor allem darin gelegen, daß wir die Abheilung einer Gastritis oder eines Ulkus feststellen können, wodurch man bei der Gastritis dem Chronischwerden des Leidens und beim Ulkus dem baldigen Rezidiv vorbeugen kann. Ein Beispiel soll dies erläutern:

Fall Nr. 5: Ein 24jähriger Soldat wurde an der Spezialstation wegen eines röntgenologisch und gastroskopisch festgestellten Ulcus ventriculi einer diätetischen und medikamentösen Behandlung unterzogen. Im Verlauf von drei Wochen war der Kranke subjektiv beschwerdefrei, hatte an Gewicht zugenommen, der Röntgenbefund war bereits negativ. Die Gastroskopie deckte an der Stelle des anfangs bohnengroßen, schmierig belegten Geschwürs ein nur mehr linsengroßes, weitgehend gereinigtes Restulkus auf, weshalb dem Kranken dringend eine Fortsetzung der Behandlung geraten wurde. Er bat aber trotzdem um die Entlassung mit der Begründung, daß er seinen vierzehntägigen Genesungsurlaub am Lande bei seinen Eltern verbringen könne und dort jede Diätmöglichkeit habe. Ich ließ mich durch die Bitten des Kranken bewegen, die Entlassung durchzuführen. Kurz vor Ablauf des Urlaubes erschien der Patient wieder an der Abteilung mit neuerlichen, heftigen Beschwerden. Die Gastroskopie ergab im alten Geschwürsbereich wieder ein gut bohnengroßes Rezidivulkus.

Bei manchen Fällen läßt sich wieder gastroskopisch eine völlige, narbige Abheilung eines Geschwürs feststellen, wo der Röntgenologe eine durch Narbenzug bedingte Auszackung der Wand als Restnische beschreibt. Auch früher völlig unverständliche Befunde, wie das Verschwinden von großen Ulkusnischen in kurzer Zeit bei der Röntgenuntersuchung, können mitunter durch die Gastroskopie einer einfachen Erklärung zugeführt werden.

Fall Nr. 6: Ein etwa 35jähriger Mann kam mit dem röntgenologischen Befund einer daumengliedgroßen Ulkusnische im Antrum und typischen Ulkusbeschwerden zur Aufnahme. Bei der Gastroskopie fand sich eine divertikelartige Ausstülpung der Magenwand und am Grund derselben ein linsengroßes, schmierig belegtes Ulkus. Nach vierzehntägiger Behandlung war der Patient beschwerdefrei und der Röntgenbefund vollständig negativ. Bei der Gastroskopie war die Ausstülpung der Magenwand, die ein Riesenulkus vorgetäuscht hatte, nicht mehr nachweisbar, das seichte Ulkus war schon weitgehend gereinigt, aber noch nicht abgeheilt.

Beim Karzinom kann die Gastroskopie durch Feststellung von kleinen Tumoren zur Frühdiagnose beitragen und auch für die Differentialdiagnose von gutartigen und bösartigen Tumoren wichtig sein. Auch der Gastroskopie sind Grenzen gesetzt. Es wird von allen erfahrenen Untersuchern zugegeben, daß der Ulkusnachweis häufiger röntgenologisch als gastroskopisch möglich ist, da sich viele Ulzera durch ungünstigen Sitz oder durch Schleimhautwülste der direkten Besichtigung entziehen können. Das Ulcus duodeni ist der gastroskopischen Untersuchung überhaupt nicht zugänglich. Ein wesentlicher Nachteil der Methode liegt auch darin, daß die einzelnen Bilder nicht photographisch festgehalten werden können. Die erhobenen Befunde können derzeit nur durch im endoskopischen Sehen erfahrene Künstler dargestellt werden. Bei der Gastrophotographie sind wohl schöne Bilder gewonnen worden, da man aber ohne Sicht arbeiten muß und daher dem Zufall ausgesetzt ist, hat sich dieses Verfahren nicht eingebürgert. Das Ideal wäre eine Kombination der beiden Methoden. Vielleicht wird uns die Technik in ferner Zukunft auch diese Möglichkeit erschließen.

Spezieller Teil.

Die Gastritis.

Die Kenntnis der verschiedenen Formen der Magenschleimhautentzündung und ihrer Behandlung ist von großer praktischer Bedeutung. Der Laie und auch manche Ärzte unterschätzen gewöhnlich die Bedeutung der akuten Gastritis, da die anfänglichen Beschwerden meist in wenigen Tagen zurückgehen, und unterlassen daher auch häufig eine systematische Behandlung. Auf diese Weise wird aber der Boden für die Entwicklung der chronischen Gastritis geebnet mit ihrem bekannten Verlauf über Sub- und Anazidität bis zur dauernden Achylia gastrica. Krankenhäuser und Fachärzte bekommen selten eine akute Gastritis zu sehen, sondern meist nur die chronischen Fälle oder bestenfalls akute Schübe von chronischen Erkrankungen. Da die akute Gastritis bei richtiger Versorgung in der Regel einer restlosen Ausheilung zugänglich ist und bei mangelhafter Behandlung leicht in ein chronisches Stadium übergeht, kommt der hausärztlichen Tätigkeit eine besondere Bedeutung zu. Auch für die prophylaktische Medizin ergibt sich hier durch Aufklärung der Bevölkerung und Schulung der Ärzte ein dankbares Arbeitsgebiet.

Die akute Gastritis. Je nach der auslösenden Ursache unterscheidet man verschiedene Formen der akuten Gastritis:

1. Die alimentär-toxische Gastritis tritt nach dem Genuß von verdorbenen Nahrungsmitteln auf. Sie ist häufig mit einer Enteritis kombiniert und wird dann als akute Gastro-Enteritis bezeichnet. Die *klinischen Erscheinungen* sind so charakteristisch, daß die Diagnose auf keine Schwierigkeiten stößt. Die Beschwerden treten gewöhnlich schon wenige Stunden nach der betreffenden Mahlzeit auf. Temperatursteigerungen bis 38° und etwas darüber kommen vor allem bei den mit Enteritis kombinierten Fällen fast regelmäßig vor. Die Kranken klagen über Appetitlosigkeit, Übelkeit, Aufstoßen, pappigen Geschmack im Mund, Druck und Völlegefühl in der Magengegend. Manchmal ist auch Brechreiz und Erbrechen vorhanden. Bei den mit einer Enterokolitis komplizierten Fällen bestehen flüssige, stinkende Durchfälle und die Kranken leiden unter einer starken Auftreibung des Leibes und einem fast ständigen Bauchgrimmen. Außerdem wird häufig über eingenommenen Kopf, Durstgefühl und große Schwäche geklagt.

Bei der *Untersuchung* findet sich meist eine dickbelegte Zunge und ein deutlicher Druckschmerz im Epigastrium, der gewöhnlich durch eine beiderseits der Medianlinie nachweisbare H e a d sche Zone bedingt ist. Auch B o a s sche Druckpunkte im Rücken können vorhanden sein. Bei gleichzeitiger Enteritis ist der Leib verschieden stark aufgetrieben und diffus druckempfindlich. Bei der Ausheberung können ganz im Beginn der Erkrankung noch hyperazide Säurewerte gefunden werden, meist findet man aber bereits Sub- oder Anazidität vor. Der Schleimgehalt des Ausgeheberten ist deutlich vermehrt, die Chymisierung beim Probefrühstück ungenügend. Bei der fraktionierten Ausheberung kann sich im Beginn Hypersekretion nachweisen lassen. Mikroskopisch findet sich eine deutliche Vermehrung von Leukozyten und Epithelien. Gastroskopisch werden Rötung und Schwellung der Schleimhaut, Erosionen und Blutungen gefunden. Die möglichst radikale *Behandlung* derartiger Fälle ist von größter Wichtigkeit, um den Übergang in eine chronische Gastritis zu verhüten. Meist setzen aber robuste und aktive Menschen allen strengeren ärztlichen Verordnungen größten Widerstand entgegen, da sie nicht einsehen wollen, daß man wegen einem einfach „verdorbenen Magen" nicht weiter der Arbeit nachgehen soll. Die akute Gastritis gehört aber für einige Tage ins Bett. Bei den fiebernden, mit einer Enteritis komplizierten Fällen gibt man im Beginn 0,3 g Pyramidon oder 0,5 bis 1,0 g Aspirin und ein Abführmittel. (Ein Kaffeelöffel Magnesium sulfuricum in einem Glas Wasser oder ein Glas Bitterwasser oder einen Eßlöffel Rizinusöl.) Wenn Brechneigung besteht, kann man durch einen Einlauf von einem halben bis einem Liter warmen Kamillentee die trotz der Durchfälle meist noch reichlichen Stuhlreste entfernen. Die Nahrungszufuhr wird bei allen schwereren Fällen durch 24 Stunden am besten ganz sistiert. Bei stärkerem Durst kann Kamillentee oder russischer Tee gegeben werden. Anschließend hält man die Kranken ein bis zwei Tage bei Tee, Wasserkakao, Schleimsuppe und Zwieback, bis die Durchfälle bei den Kranken mit Enterokolitis aufgehört haben und die Auftreibung des Bauches und die Leibschmerzen vollständig verschwunden sind. Bei Fällen ohne Enteritis kann man bei guter Verträglichkeit schon am zweiten Tag Tee mit Milch oder Milch allein versuchen. Die Schleimsuppen werden so zubereitet, daß man Haferflocken oder Reis in Wasser zu einem weichen Brei verkocht und diesen durch ein Haarsieb passiert und wenig salzt. Eine gewisse Kochsalzzufuhr ist besonders bei den Fällen mit Diarrhöen, die unter großem Durst leiden, zur Auffüllung des reduzierten Flüssigkeitsbestandes notwendig. Bei den reinen Gastritisfällen sei man mit der Salzzufuhr vorsichtig, da Salzarmut der Diät die Heilung der entzündlichen Schleimhautveränderungen fördert. Der weitere Kostaufbau erfolgt dann im Verlauf von etwa einer Woche wie bei der Ulkusdiätkur über breiige Speisen (Milchspeise, Kartoffelpüree, passierte Gemüse) bis zu einer leichten, reizlosen gemischten Kost (vgl. Behandlung der chronischen Gastritis acida und des Ulkus S. 63 und 91). Nikotin, Kaffee und Alkohol sowie die anderen Säurelocker soll man noch durch weitere drei bis vier Wochen verbieten, da die gastroskopischen Beobachtungen gelehrt haben, daß auch bei völliger subjektiver Beschwerdefreiheit die gastritischen Schleimhautveränderungen erst im Verlauf von einigen Wochen vollständig abheilen. Das Einhalten dieser Verordnung ist in der Praxis meist schwer zu erreichen, doch muß man den Kranken auf die Gefahr der Entwicklung einer chronischen Gastritis nachdrücklich aufmerksam machen.

Die medikamentöse Behandlung tritt gegenüber der diätetischen Behandlung in den Hintergrund. Bei anfänglichem gehäuftem Erbrechen kann die Einführung eines Belladonnazäpfchens à 0,02 von Nutzen sein. Feuchtwarme Packungen mit Thermophor unterstützen die Behandlung wesentlich und sollten nie unterlassen werden. Stellt sich im Verlauf einer Woche der normale Appetit nicht ein und bleibt die Zunge weiter stark belegt, so ist die Durchführung einer häuslichen Trinkkur mit Karlsbader Mühlbrunn angezeigt. Man gibt dann vor dem Frühstück $^1/_8$ bis $^1/_4$ l im Wasserbad angewärmten Mühlbrunn schluckweise zu trinken. Man erlebt dabei nicht selten schon nach wenigen Tagen die Freude, daß der Appetit wiederkehrt, die Zunge rein wird und die noch vorhandenen subjektiven Beschwerden verschwinden. Diese Kur soll drei bis vier Wochen durchgeführt werden. Bei hartnäckigen Fällen mit Erscheinungen von Hypersekretion kann eine Targesin-Rollkur günstig wirken. Man verschreibt Targesin 4,0 : 200,0. Früh, nüchtern nimmt der Patient einen Eßlöffel dieser 2%igen Targesinlösung auf ein Trinkglas von lauwarmem Wasser und bleibt etwa 10 Min. in Rückenlage. Dann dreht sich der Kranke auf die Seite, nach weiteren 10 Min. auf den Bauch und schließlich auf die andere Seite. Auf diese Weise soll im Verlauf von etwa 40 Min. die ganze

Schleimhautoberfläche mit der Targesinlösung in Berührung
kommen. Die Kur dauert durchschnittlich eine Woche. Von
der Verwendung reiner Silbernitratlösungen ist man wegen
der Gefahr der Argyrose in letzter Zeit immer mehr abgekommen. Über einen einschlägigen Fall soll kurz berichtet
werden.

Fall Nr. 7: Der 40jährige Mann kommt wegen einer zunehmenden,
entstellenden Verfärbung der Haut zur Beratung. Es findet sich eine
intensiv blaugraue Verfärbung der Haut und Schleimhäute besonders im
Gesicht und an den Händen, ähnlich einer schwersten Zyanose. Auf Befragen gibt der Kranke an, daß er vor eineinhalb Jahren erstmals von
seinem Hausarzt wegen seiner Magenbeschwerden eine Silbernitratlösung
verschrieben erhielt. Da sich die Beschwerden daraufhin wesentlich besserten, ist er seither alle vier Wochen bei dem Arzt erschienen, um sich
das Rezept für vier Wochen ausstellen zu lassen, und hat während der
ganzen Zeit täglich die vorgeschriebene Menge des Medikaments eingenommen. Es handelte sich um einen Fall von besonders schwerer Argyrose.
Dem Patienten war ein Zusammenhang der Hautveränderung mit der
Einnahme der Silberlösung nicht bekannt. Die entstellende Hautverfär-
bung bleibt dauernd und ist keiner Behandlung zugänglich.

Wenn daher schon eine Behandlung mit Silberpräparaten
durchgeführt wird, so darf sie nur während einer begrenzten
Zeit erfolgen. Öftere Wiederholungen müssen vermieden
und der Kranke auf die Gefahr der Argyrose aufmerksam
gemacht werden. Bei Verwendung von kolloidalen Silber-
eiweißlösungen ist die Gefahr einer Argyrie wesentlich geringer, weshalb diese Präparate den reinen Silbernitratlösungen vorzuziehen sind. Ein derartiges Präparat ist z. B. das
Gastrargol, von dem während des Tages 4×1 Eßlöffel eine
Stunde vor dem Essen und zwei Eßlöffel vor dem Schlafengehen genommen werden sollen.

Für verschleppte und therapieresistente Fälle kann man
die Spülbehandlung heranziehen. Zur Spülung verwendet
man ein bis zwei Liter lauwarmes Wasser, dem man etwa
einen Kaffeelöffel bis einen Eßlöffel Karlsbadersalz zusetzt.
Auch eine 1- bis $3^o/_{oo}$ige Tanninlösung ist für diesen Zweck
geeignet. Die Spülung wird mit dem gewöhnlichen Magenschlauch früh, nüchtern vorgenommen. Anfangs findet man
in der Spülflüssigkeit meist reichlich Schleim, mit zunehmender Besserung wird der Schleimgehalt immer geringer
und verschwindet schließlich bei den günstig verlaufenden
Fällen fast vollständig. Kranke mit starker Hypersekretion
und gehäuftem Erbrechen sprechen auf diese Behandlung besonders gut an. In diesem Zusammenhang soll auch darauf
hingewiesen werden, daß man nicht selten hört, daß schon

nach der gewöhnlichen Ausheberung nach Probefrühstück eine deutliche Besserung der subjektiven Beschwerden und nicht selten danach auch erstmals wieder richtiger Appetit aufgetreten ist.

2. Die *akute Überlastungsgastritis* tritt im Anschluß an Festessen mit überreichlicher Nahrungszufuhr oder nach übermäßigem Genuß von sehr fettreichen Speisen auf. Sie findet sich besonders bei jüngeren Menschen mit von Haus aus schwächlichen Verdauungsorganen. Ein überreichlicher oder ungewohnter Genuß von alkoholischen Getränken kann mit als auslösende Ursache in Frage kommen. Die Kranken können oft deutlich angeben, daß sie während des Essens plötzlich ein Ekelgefühl verspürt haben, das eine weitere Nahrungsaufnahme unmöglich machte. Menschen mit robusten Verdauungsorganen bringen dann ihren Magen durch ein Glas Kognak zu einer Mehrleistung und überwinden so die Überlastung ohne Störung. Bei schwächlichen Menschen entwickelt sich aber eine Gastritis. Manchmal kann man durch eine sorgfältige Anamnese erheben, daß schon früher leichte Magenbeschwerden vorhanden waren und die Erkrankung somit nur einen akuten Schub einer chronischen Gastritis darstellt.

Die klinischen Symptome decken sich im wesentlichen mit denen der akuten toxischen Gastritis, nur fehlt gewöhnlich eine Temperatursteigerung. Auch Durchfälle sind meist nicht vorhanden. Hingegen kommt es häufig zu Brechreiz und Erbrechen einige Stunden nach der betreffenden Mahlzeit, wobei meist reichlich unverdaute Nahrungsreste entleert werden.

Die Behandlung besteht in anfänglicher Nahrungskarenz, Sorge für Stuhlentleerung und vorsichtigem Diätaufbau. Da es sich bei dieser Form der Gastritis häufig um schwächliche, von Haus aus untergewichtige Kranke handelt, wird man etwas früher zur Hebung des Appetits sekretionsanregende Mittel geben dürfen. So können die Schleimsuppen durch Zusatz eines Suppenwürfels schmackhafter gemacht werden, auch kann man gelegentlich Salzsäure oder ein Stomachikum verordnen (siehe chronische Gastritis). Zur Entscheidung, wie lange man beim einzelnen Fall die strenge Schonungsbehandlung durchführen soll und wann man mit der Sekretionsanregung beginnen kann, ist eine gewisse Erfahrung unerläßlich.

3. Die *infektiös-toxische Gastritis* tritt als regelmäßige Begleiterscheinung der verschiedensten Infektionskrankhei-

ten auf (bei Pneumonie, Scharlach, Tuberkulose, Grippe, Angina etc.). Sie entsteht nach der heute gültigen Anschauung auf hämatogenem Weg durch eine toxische Schädigung der Schleimhaut. Der gleiche hämatogene Entstehungsweg ist auch für die Fälle mit chronischen Eiterherden im Bereich der Zähne, Tonsillen, Nebenhöhlen etc. anzunehmen.

Unter den subjektiven Beschwerden steht die Appetitlosigkeit meist ganz im Vordergrund.

Bei der Behandlung muß auf die Grundkrankheit Rücksicht genommen werden, wobei man allzu strenge diätetische Maßnahmen vermeidet, um besonders bei langdauernden Erkrankungen, wie z. B. bei der Tuberkulose, die Widerstandskraft des Organismus zu erhalten. Glücklicherweise heilt die Gastritis meist rasch nach der Entfieberung restlos ab. Bei manchen Infektionskrankheiten beherrschen aber die gastritischen Beschwerden, wie bei gewissen Formen der Grippe, vollkommen das ganze Krankheitsbild, so daß man eine besondere Grippeform, die „Magengrippe", abgegrenzt hat. Bei diesen Fällen überdauern die Erscheinungen von Seiten des Magens oft wochenlang die Grundkrankheit und erweisen sich häufig als äußerst therapieresistent.

Eine besondere Form der infektiösen Gastritis, die sich bei Infekten mit typisch septischem Charakter findet, wird als *embolische Herdgastritis* bezeichnet. Sie ist rein klinisch von der infektiös-toxischen Gastritis nicht abzugrenzen und soll deshalb hier nur kurz erwähnt werden.

4. Die *Ätzgastritis* durch Laugen und Säuren, die irrtümlich oder in selbstmörderischer Absicht getrunken wurden, bietet weder bezüglich der klinischen Erscheinungen noch bezüglich der Behandlung nennenswerte Unterschiede gegenüber den anderen Formen der akuten Gastritis. Die Besprechung der unmittelbaren Versorgung dieser Fälle mit Gegenmitteln sowie der manchmal auftretenden Spätfolgen (Ösophagusstrikturen) würde den Rahmen dieser Darstellung überschreiten.

Die chronische Gastritis kann sich schleichend aus den akuten Gastritisformen entwickeln, wobei die anfänglichen akuten Beschwerden abgeklungen sind und nur gelegentliches Aufstoßen und Sodbrennen, Druckgefühl in der Magengegend, besonders nach schwereren Speisen, auf das Bestehen einer chronischen Gastritis hinweisen. Mitunter wird die chronische Gastritis aber erst gelegentlich eines akuten Schubes oder rein zufällig bei einer Magenuntersuchung festgestellt.

Je nach der zur Begutachtung herangezogenen Untersuchungsmethode werden verschiedene Formen der chronischen Gastritis unterschieden, worauf wir in früheren Abschnitten bereits hingewiesen haben. Für praktisch klinische Zwecke ist jedoch die Differenzierung nach dem Sekretionstyp von entscheidender Bedeutung. Die eine Gruppe der chronischen Gastritis geht mit Sub- und Anazidität einher und führt schließlich zur histaminrefraktären Anazidität und Achylia gastrica mit weitgehender Atrophie der Schleimhaut. Die zweite Gruppe umfaßt die Fälle der chronischen aziden und hyperaziden Gastritis, bei der die Säurewerte auch bei jahrelangem Bestehen der Gastritis unverändert hoch bleiben können. Diese Form der Gastritis kann ähnlich wie das Ulkus akute Beschwerdeschübe im Frühjahr und im Herbst aufweisen und wird daher von manchen Autoren als Ulkusgastritis bezeichnet. Die Beziehung der hyperaziden Gastritis zum Ulkus ist eine zweifache, da einerseits sich auf dem Boden dieser Gastritisform im weiteren Verlauf nicht selten ein Ulkus entwickelt und anderseits bei den pylorusnahen Geschwüren fast gesetzmäßig eine hyperazide Begleitgastritis vorhanden ist. Die morphologischen Untersuchungen von Orator[10] geben uns eine Möglichkeit, diese beiden verschiedenen Typen der chronischen Gastritis mit ihrem verschiedenartigen Verlauf zu verstehen. Orator unterscheidet zwischen der Pylorusgastritis oder Motorgastritis beim Ulkus und der Pangastritis beim Karzinom, bei Infektionen und Intoxikationen. Während sich bei der ersteren Form die entzündlichen Veränderungen vor allem in der Reflexzone des Magens finden und die säureproduzierenden Anteile der Schleimhaut nicht geschädigt sind, ist bei der Pangastritis die gesamte Magenschleimhaut an dem krankhaften Prozeß beteiligt, wodurch die Verminderung und das schließliche Erlöschen der Säurebildung verständlich wird.

1. Die *chronische sub- und anazide Gastritis* ist gewöhnlich mit subjektiven Beschwerden verbunden. Es besteht Verminderung des Appetits bis zu völliger Appetitlosigkeit, manchmal Verlangen nach scharfen und gewürzten Speisen, Druck- und Völlegefühl in der Magengegend besonders nach dem Essen, Aufstoßen und gelegentlich auch Sodbrennen. Bei Kranken mit stärkerer Hypersekretion kann auch eine

---

[10] Orator: Virch. Arch. **255,** 639 und **256,** 202 (1925). Arch. klin. Chir. **134** (1925): 663.

Neigung zum Erbrechen bestehen. Manchmal fehlen aber nennenswerte Beschwerden, so daß eine chronische Gastritis auch einmal rein zufällig entdeckt werden kann. Bei der Ausheberung werden hyp- und anazide Säurewerte, Vermehrung des Schleimgehaltes und Zellvermehrung gefunden. Bei den frischeren und noch leichteren Fällen ist meist eine Hypersekretion nachweisbar, bei den veralteten, schweren Fällen gewöhnlich eine Subsekretion. Die schwersten Fälle, die gewöhnlich einer Heilung nicht mehr zugänglich sind, weisen eine histaminrefraktäre Anazidität oder eine Achylia gastrica auf. Doch muß darauf hingewiesen werden, daß durchaus nicht jede histaminrefraktäre Anazidität einen irreparablen Dauerzustand darstellen muß, wie Fall Nr. 8 (siehe unten) lehrt. Bei der Röntgenuntersuchung kann man häufig ein grobes Schleimhautrelief mit unregelmäßigen, schwer verstreichbaren Falten, Zähnelung der großen Kurvatur und Vermehrung der Sekretschichte nachweisen. Gastroskopisch werden je nach dem Stadium der Erkrankung die verschiedenen Bilder der hypertrophischen und atrophischen Gastritis gefunden.

Bei der klinischen Untersuchung findet man häufig, aber nicht immer, eine belegte Zunge, das Epigastrium ist druckempfindlich, es bestehen häufig vorne und rückwärts meist linksgelegene H e a d sche Zonen. Auch eine Epigastralgie mit genau lokalisierbarem Klopfschmerz unterhalb des Proc. xiphoideus (s. S. 31) kann nachweisbar sein. Bei den anaziden Fällen mit gastrogenen Diarrhöen ist auch in der Regel ein deutlicher Dünndarmdruckpunkt als Zeichen einer chronischen Enteritis vorhanden.

Für die Behandlung ist die Erforschung einer auslösenden Ursache von besonderer Bedeutung. Ein nicht geringer Teil der Fälle mit chronischer Gastritis rekrutiert sich aus Zahnkrüppeln, wobei noch hastiges Essen und schlechtes Kauen von übermäßig heißen Speisen und Getränken hinzukommen kann. Die Feststellung von chronischen Eiterherden im Bereich der Zähne, Tonsillen, Nebenhöhlen etc. und ihre möglichst radikale Beseitigung kann für manche Fälle die Heilung des Leidens zur Folge haben. Sehr wichtig ist die Beachtung von chronischen Erkrankungen der Leber und Gallenblase, wobei die unkomplizierte Cholelithiasis häufig nur zu dem Bilde des „Reizmagens" führt, die entzündlichen Erkrankungen aber häufig zur chronischen hyp- und anaziden Gastritis führen. Wie aus den Erfahrungen während des vergangenen Krieges hervorgegangen ist, haben die Hepatitis epidemica und die bazilläre Ruhr in einem hohen Prozentsatz eine dauernde Anazidität im Gefolge. Auch die chronische Appendizitis und Typhlitis sowie die chronische Enteritis kann auslösend für eine chronische Gastritis in Frage kommen.

Die Behandlung beginnt demnach mit der Behebung oder Versorgung der vermutlichen Ursache der Gastritis. Unser weiteres Vorgehen richtet sich danach, ob wir noch einen beeinflußbaren Zustand oder eine unheilbare Schleimhautatrophie mit histaminrefraktärer Anazidität oder Achylie vor uns haben. Die Entscheidung kann im einzelnen Fall oft schwierig sein. Bei nicht zu lange dauernden Erkrankungen soll man auch bei den histaminrefraktären Fällen eine strenge Diät-Liegekur versuchen und wird dann mitunter noch einen erfreulichen Erfolg verzeichnen können, wie der folgende Fall lehrt.

Fall Nr. 8: Der neunzehnjährige Soldat wurde während des Krieges vom Truppenarzt mit der Diagnose chronische Gastritis an die Spezialstation eingewiesen. Der Kranke gab an, daß er vor drei Wochen einige Stunden nach einem überreichlichen Geburtstagsessen mit Erbrechen und Übelkeiten erkrankt sei. Der Arzt verordnete ihm Magenpulver, die aber bis heute keine Besserung gebracht hatten. Er klagte über Appetitlosigkeit, pappigen Geschmack im Mund, Aufstoßen sowie Druck- und Völlegefühl in der Magengegend nach dem Essen. Bei der Untersuchung fand sich die Zunge stark belegt, das Epigastrium war druckempfindlich, es ließ sich vorne oberhalb des Nabels gegen den Rippenbogen zu eine linksseitige H e a d sche Zone nachweisen. Der Stuhl war regelmäßig, Durchfälle hatten nicht bestanden. Die Aushebung 45 Min. nach Probefrühstück ergab nur grobe, innig mit Schleim vermengte Nahrungsreste ohne freie Säure mit deutlicher Zellvermehrung. Bei der Aushebung dreieinhalb Stunden nach dem Mittagessen war ebenfalls eine Anazidität vorhanden (0/10 HCl). Auch bei der fraktionierten Aushebung nach Koffeinlösung und bei der Histaminprobe fehlte die freie Salzsäure. Es handelte sich demnach um eine histaminrefraktäre Anazidität. Eine Untersuchung auf Pepsin konnte aus äußeren Gründen nicht durchgeführt werden. Es war nun die Frage, ob nur ein akuter Schub einer chronischen Gastritis mit bereits irreparabler Schleimhautatrophie vorliege oder ob es sich um eine noch beeinflußbare subakute Erkrankung handle. Da der Patient auf genaues Befragen angab, früher immer magengesund gewesen zu sein, wurde unter der Annahme einer frischeren Erkrankung eine strenge Liege-Diätkur durchgeführt. Nach zwölf Tagen waren die subjektiven Beschwerden vollständig geschwunden, die Zunge hatte sich gereinigt, auch der sonstige klinische Befund war normal geworden. Die Aushebung nach Probefrühstück ergab 35/50 HCl. Menge, Chymisierung und der mikroskopische Befund waren normal. Der Kranke konnte mit der Weisung, noch durch einige Wochen bei Diätkost zu bleiben, praktisch geheilt entlassen werden.

Derartige Beobachtungen legen es nahe, auch bei von vornherein wenig aussichtsreichen Fällen im Beginn eine strenge Diätkur zu versuchen. Neben der Diätbehandlung kann auch die Behandlung mit Magenspülungen und die Targesin-Rollkur gute Erfolge aufweisen. Auch Trinkkuren, entweder in Form der bereits erwähnten häuslichen Karlsbaderkur oder besser in Kurorten, wie Karlsbad, Mergentheim, Wiesbaden, Neuenahr, Schuls-Tarasp, Vichy etc., können auch bei sehr hartnäckigen Fällen noch von durchschlagender Wirkung sein, wobei neben der Trinkkur auch der Milieu- und Klimawechsel von Bedeutung ist. Da die bekannten ausländischen Kurorte derzeit nur für wenige Patienten erreichbar sind, soll besonders auf den österreichischen Kurort Obladis hingewiesen werden, der neben seiner alkalischen Säuerlingsquelle durch seine Höhenlage für die Behandlung der chronischen Gastritis sehr geeignet ist. Neben den Trinkkuren kann jede Luftveränderung in Verbindung mit einer richtigen Diät auch bei solchen Fällen noch zu Erfolgen führen, bei denen alle Behandlungsversuche im häuslichen Milieu fehlgeschlagen haben.

Ist es mit den geschilderten Maßnahmen nicht gelungen, eine Ausheilung des Leidens zu erreichen, dann gilt unsere Sorge der Erhaltung und Hebung des Körperbestandes sowie der Behandlung sekundärer, durch die Gastritis ausgelöster Schäden. Bezüglich der Diät muß man sich weitgehend den persönlichen Wünschen der Kranken anpassen und wird zwecks Erhöhung des Appetits und der Nahrungsaufnahme die verschiedenen Säurelocker in der Kost heranziehen. Eine kleine Menge Wermut-, Malaga- oder Kondurangowein vor und während den Mahlzeiten tut oft gute Dienste. Die verschiedenen Amara (z. B. Tct. chinae comp., Tct. amar., Tct. nuc. vom. aa 10,0. D. S., 15 Tropfen vor den Mahlzeiten auf einen Würfel Zucker oder einen Löffel Wasser zu nehmen) können verordnet werden. Auch verschiedene Teesorten, wie Kamillentee, Tausendguldenkrauttee oder Käsepappeltee, können zur Behandlung herangezogen werden. Sehr günstig wirkt bei den achylischen Fällen, besonders wenn sie mit den bekannten gastrogenen Diarrhöen kompliziert sind, die Zufuhr von Säurepepsingemischen. (Rp. Acid. hydrochlor. dil., Pepsini aa 15,0, Aquae fontis ad 300,0. D. S., ein Eßlöffel auf ein Trinkglas Wasser schluckweise während der Mahlzeiten mit Glasrohr zu nehmen.) Auch Azidol-Pepsintabletten „stark", ein bis zwei Stück pro Mahlzeit, in Wasser gelöst, können gegeben werden. Ein analoges, in Österreich erzeugtes Präparat dieser Art ist das Azidogen-Pepsin. Bei Kranken in schlechtem Ernährungszustand mit darniederliegendem Appetit können Arsenkuren von Nutzen sein. Man verordnet sie entweder in From der F o w l e r schen Lösung (Rp. Sol. arsenicosi Fowleri, Tct. ferri pom., Tct. chinae comp. aa 10,0) mit ansteigender und abfallender Tropfenzahl bis maximal 3 mal 10 bis 3 mal 15 Tropfen täglich auf der Höhe der Kur oder bei schlechter oraler Verträglichkeit in Form von Arsenzäpfchen (Rp. Acid. arsenicosi 0,001, Butyr. Cacao qu. s. ut f. suppos. Dtsuppos. Nr. XXX. D. S. Täglich abends ein Zäpfchen in den Mastdarm einführen). Auch mit subkutanen Natr.-cacodylicum-Injektionen (jeden zweiten Tag eine Injektion) kann die Arsenkur durchgeführt werden. Wenn unter einer derartigen Behandlung Appetit auftritt, dann muß man wie auch während der Diätbehandlung vor jeder Überlastung des Magens nachdrücklich warnen. Wenn solche Kranke nämlich einmal während des Essens richtigen Appetit haben, so essen sie leicht mehr, als sie vertragen, was wieder zu einem Rückschlag mit Vermehrung der Beschwerden und Gewichtsabnahme führt. Da schon für den Gesunden die bewährte Regel gilt, daß man mit dem Essen aufhören soll, wenn es am besten schmeckt, so gilt dieser Grundsatz in besonderem Maße für die Kranken mit chronischer Gastritis. Hält sich der Kranke mit großer Willensanspannung an diese Vorschrift, dann steigt das bei den einzelnen Mahlzeiten ohne Beschwerden vertragene Nahrungsquantum ständig an, wodurch einer endgültigen Heilung der Weg geebnet wird. Bei wenig disziplinierten und bereits stark abgemagerten Kranken ist aber bei dem ins Pathologische gesteigerten Nahrungstrieb ein solches Vorgehen oft nicht zu erreichen, wobei man dann immer wieder Rückfälle erlebt. Die Abmagerung kann bei schweren Fällen bedrohliche Grade erreichen und schließlich, wenn auch sehr selten, zum Tode an Inanition oder einer Komplikation führen. Ich habe während meiner Assistentenzeit einen derartigen Fall erlebt, der kurz wiedergegeben werden soll.

Fall Nr. 9: Die 42jährige Frau wurde wegen ihrer ständigen Gewichtsabnahme vom Hausarzt eingewiesen. Sie klagte anfangs nur über völlige Appetitlosigkeit sowie Druck- und Völlegefühl im Oberbauch nach dem Essen. Die klinische Untersuchung ergab bei der bereits hochgradig abgemagerten Patientin bis auf typische Zeichen einer anaziden Gastritis und eine mäßige hypochrome Anämie nur negative Befunde. Vor allem waren keine Zeichen einer hypophysären Erkrankung vorhanden, auch die

Wassermann-Reaktion war bei mehrmaliger Untersuchung negativ. Alle Behandlungsversuche führten zu keinem Erfolg, und das Gewicht nahm dauernd ab. Auch eine psychiatrische Untersuchung führte zu keinem Ergebnis. Gegen Ende der Beobachtung wurde mehrmals festgestellt, daß die Kranke die ihr gereichte Nahrung vollständig verweigerte, jedoch später ertappt wurde, wie sie in der Teeküche die bereits kaltgewordenen Speisereste gierig hinunterschlang. In diesem Zeitpunkt wurden auch heftige, bohrende Schmerzen im obersten Epigastrium angegeben, die durch eine Epigastralgie bedingt waren. Die Kranke kam nach einer drei Monate dauernden Beobachtung in einem Zustand höchster Kachexie ad exitum. Bei der Autopsie wurde nur eine schwere Gastritis mit Schwellung und Rötung der Schleimhaut gefunden. Die Hypophysen-Zwischenhirnregion war nicht verändert, auch an den übrigen innersekretorischen Organen waren keine gröberen pathologischen Befunde zu erheben. Als Todesursache mußte vom anatomischen Standpunkt die schwere Inanition infolge der schweren chronischen Gastritis angesehen werden.

Neben dem Gewichtsverlust und den achylischen Diarrhöen findet sich bei der chronischen anaziden Gastritis bei längerer Dauer gewöhnlich auch eine verschieden hochgradige Anämie. Meist handelt es sich um eine hypochrome Eisenmangelanämie, die unter dem Namen achylische Chloranämie bekannt ist. Die Behandlung besteht in dauernder Zufuhr von Salzsäure, um die Resorption der mit der Nahrung zugeführten Eisenverbindungen zu ermöglichen, und hochdosierter Eisenzufuhr per os oder als intravenöse Injektion unter fortlaufender Kontrolle des Blutbefundes. Zur Behandlung stehen uns verschiedene Eisenpräparate zur Verfügung: Ferrum reduct., 0,5 bis 1,0 g in Oblatenkapseln dreimal täglich, Ferrostabil, Ferro 66, Ceferro, Ferroredoxon (die letzteren drei sind mit C-Vitamin kombiniert), dreimal zwei bis drei Dragées täglich, u. a. Bei schlechter Verträglichkeit vom Magen aus können Ceferro und Ferro 66 in entsprechender Verdünnung intravenös gegeben werden. Neben der hypochromen Anämie kommen auch normo- und hyperchrome Anämien zur Beobachtung. Bei der perniziösen Anämie gehört die histaminrefraktäre Achylie zum Krankheitsbild. Diese Anämieformen werden mit Leberinjektionen (Pernämyl, Prozythol forte etc.) und mit Folsäure behandelt. Auch bei den hypochromen Anämien kann manchmal die Kombination der Eisentherapie mit einer Leber- oder Folsäurebehandlung von Nutzen sein. Es ist oft erstaunlich, wie sich bei richtiger Behandlung neben der Anämie auch der Ernährungs- und Kräftezustand solcher Kranker schon in kurzer Zeit bessern kann, wobei auch dann der Appetit rasch zunimmt.

2. Die *chronische hyperazide Gastritis* äußert sich vor

allem in Säurebeschwerden. Die Kranken klagen über Sodbrennen und Magenbrennen besonders nach scharfen, gewürzten Speisen, Kaffee, saurem Wein einige Zeit nach den Mahlzeiten. Neuerliche Nahrungsaufnahme kann ebenso wie beim Ulkus die Beschwerden zum Verschwinden bringen. Ausgesprochene Kolikschmerzen kommen vor, sind aber immer auch bei negativem Röntgenbefund auf ein Ulkus verdächtig. Häufiger findet sich eine Epigastralgie, die von weniger empfindlichen Kranken als anhaltender Druck oder mäßiger Dauerschmerz in der Magengegend beschrieben wird, von nervösen und überempfindlichen Menschen aber mitunter als unerträglicher, bohrender Schmerz bezeichnet wird. Alkalizufuhr oder Nahrungsaufnahme kupiert das Magenbrennen und Sodbrenuen oder die gelegentlichen Kolikschmerzen, hat aber auf die Epigastralgie keinen Einfluß. Der Appetit ist meist nicht gestört, auch stärkere Gewichtsabnahmen fehlen meist oder sind nur bei akuten Beschwerdeschüben vorhanden.

Bei der Untersuchung findet man die Zunge in der Regel nicht belegt, soweit es sich nicht um starke Raucher handelt. Das Epigastrium und die Pylorusgegend sind meist druckempfindlich, es finden sich auch häufig H e a d sche Zonen rechts vorne und rückwärts sowie die Zeichen einer Epigastralgie. Bei der Ausheberung lassen sich abnorm hohe Säurewerte nachweisen, häufig verbunden mit Hypersekretion, der Schleim- und Zellgehalt muß nicht vermehrt sein. Röntgenologisch können Zeichen von Hypertonus, vermehrter und vertiefter Peristaltik, Hypersekretion und Vergrößerung des Schleimhautreliefs mit Zähnelung der großen Kurvatur vorhanden sein. Bei der gastroskopischen Untersuchung sind die Bilder je nach dem Stadium der Erkrankung verschieden. Bei akuten Beschwerdeschüben kommen Oberflächenkatarrhe neben hypertrophischen Schleimhautveränderungen zur Beobachtung, im Intervall überwiegen die hypertrophischen Erscheinungen. Es ist jedoch unmöglich, aus dem gastroskopischen Befund auf einen bestimmten Sekretionstyp zu schließen.

Die Behandlung deckt sich weitgehend mit der Ulkusbehandlung. Bei akuteren Beschwerden mit Kolikschmerz und Neigung zum Erbrechen läßt man am besten durch einige Tage Bettruhe einhalten und verordnet eine aufbauende Diätkur wie bei der akuten Gastritis, wobei besonderes Gewicht auf die Einnahme geringer Nahrungsmengen alle eineinhalb bis maximal zwei Stunden gelegt wird. Öftere feuchtwarme Packungen mit Thermophor sind sehr wichtig. Bei einem derartigen Regime verschwinden die subjektiven Beschwerden gewöhnlich in wenigen Tagen. Zur Unterstützung kann man besonders im Beginn der Behandlung sekretionshemmende und säurebindende Medikamente verordnen: Alucol c. Belladonna oder Belladonna-Neutralon, dreimal täglich eine Messerspitze bis ein Kaffeelöffel. Bei Neigung zu Blähung und Obstipation kann auch Magnesium-Perhydrol (Merk) 15 % oder 25 %, dreimal täglich eine Tablette, oder Magnes. usta, Magnes. carbon., Magnes. citricum, Magnes. peroxydatum, dreimal täglich eine Messerspitze, gegeben werden. Auch Kombinationen der leicht abführenden Magnesiumpräparate mit Calcium carbonicum werden gern verordnet. Man sei nur mit Medikamenten nicht zu freigebig, da bei derartigen Kranken von Haus aus die Neigung besteht, sich über die lästigen Diätbeschränkungen hinwegzusetzen und ihre Beschwerden durch die Einnahme eines der zahlreichen antaziden Mittel zu versorgen, womit wohl ein erträglicher subjektiver Zustand, aber keine Ausheilung des Leidens erreicht wird. Anschließend an die strengere Diät muß der Kranke je nach der Schwere des Leidens durch Wochen oder Monate die Sekret- und Säurelocker in der Kost vermeiden und gewissenhaft alle zwei Stunden etwas Nahrung zu sich nehmen. Man schreibt zu diesem Zweck den Patienten eine „Verbotsliste" auf, auf deren genaue Einhaltung unbedingt bestanden werden muß. Für leichtere Fälle kann man sich von vornherein auf die Verordnung der Verbotsliste beschränken.

Verboten:

Nikotin, Kaffee (auch Ersatzkaffee), Alkohol in jeder Form.
Alle stark gesalzenen und gewürzten Speisen.
Zwiebel, Knoblauch, Schnittlauch, Rettich, Senf.
Räucherwaren, Würste, Konserven.
Fleischsuppe, Suppenwürze.
Alles Pikante, Scharfe (Essig-, Salz-, Gewürzgurken, pikante Saucen, Mayonnaise, mit Essig angemachte Salate etc.).
Alles Gebackene (gebackenes Fleisch, in heißem Fett herausgebackene Mehlspeisen) und Geröstete (geröstete Kartoffel, geröstetes Mehl [Einbrenn], die braune Rinde von einem Braten, Bratensauce etc.).
Alle eisgekühlten sowie übermäßig heißen Speisen und Getränke.

Bei Kranken mit Neigung zu Blähungen wird man anfangs auch die blähenden Speisen verbieten müssen und ergänzt dann die Verbotsliste noch durch folgende Nahrungsmittel: Schwarzbrot, besonders in frischem Zustand, frische Hefeteigspeisen (Germspeisen), blähende Gemüse (besonders Kohl, Kraut, Blumenkohl und alle Hülsenfrüchte) und rohes Obst, wobei vor allem unreife und saure Früchte (Weichsel, Johannisbeeren, Preißelbeeren, saure Äpfel etc.) gemieden werden müssen.

Wenn man dem Kranken die Verbotsliste erläutert hat, bekommt man fast regelmäßig folgende stereotype Äußerung zu hören: „Da bleibt mir ja überhaupt nichts mehr zum Essen übrig." Man beruhigt dann den Patienten, daß er nicht hungern muß, und stellt ihm in großen Zügen einen Tageskostplan auf. Zum Frühstück Tee, Tee mit Milch oder Milch allein mit Weißbrot, bei Obstipation Grahambrot mit Butter, eventuell ein weiches Ei. Vormittags alle zwei Stunden etwas Zwieback, Weißbrot, zwei bis drei lichte Keks oder etwas Milch. Fallweise kann auch eine ausgiebigere Zwischenmahlzeit mit Ei, mildem Weichkäse (Gervais, Imperial), frischem Topfen (= fettarmer Quark) etc. gegeben werden. Mittags Schleimsuppe, mit einem Ei eingerührt, Gemüsesuppe, als Einlagen weichgekochte, feine Teigwaren, mit genügend Fett zubereitete, lockere Mehl- und Grießnockerl. Zartes, nicht fettes Frischfleisch jeder Art, magere Fischsorten, gekocht, gedünstet oder eingemacht. Als Beilagen alle zarten Gemüse englisch zubereitet, zarter Salat mit Zitrone, Kartoffelpüree oder gekochte Kartoffel, weichgedünsteter oder gekochter Reis, feine Teigwaren, mit Ei zubereitete, lockere Knödel, Kompott von nicht zu sauren Früchten, wenig oder ungezuckert, und als Nachspeise Pudding, Auflauf, gekochte Mehlspeisen, Milchspeisen, Biskuit. Im Verlauf des Nachmittags wird wieder alle zwei Stunden eine Kleinigkeit gegessen, die Jause ähnlich wie das Frühstück und das Abendessen wie das Mittagessen gegeben. Zur Abwechslung kann man abends auch weichgekochte Eier oder im Wasserbad zubereitete Rühreier in lockerem, nicht angeröstetem Zustand gestatten. Zum Kochen wird am besten gutes Olivenöl oder frische Butter verwendet, häufig wird auch reines Schweinefett gut vertragen.

Es ist wichtig, darauf hinzuweisen, daß Kranke mit Säurebeschwerden sehr häufig stark gesüßte Speisen, Bonbons etc. schlecht vertragen und darauf mit Sodbrennen und gelegentlich auch mit Schmerzen reagieren. So kann z. B. eine Milchspeise, die stark gezuckert ist, beträchtliche Beschwerden auslösen, die ungezuckert ausgezeichnet vertragen wird. Das gleiche gilt für Kompotte. Auf diese Tatsache müssen die Kranken besonders aufmerksam gemacht werden. Es ist auch zweckmäßig, sich schon bei der Aufstellung des Kostplanes darüber zu orientieren, ob der Kranke auf süße Speisen Beschwerden bekommt.

Dieser Diätplan entspricht einer reizlosen, gemischten Magenschonkost, wobei auf die gewissenhafte Einhaltung der zweistündigen Nahrungszufuhr besonderes Gewicht gelegt werden muß. Für die Nacht soll der Kranke Keks, Zwieback, oder etwas Milch vorbereitet halten und, im Falle er munter wird, etwas davon einnehmen.

Bei einem derartigen Vorgehen werden die meisten Kranken rasch beschwerdefrei. Bei besonders empfindlichen Kranken muß man sich vor Augen halten, daß auch die Gemüse als Säurelocker in Frage kommen. Voran ist hier der Spinat zu nennen, wobei besonders die dunkelgrünen, grobblätterigen Sorten (z. B. Mangold) bei manchen Kranken Säurebeschwerden oder Blähungen hervorrufen. Ähnliches gilt von den Tomaten, vor allem, wenn sie ungenügend ausgereift und stark säurehaltig sind. Dabei kann man die Beobachtung machen, daß manche Patienten Tomaten roh oder als ungesüßte Sauce sehr gut vertragen, jedoch auf eine gezuckerte Tomatensauce regelmäßig mit Sodbrennen etc. reagieren. Am besten werden Karotten, Spargelspitzen und passierter Kochsalat vertragen.

Bleiben trotz der geschilderten Maßnahmen noch immer Beschwerden bestehen, so kann die Kur durch vollständigen Entzug des Kochsalzes in der Kost verschärft werden. Bei starker Hypersekretion kann man Magenspülungen mit Karlsbaderwasser (s. S. 53), Zuckerspülungen oder die Entziehung von Magensaft anwenden. Die von der Eppinger schen Schule für die Ulkusbehandlung empfohlenen Zuckerspülungen werden so ausgeführt, daß man nüchtern die Duodenalsonde einführt und eventuelles Nüchternsekret absaugt, dann 300 bis 500 ccm 20- bis $30^0/_0$ige Dextroselösung eingießt und nach einer Stunde den Mageninhalt neuerlich möglichst vollständig entleert. Diese Prozedur kann eventuell auch während des Tages mehrmals wiederholt werden. Entziehung von Magensaft mit der Verweilsonde wurde von Katsch und Mellinghoff als Verschärfung der Behandlung mit salzfreier Kost bei besonders rebellischen und hypersekretorischen Fällen von Ulkus und Gastritis empfohlen. Anfangs wird täglich, später mit Unterbrechungen durch einige Stunden bei liegender Sonde der Magensaft fortlaufend abgesaugt. Die mit dieser Methode erzielten Chlorverluste sind beträchtlich, die therapeutischen Erfolge aber sehr befriedigend.

Neben den erwähnten Maßnahmen soll man auch bei der hyperaziden Gastritis fallweise häusliche Kuren mit Karlsbader Mühlbrunn in der früher geschilderten Weise durchführen. Wenn irgend möglich, sollen auch Trinkkuren in den bekannten Kurorten (s. S. 59) zur Behandlung herangezogen werden. Jede Luftveränderung, besonders aber ein Höhenaufenthalt, kann infolge seiner beruhigenden Wirkung auf das vegetative Nervensystem die Beschwerden der Kranken oft schlagartig beseitigen. Im gleichen Sinne kann sich auch mäßiger Sport günstig auswirken. Die schädliche Wirkung eines aufregenden und aufreibenden Berufslebens für solche Kranke ist allgemein bekannt. Zu einer vollkommenen Behandlung gehört auch die Erkennung und möglichste Ausschaltung von seelischen Spannungen und Konflikten. Falls man auf diesem Gebiet keinen durchgreifenden Erfolg erzielen kann, soll man wenigstens auf medikamentösem Wege versuchen, einen eventuellen nervösen Faktor des Leidens zu beeinflussen. Zu diesem Zwecke eignen sich besonders Kuren mit Bellergal (Ersatzpräparate Secatropin, Ergotropal), die man so durchführt, daß man durch drei Wochen dreimal ein bis zwei Dragées täglich nehmen läßt und in der vierten Woche einen schrittweisen Abbau des Medikamentes vornimmt. Anschließend muß der Kranke vierzehn Tage mit dem Mittel vollständig aussetzen. In dieser Zwischenzeit kann man Kalzibronat, dreimal eine halbe Tablette oder dreimal einen Kaffeelöffel des granulierten Präparates, in Wasser gelöst, nehmen lassen und, wenn nötig, dann neuerlich eine Bellergalkur anschließen. Daß man auch bei der hyperaziden Gastritis auf Herdsanierung, auf andere Erkrankungen, die als auslösende Ursache in Frage kommen (Cholelithiasis, Appendizitis etc.) sowie auf Unarten beim Essen (hastiges Essen, schlechtes Kauen) achten muß, ist selbstverständlich.

Die Ulkuskrankheit.

Die Pathogenese dieses Leidens ist trotz zahlreicher experimenteller und klinischer Untersuchungen bis heute noch ungeklärt. Als gesichert kann bisher nur angenommen werden, daß für die Entstehung eines peptischen Geschwürs das Vorhandensein eines salzsäurehältigen, aktiven Magensaftes unerläßlich ist. Für diese Annahme spricht die Erfahrungstatsache, daß sich Ulzera nur dort entwickeln, wo die Schleimhaut der Einwirkung des sauren Magensekretes ausgesetzt ist, und zwar im untersten Abschnitt des Ösophagus, im Magen und im Anfangsteil des Duodenums. Distal von der Papilla V a t e r i, wo der saure Mageninhalt bereits durch das alkalische Pankreassekret neutralisiert ist, kommen peptische Ulzera nicht mehr vor, ebensowenig wie in den oberen Abschnitten des Ösophagus. Bei Kranken mit G. E. A. oder bei Magenresezierten entwickeln sich neuerliche Geschwüre im Magen oder an der Anastomose nur dann, wenn der Magensaft dauernd oder auch nur zeitweise freie Salzsäure enthält, sie fehlen hingegen bei dauernder Anazidität. Die vereinzelten gegenteiligen Beobachtungen von anaziden Ulzera können diese Tatsachen nicht erschüttern und sind einer Erklärung zugänglich. Ich habe mehrmals bei sicheren Fällen von Ulcus duodeni eine völlige Anazidität beobachtet, die aber im Verlauf von drei bis vier Wochen immer wieder von den typischen hyperaziden Säurewerten gefolgt war. Zur Erklärung solcher anazider Phasen wurde eine dem Ulkusleiden aufgepfropfte Pangastritis angenommen. Bei dem einzigen dauernd anaziden Fall, bei dem von verschiedenen Röntgenologen bei mehrmaliger Untersuchung immer wieder ein sicheres Ulcus duodeni mit erbsengroßer Nische beschrieben wurde, fanden sich bei der Operation nur schwere periduodenale Adhäsionen, die offenbar eine Ulkusnische vorgetäuscht hatten. Wenn man demnach an dem Postulat festhält, daß sich ein Ulkus nur bei Vorhandensein eines aktiven sauren Magensaftes entwickeln kann, dann ist damit nur eine Grundbedingung festgelegt, aber noch nicht erklärt, wieso beim Ulkusträger der Magensaft die Möglichkeit bekommt, die Schleimhaut anzudauen. Eine Reihe von Theorien wurde aufgestellt und zum Teil wieder verworfen, die alle eine Schädigung der Magenschleimhaut als Ausgangspunkt für die Ulkusentstehung annehmen. Bekannt ist die Embolie- bzw. Infarkttheorie V i r c h o w s, die nur für Einzelfälle gelten kann, da bei zahlreichen histologischen Untersuchungen von Geschwüren keine Zeichen eines embolischen Gefäßverschlusses gefunden wurden. Ähnlich ist die Anschauung von R o s e n o w, der bakterielle Embolien von Streptokokken mit bestimmter, selektiver Affinität aus Fokalherden im Bereich der Mundhöhle als Ursache des peptischen Geschwürs annimmt. Viele Anhänger hat die Gastritistheorie gefunden, die die Ulkusentstehung auf dem Boden einer gastritischen Schleimhautschädigung mit hämorrhagischen Erosionen annimmt. Die klinische Erfahrung, daß der Entwicklung eines manifesten Ulkus häufig eine längere Zeit mit gastritischen Beschwerden vorausgeht, kann diese Theorie wesentlich stützen. Erschüttert wurde diese Anschauung aber durch die Befunde der Gastroskopiker, die bei jahrelanger Beobachtung von Kranken mit erosiver Gastritis immer wieder zahlreiche Erosionen, aber nie ein Ulkus feststellen konnten, wodurch dieser Entstehungsweg wohl nicht abgelehnt, aber sicher nicht als Regel angesehen werden kann. Die Theorie von C u s h i n g nimmt eine zentral-nervöse trophische Störung als Ursache des Ulkus an und stützt sich auf den Nachweis von Geschwüren bei Hirntumoren sowie auf die experimentelle Erzeugung von Ulzera durch Läsionen des Zwischenhirns. Verwandt mit dieser Anschauung ist die neurogene Ulkustheorie von v. B e r g m a n n, der eine vegetativ-nervöse Störung mit spastischen Erscheinungen an den Gefäßen annimmt, die schließlich zu Ernährungsstörungen und zum Ulkus führen sollen. In der gleichen Richtung liegt auch die Theorie R ö ß l e s vom Ulkus als zweiter Krankheit bei Cholelithiasis, Appendizitis etc., wobei durch eine reflektorische Reizung des parasympathischen Nervensystems spastische Erscheinungen der Muscularis mucosae ausgelöst werden, die ihrerseits wieder zur Entwicklung einer Erosion und eines Ulkus führen sollen. Wesentlich für alle diese Theorien ist, daß sie neben dem Vorhandensein eines aktiven Magensaftes eine lokale Gewebsschädigung für die Ulkusentstehung heranziehen. Nur B ü c h n e r hat einen überwertigen Magensaft als Ursache des Ulkus angenommen. Die zahlreichen Befunde von Norm- und Hypazidität beim Ulcus ventriculi sprechen aber gegen die Richtigkeit dieser Ansicht. Bemerkenswert ist allerdings, daß es im Tierexperiment gelungen ist, durch wiederholte Anregung der Sekretion ohne Nahrungszufuhr eine Geschwürsbildung zu erzeugen. In gleichem Sinne sprechen die Tierexperimente, bei denen es durch fortlaufende Histamininjektionen oder durch die Einpflanzung von Wachskügelchen mit Histamin zum Auftreten von typischen Geschwüren bei intakter Schleimhaut kommen kann. Diese Beobachtungen sind wichtig, da sie auch ohne die Annahme eines überwertigen Magensekretes, allein durch das

Vorhandensein von aktivem Magensaft, ohne neutralisierende Nahrung die Ulkusentstehung erklären könnten, also durch Verhältnisse, wie wir sie bei den Fällen von hypersekretorischer Gastritis und beim Ulkus häufig finden.

Auf diese Weise wird auch die günstige Wirkung der erprobten diätetischen Behandlung des Ulkus verständlich, die im wesentlichen in einer Ausschaltung der Sekretlocker und in gehäufter Zufuhr kleiner Nahrungsmengen zur fortlaufenden Bindung der Säure besteht. Die medikamentöse Therapie mit säurebindenden Mitteln und Atropinpräparaten wirkt im gleichen Sinne. In Anlehnung an die Anschauungen R o k i t a n s k y s, der bei chronischen Geschwüren eine Erkrankung des N. vagus nachgewiesen hatte, hat H o l l e r unter der Annahme einer neuritischen Erkrankung des Vagus als Ursache des peptischen Geschwüres die Proteinkörperbehandlung mit Vakzineurin und Yatrenpräparaten eingeführt. Gleichzeitig wurde von P r i b r a m die Novoprotinbehandlung der Ulkuskrankheit empfohlen. In der amerikanischen Literatur wurde in jüngster Zeit den nervösen, von der Psyche ausgehenden Faktoren eine entscheidende Bedeutung für die Ulkusentstehung eingeräumt. Da die vom Zentralnervensystem ausgehenden Erregungen auf den Magen über den Nervus vagus verlaufen, wurden auch die therapeutischen Folgerungen daraus gezogen und von D r a g s t e d t die beiderseitige Vagektomie zur Ulkusbehandlung empfohlen. Völlig neuartige Gesichtspunkte für die Pathogenese und Therapie des Ulkus wurden mit der Darstellung von hormonartigen Substanzen aus der Dünndarmschleimhaut (Enterogastrone) und aus dem Harn (Urogastrone) gewonnen. Diese Präparate sind imstande, bei Hunden, die nach M a n n - W i l l i a m s o n operiert sind (G. E. A. und Ableitung des alkalischen Duodenalsekretes ins Ileum), das Auftreten von Geschwüren, die sonst bei 98 % der Tiere beobachtet werden, zu verhüten. Diese Wirkung hält, was besonders bemerkenswert ist, auch nach Aussetzen der Enterogastrone-Behandlung durch eineinhalb bis zwei Jahre an. Diese Stoffe sind in der Lage, die sekretorische und motorische Funktion des Magens zu hemmen. Mit diesen Präparaten wurden bereits beim menschlichen Ulkusleiden günstige Resultate erzielt. Beim Urogastrone sind aber noch starke lokale Reaktionen am Ort der Injektion vorhanden, weshalb dieses Präparat derzeit für die Anwendung beim Menschen noch wenig geeignet erscheint. Ungeklärt ist weiters, ob die im Tierexperiment beobachtete ulkusverhütende Nachwirkung auch beim Menschen in Erscheinung tritt. Für die Pathogenese des Ulkusleidens würden diese Forschungsergebnisse bedeuten, daß ein Mangel an diesen Wirkstoffen zu einer unzweckmäßigen sekretorischen und motorischen Funktion des Magens führt und damit Ursache für die Entwicklung eines Ulkus ist. Der Magengesunde wäre durch die genügende Anwesenheit dieser Stoffe vor der Ulkusbildung geschützt. Auf ähnlichen Gedankengängen fußend, wurde in der Schweiz unter dem Namen Robuden ein Organextrakt aus Magenschleimhaut für die Behandlung des Ulcus ventriculi und aus Dünndarmschleimhaut für die Behandlung des Ulcus duodeni in den Handel gebracht. Der wasserlösliche Anteil des Extraktes wird als Injektion, der wasserunlösliche Teil in Dragéeform gegeben. Tierexperimentelle Untersuchungen haben gezeigt, daß Histaminulzera beim Meerschweinchen trotz Fortsetzung hochdosierter Histaminzufuhr bei gleichzeitiger Robudenbehandlung ausheilen. Auch sehr gute Behandlungserfolge beim menschlichen Ulkus sind von verschiedenen Seiten mitgeteilt worden. Es sind aber auch Stimmen laut geworden, die die Behandlungsergebnisse im ganzen als unbefriedigend ansehen, so daß das Robuden sicher nicht d a s Ulkusheilmittel darstellt. B o l l e r hat in der Notzeit des Krieges und der Nachkriegszeit die Beobachtung gemacht, daß hochgradig unterernährte Menschen mit Anämie, die wegen Mangels an Leberpräparaten mit durch Magensaft von Gesunden vorverdautem Frischfleisch behandelt wurden, neben der Besserung der Anämie eine auffallend günstige Beeinflussung von gleichzeitig vorhandenen torpiden Ulzera zeigten. Er hat in Anlehnung an die Erfahrungen mit Enterogastrone und Robuden seine Beobachtungen so gedeutet, daß beim Magengesunden bei der Fleischverdauung ein Stoff entsteht, der die Schleimhaut vor der Geschwürsbildung schützt, und daß dieser Stoff beim Ulkuskranken fehlt oder in ungenügender Menge gebildet wird. Von einer Reihe von Autoren wurde auch Vitaminmangel, vor allem Mangel an Epithelschutzvitamin (A) sowie auch an Vitamin B und C als Ulkusursache angesprochen. Bemerkenswert ist die Anschauung von P o r g e s, der für das Ulcus ventriculi und duodeni verschiedene ätiologische Faktoren annimmt. Er geht von der Beobachtung aus, daß sich das Ulcus ventriculi häufiger bei Asthenikern und Frauen mit ptotisch-atonischem Magen findet, und erklärt dies damit, daß bei diesen Fällen die kleine Kurvatur unter einer besonderen Zugwirkung steht, die beim Auftreten einer Erosion in der straffgespannten Schleimhaut zu einem Klaffen derselben und zum ungeschützten Eindringen des Magensaftes führt. Die Beobachtung von H i t z e n b e r g e r, daß sich bei Kyphoskoliose das Ulcus ventriculi an jener Stelle der kleinen Kurvatur findet, die über die vorspringende Wirbelsäule gespannt ist, wird in dem gleichen Sinne gedeutet. Beim Ulcus duodeni, das sich nach P o r g e s vor allem bei robusten Männern findet, die gern reichlich essen und stark reizende Speisen und Getränke bevorzugen, soll die durch diese Lebensweise ausgelöste Gastritis pylorica, welche zu Hyperazidität führt, im weiteren Verlauf Anlaß zur Ulkusbildung geben. Erwähnt sei in diesem Zusammenhang auch die Ansicht von A s c h o f f, der die häufige Lokalisierung des Ulcus ventriculi an der kleinen Kurvatur als Ausgangspunkt seiner Betrachtungen nimmt. Dieser Autor sieht in der strafferen Fixierung der Schleimhaut und dem geringeren Gefäßreichtum sowie der verminderten Widerstandsfähigkeit des Epithels dieser Gegend einen wesentlichen pathogenetischen Faktor für die Ulkusentstehung. Da das Ulcus ventriculi sich aber auch fernab von dieser Prädilektionsgegend entwickeln kann, reicht diese Erklärungsmöglichkeit nicht für alle Fälle aus. Schließlich muß noch darauf hingewiesen werden, daß auf Grund von statistischen Untersuchungen (J. B a u e r, K. M a t t i s s o n) eine angeborene Organminderwertigkeit als wesentlicher ätiologischer Faktor für die Ulkusentstehung angenommen wurde, wobei allerdings über das Wesen dieser Organminderwertigkeit nichts ausgesagt ist.

Überblickt man diese nur in groben Umrissen wiedergegebenen verschiedenen Ansichten über die Pathogenese des Ulkusleidens, so kommt man zwangsläufig zu dem Schluß, daß die Entstehung dieses Leidens beim einzelnen Fall nicht einheitlich, sondern durch verschiedenartige Ursachen bedingt erklärt werden kann. Von Bedeutung scheint mir auch, den Entstehungsweg des Ulcus ventriculi und des Ulcus duodeni auseinanderzuhalten. Während beim Ulcus duodeni ein hyperazider Magensaft zum Krankheitsbild gehört und wir im Übertritt eines stark sauren Mageninhaltes ins Duodenum einen wesentlichen pathogenetischen Faktor erblicken müssen, kommt den Aziditätsverhältnissen beim Ulcus ventriculi, bei welchem häufig eine Subazidität angetroffen wird, sicherlich nur eine untergeordnete Bedeutung zu. Die Kenntnis der verschiedenen pathogenetischen Auffassungen ist für den Arzt wichtig, da sie zum Teil ihren Niederschlag in der Behandlung der Ulkuskrankheit gefunden haben.

Die **Diagnose** gründet sich auf die Anamnese, den klinischen Befund, die Röntgenuntersuchung und eventuell auf die Gastroskopie.

Bezüglich der Anamnese sind folgende Angaben besonders wichtig: Auftreten eines kolikartigen Schmerzes in einer zeitlich fixen Bindung zur Nahrungsaufnahme. Beim kardianahen Ulcus ventriculi können die Schmerzen schon während oder kurz nach dem Essen auftreten. Beim pylorusnahen Magengeschwür und beim Ulcus duodeni setzen die Schmerzen später, ein bis zwei Stunden nach der Mahlzeit, ein, beim Ulcus duodeni oft erst drei bis vier Stunden nach dem Essen (Spätschmerz). Nüchternschmerz in den Morgenstunden wird besonders häufig von Kranken mit Ulcus duodeni angegeben. Charakteristisch ist auch die Angabe, daß die Schmerzen nach Nahrungszufuhr oder nach Alkalien prompt verschwinden. Bei längerdauerndem Leiden ist der periodische Verlauf mit dem Auftreten von Rezidiven im Frühjahr und Herbst mit dazwischenliegenden Perioden völliger Beschwerdefreiheit besonders typisch. Erbrechen einige Zeit nach der Nahrungsaufnahme kommt auch bei der Gastritis vor und ist daher nicht für die Ulkusdiagnose zu verwerten. Hingegen weist das Erbrechen großer Flüssigkeitsmengen mehrere Stunden nach dem Essen sowie in der Nacht und in den Morgenstunden auf eine Stenose hin. Andauernd gallige Verfärbung des Erbrochenen spricht für eine tiefe Duodenalstenose. Bluterbrechen und Teerstühle können oft als alleiniges Zeichen eines Ulkus vorhanden sein, finden sich aber auch beim Karzinom und bei manchen Fällen von Gastritis. Wenn ein Kranker mit typischer Ulkusanamnese angibt, daß sich seine Beschwerden in der letzten Zeit geändert haben und im Gegensatz zu früher ein fast dauernder, nach links gegen den Rippenbogen ausstrahlender Schmerz vorhanden ist, dann kann man daraus auf eine Penetration des Ulkus ins Pankreas schließen. Nikotin- und Alkoholabusus sowie die Bevorzugung scharfer und gewürzter Speisen, unregelmäßige Lebensweise und Aufregungen werden in der Anamnese oft erhoben werden können. Von Bedeutung ist auch das gehäufte Vorkommen von Magenerkrankungen, besonders von Ulkusfällen in der Familie.

Bei typischer Anamnese mit Auftreten der Schmerzen während oder eine bestimmte Zeit nach dem Essen, Schwinden des Schmerzes bei Nahrungsaufnahme oder Alkalizufuhr, periodischem Verlauf mit vollkommen beschwerdefreien Intervallen kann die Ulkusdiagnose ohne weitere Untersuchungen mit hoher Wahrscheinlichkeit gestellt werden.

Bei der klinischen Untersuchung spricht ein lokaler Druckschmerz rechts und oberhalb vom Nabel in Verbindung mit einer deutlichen Défense in dieser Gegend und einer Ulkusanamnese für das Bestehen eines tiefergreifenden Ulcus duodeni oder eines pylorusnahen Ulcus ventriculi. Beim Ulkus der kleinen Kurvatur kann man ebenfalls einen lokalen Druckschmerz im Epigastrium gegen den linken Rippenbogen zu mit Abwehrspannung der Muskulatur finden, die Geschwüre im Bereich der oberen Magenhälfte sind der direkten Betastung nicht mehr zugänglich und verraten sich nur durch linksgelegene H e a d sche Zonen vorne und rückwärts, wie sie auch bei der Gastritis vorkommen. Bei der Aushebung nach Probefrühstück sprechen sehr hohe Säurewerte mit einer pH von 1,3 oder weniger für Ulcus duodeni. Bei der fraktionierten Aushebung sind steile Hochkurven und hohe Kletterkurven, vor allem in Verbindung mit Zeichen von Hypersekretion, für Ulcus duodeni charakteristisch. Der Nachweis einer passageren Anazidität läßt ein aktives Ulkus nicht ausschließen. Wie bereits erwähnt, können sichere Fälle von Ulcus duodeni infolge einer komplizierenden Pangastritis durch einige Wochen völlig anazid sein. Nach Abheilung der Gastritis treten die hohen Säurewerte wieder auf. Dauernde Anazidität läßt ein Ulkus ausschließen und spricht bei positivem Ulkusbefund bei der Röntgenuntersuchung für Karzinom oder Pseudoulkus infolge von Perigastritis oder Periduodenitis. Anazidität mit Vermehrung der Milchsäurebazillen findet sich beim stenosierenden Karzinom, reichlicher Sarzinegehalt im sauren Magensaft bei gutartiger Pylorusstenose. Eine positive U f f e l m a n n sche Probe auf Milchsäure ist ebenso wie eine Vermehrung der Milchsäurebazillen auf eine Karzinomstenose verdächtig. Hohe Nüchternsekretmengen von mehreren hundert Kubikzentimetern ohne Nahrungsreste sprechen für eine beginnende Stenose. Deutliche Nahrungsreste im Nüchterninhalt nach einem Probeabendessen sind für eine Stenose oder eine höhergradige Atonie beweisend. Der Nachweis einer dauernden okkulten Blutung spricht eher für Karzinom als für Ulkus.

Die Bedeutung der Röntgenuntersuchung für die Ulkusdiagnose wurde in einem früheren Abschnitt schon eingehend gewürdigt. Es sei hier nur nochmals daran erinnert, daß ein negativer Röntgenbefund ein aktives Ulkus nicht ausschließen läßt und umgekehrt auch der röntgenologische Nachweis einer Nische nicht mit völliger Sicherheit das Vorhandensein eines Geschwürs beweist, wenn nicht die übrigen klinischen Befunde im gleichen Sinne sprechen.

Auf den Wert der Gastroskopie als Ergänzung der Röntgenuntersuchung und ihre Bedeutung für den Nachweis oberflächlicher Geschwüre des Magens haben wir bereits früher ausführlich hingewiesen.

Mit Hilfe der genannten Untersuchungsmethoden sind wir auch in der Lage, genauere Angaben über den Sitz des Ulkus sowie über die Ausdehnung und Tiefe des Geschwürs zu machen. Nach der Lage unterscheiden wir bei den Magengeschwüren das Ulkus an der kleinen Kurvatur, an der Vorder- und Hinterwand des Magens, das präpylorische Ulkus und das Ulcus ad pylorum sowie die hochsitzenden, kardianahen Geschwüre. Beim Ulcus duodeni differenzieren wir zwischen dem Geschwür an der Bulbusbasis, an der kleinen oder großen Kurvatur sowie den Ulzera der Vorder- und Hinterwand des Bulbus. Nach der Ausdehnung unterscheiden wir linsengroße, bohnengroße und noch größere Riesenulzera. Nach der Tiefe des Geschwürprozesses differenzieren wir zwischen oberflächlichen Schleimhautgeschwüren, den tiefergreifenden Geschwüren, die auch die Muskelschichte mit einbeziehen, und den penetrierenden Geschwüren, die alle Wandschichten einschließlich der Serosa umfassen. Schließlich unterscheiden wir auch noch zwischen frischen und chronischen Geschwüren. Das chronische Ulkus mit reichlicher Bindegewebswucherung und wallartig erhabenem Rand, das zur Bildung eines tastbaren, druckschmerzhaften Tumors führen kann, wird als Ulcus callosum bezeichnet. Die feinere Diagnose des Sitzes und der Qualität des Ulkus ist auch für die Behandlung und Prognose des Leidens von großer Wichtigkeit. Frische und nicht zu tiefe Geschwüre heilen bei entsprechender Behandlung rasch und restlos ab. Das Ulcus ad pylorum und die penetrierenden, kallösen Geschwüre brauchen wesentlich längere Zeit zur Ausheilung und können sich auch oft sehr therapieresistent erweisen.

Die Differentialdiagnose hat vor allem jene Abdominalerkrankungen zu berücksichtigen, die mit Kolikschmerzen im Bauch einige Zeit nach der Nahrungsaufnahme einhergehen können und dadurch zur fälschlichen Annahme eines

Ulkus Anlaß geben. Hieher gehören chronische Erkrankungen der Gallenblase, die chronische Enteritis, Typhlitis und gewisse Formen der Kolitis im Querkolon. Schon eine sorgfältige Anamnese, besonders aber eine genaue Untersuchung der Bauchorgane wird bei derartigen Fällen die richtige Diagnose meist ermöglichen. Wir erinnern bezüglich der Gallenblasenerkrankungen an den weiter lateral gelegenen Druckschmerz, den Erschütterungsschmerz im Bereich des rechten Rippenbogens und den rechtsseitigen Phrenikusdruckpunkt, bei der Typhlitis an den Druckschmerz und die H e a d sche Zone im Bereich der Coecumgegend und rückwärts in der unteren Lendengegend sowie den Dünndarmdruckpunkt bei der Enteritis. Bei der Kolitis werden wir durch die Beschaffenheit der Stühle und den Zusammenhang der Schmerzen mit der Darmentleerung auf die richtige Diagnose geführt werden. Die prompte Beseitigung des Ulkusschmerzes durch Nahrungsaufnahme oder Alkalizufuhr wird ebenfalls die Differentialdiagnose erleichtern. Es gibt jedoch auch Kolikschmerzen, die vom Darm ausgehen, die ebenfalls auf Nahrungszufuhr schwinden, nicht aber auf Alkalizufuhr. Einer besonderen Erwähnung bedarf noch das Ulkuskarzinom, bei dem wir gewöhnlich eine jahrelange Ulkusanamnese und einen typischen klinischen und röntgenologischen Ulkusbefund vorfinden können, wo uns nur eine auffallende und andauernde Gewichtsabnahme sowie eine geringe oder fehlende Beeinflussung des Ulkusschmerzes durch Nahrungsaufnahme oder Alkalizufuhr sowie ein Nichtansprechen auf die früher wirksame Behandlung auf eine maligne Degeneration des Ulkus hinweisen kann. Leider ist die Diagnose bei derartigen Fällen sehr häufig weder klinisch noch bei der Operation, sondern erst durch den histologischen Befund möglich. Manche Karzinome, besonders das Karzinom der Hinterwand des Magens, können mit ulkusartigen Schmerzen einhergehen und bei säurehältigem Mageninhalt der rechtzeitigen Diagnose entgehen. Erwähnt sei noch, daß auch in seltenen Fällen eine epigastrische Hernie sowie Hernien der Leistengegend zu einem Symptomenbild führen, das zur Verwechslung mit einem Ulkus Anlaß geben kann. Auf einen wenig beachteten Nebenbefund, das Verhalten der Blutsenkung beim Ulkus, muß zum Schluß besonders hingewiesen werden, da er uns gewisse differentialdiagnostische Möglichkeiten in die Hand gibt. An dem mir während des Krieges zur Verfügung stehenden großen Krankengut konnte festgestellt werden, daß sich beim Ulcus ventriculi regulär eine deutliche bis mittlere Senkungsbeschleunigung findet, während das Ulcus duodeni in der Regel tief normale oder subnormale Senkungswerte aufweist. Stärkere Senkungsbeschleunigung bei einem Ulcus ventriculi kann daher nicht für einen Karzinomverdacht verwertet werden, während umgekehrt ein solcher Befund beim Ulcus duodeni die Annahme eines Ulkuskarzinoms rechtfertigen könnte. Erinnert muß auch noch daran werden, daß es Ulkusfälle ohne irgend welche subjektive Beschwerden gibt, die erstmals durch eine schwere Blutung oder die Perforation in Erscheinung treten.

Die Behandlung der Ulkuskrankheit ist bis in die jüngste Zeit durch die ständige Erfindung und Empfehlung neuer Heilmittel und Heilmethoden gekennzeichnet, die anfangs begeisterte Zustimmung erfahren, aber mit der Zeit wieder mehr oder weniger der Vergessenheit anheimfallen. Einzig die diätetische Behandlung wird bis heute in ihren verschiedenen Formen von allen Autoren bezüglich ihrer günstigen Wirkung auf das Leiden anerkannt. Weiters hat die Erfahrung gelehrt, daß Bettruhe, Fernhaltung von Aufregungen, Milieuwechsel oft allein zu einer Besserung oder zum Schwinden der Beschwerden führen können. Auch ohne jede systematische Behandlung und Fortführung des Berufslebens kann bei manchen Kranken nach einer mehrere Wochen dauernden Beschwerdezeit ein Intervall völliger Beschwerdefreiheit von monate- und jahrelanger Dauer auftreten. Diese Erfahrungstatsachen erschweren begreiflicherweise die Beurteilung des Wertes einer neuen Behandlungsmethode. Nur große Beobachtungsreihen, die auch genügend chronische und penetrierende Ulzera umfassen, wo alle Hilfsmittel (Röntgen und Gastroskopie) zur Diagnosestellung und zur Beurteilung des Behandlungserfolges herangezogen wurden, können die Überlegenheit einer neuen Ulkusbehandlung erweisen. Wenn auch die meisten in der Literatur vorliegenden Behandlungsberichte einer derartig strengen Kritik nicht standhalten, so hat sich doch eine Reihe von Behandlungsmethoden zum Teil vor allem auf Grund ihrer Wirkung bei ambulanter Behandlung ohne Diätbeschränkung einen Platz in der Therapie der Ulkuskrankheit erobert. Hieher gehört die Proteinkörperbehandlung vor allem mit Novoprotin-, Milch- und Aolaninjektionen sowie die Pyriferbehandlung. Auch Vaccineurin, Yatren-Kasein, Caseosan sowie Schwefelpräparate wurden verwendet. Ein prinzipieller Unterschied in der Wirkung dieser verschiedenen Reizkörper besteht nicht, doch kann ganz allgemein gesagt werden, daß die Erfolge bei jenen Präparaten, die Fieber erzeugen, günstiger als bei den anderen sind. Vom Novoprotin, das sich besonderer Beliebtheit erfreut, wird, bei intravenöser Zufuhr mit 0,3 bis 0,5 ccm beginnend, jeden zweiten bis dritten Tag bis 1 ccm unter Vermeidung stärkerer Reaktionen ansteigend, von den meisten Autoren eine prompte schmerzstillende Wirkung zugegeben, jedoch eine sichere Beeinflussung des Geschwürsprozesses meist abgelehnt. Für eine Kur sind sechs bis zwölf Injektionen nötig. Bei intramuskulärer Injektion ist die Wirkung weniger ausgesprochen, es fehlen dabei aber auch irgend welche unangenehme Reaktionen. Intramuskuläre Injektionen mit abgekochter Kuhmilch bewirken Temperatursteigerungen, die nach dem Bakteriengehalt der verwendeten Milch und nach der Injektionsmenge verschieden hoch sind. Sie stellen eine sehr wirksame Unterstützung der Behandlung dar, können aber gelegentlich zu sehr unangenehmen anaphylaktischen Reaktionen Anlaß geben. Eine besonders wirksame Form der Fieberbehandlung stellt die intravenöse Pyriferbehandlung dar, auf die wir später noch näher eingehen werden. Die Histidinpräparate Larostidin und Gerulcin, die in Mengen von 5 ccm jeden zweiten Tag intramuskulär injiziert werden, haben anfangs besonders begeisterte Zustimmung erfahren, werden aber heute nur mehr vereinzelt angewendet. Ihre Wirkung wird nicht mehr als spezifisch, sondern nur als eine Reizkörperbehandlung aufgefaßt. Die schmerzstillende Wirkung nach zwei bis drei Injektionen ist ebenso wie bei der Proteinkörperbehandlung manchmal in die Augen springend. Die Behandlung mit Follikelhormon kann besonders beim Ulcus ventriculi bei ambulanter Behandlung gute Dienste leisten. Man gibt in der ersten Woche der Kur täglich 1 mg (= 10 000 E) Progynon intramuskulär, in der zweiten Woche die gleiche Dosis jeden zweiten Tag und in der dritten Woche jeden dritten Tag. P a r a d e verordnet bei dieser Behandlung weder Diät noch Bettruhe. K o r b s c h hat die Wirkung dieser Therapie mit der von ihm gastroskopisch festgestellten Hyperämisierung der Magenschleimhaut in Zusammenhang gebracht. Auch die perlinguale Applikation von synthetischen Follikelhormonpräparaten (Retalon lingual, Cyren B etc.) kann günstige Erfolge aufweisen. Sehr auffallende Behandlungserfolge wurden von K ö h l e r und F l e c k e n s t e i n bei täglicher Injektion von mindestens

20 mg in Öl gelöstem Percorten Ciba i. m. berichtet.
Beim penetrierenden Magengeschwür soll unter dieser Behandlung in zehn bis zwanzig Tagen, beim Ulcus simplex in
sieben bis 14 Tagen, beim Ulcus duodeni in zehn bis zwanzig Tagen die Abheilung ohne Bettruhe, Diät, Atropin und
Rauchverbot eintreten. Am stärksten wirksam erwiesen sich
die Injektionen mit Kristall-Suspensionen, wobei man mit
geringeren Hormonmengen auskommt. Die Dosierung soll
so eingerichtet werden, daß während der Behandlung eine
ständige Gewichtszunahme auftritt. Diese Therapie kann bei
untergewichtigen Fällen mit niedrigem Blutdruck versucht
werden, wobei man aber auf das Auftreten von Ödemen achten muß. Nach B i c k e l genügt es, wenn man drei- bis viermal pro Woche 10 mg, insgesamt zehn bis zwölf Injektionen,
verabreicht, um die gleichen Resultate zu erhalten. Die Verschärfung der Diätbehandlung durch völligen Entzug des
Kochsalzes besonders in Verbindung mit fortlaufender Ab-
saugung des Magensaftes mit der Dauersonde haben wir bereits als wirksame Maßnahme bei therapieresistenten Ulkusfällen erwähnt. Von E p p i n g e r und seiner Schule wurde
während des Krieges die Behandlung mit Schrotkost und
Zuckerspülungen des Magens empfohlen. Die das Ulkus meist
begleitende spastische Obstipation wird dabei in den Vordergrund der Pathogenese gerückt. Nach E p p i n g e r begünstigt die Obstipation das Haften eines Koliinfektes, die Entstehung einer Hyperazidität und eine atypische Kapillarisie-
rung der Magenschleimhaut und auf diese Weise die Entstehung von Ulkus und Gastritis. Die früher bereits erwähnten Zuckerspülungen des Magens mit 300 bis 500 ccm 20- bis
$30^0/_0$iger Dextroselösung werden zur raschen Erzielung der
Schmerzfreiheit im Beginn der Behandlung angewendet. Nach
meinen Erfahrungen ist dieses Vorgehen für akute Ulkusfälle
nicht geeignet und kann nur bei Hyperaziditätsbeschwerden
von Fällen mit chronischem inaktivem Ulcus duodeni mit
Obstipation erfolgreich angewendet werden. Die von B o l -
l e r propagierte Dauerberieselung des Magens stellt die extremste Form der Spülbehandlung und Magensaftentziehung
dar. Durch einen Zuflußschlauch von 4 bis 6 mm Lumen
wird nach Art eines Tropfeinlaufes eine $^1/_4$- bis $^1/_2^0/_0$ige Na-
trium-bicarbonicum-Lösung und $^1/_2$- bis $1^0/_0$ige Dextroselösung
dem Magen zugeführt. Durch einen zweiten Abflußschlauch
von 6 bis 8 mm Lumen wird gleichzeitig die Spülflüssigkeit
ständig mittels Heberwirkung wieder entleert. Innerhalb von

vierzehn bis sechzehn Stunden werden auf diese Weise 16 bis 20 l der Lösung in den Magen eingebracht. An den ersten beiden Tagen der Kur wird eine Dauerberieselung durchgeführt, am dritten Tag erhalten die Kranken 2 bis 4 l Milch, am vierten, sechsten und achten Tag werden von früh bis mittags Kurzberieselungen vorgenommen und an den Zwischentagen die Kost schrittweise aufgebaut. Am neunten Tag wird auf eine Schrotkost mit häufigen kleinen Mahlzeiten übergegangen. Diese Behandlung stellt an die Geduld der Patienten besonders hohe Anforderungen, nicht nur infolge der Reizwirkung der beiden Schläuche, sondern auch durch die heftigen Kopfschmerzen, die sich regelmäßig durch den starken Chlorverlust einstellen. Ein Nachteil der Methode liegt auch darin, daß in den ersten Tagen der Kur beträchtliche Gewichtsabnahmen auftreten. Als B o l l e r über die ersten 50 Fälle, die auf diese Weise behandelt wurden, während des Krieges berichtete, habe ich die letzten 50 Fälle meiner Abteilung heraussuchen lassen und konnte keinen Unterschied bezüglich des Behandlungserfolges und der Behandlungsdauer feststellen. Ich konnte mich daher auch nicht entschließen, diese eingreifende Methode an meiner Station einzuführen. Einen Fall von Ulcus duodeni, bei dem eine erbsengroße Restnische der Behandlung trotzte, habe ich zur Berieselungsbehandlung an die B o l l e r sche Abteilung verlegt und später mündlich erfahren, daß die Nische zum Verschwinden gebracht werden konnte. Da es sich aber um einen Kranken handelte, der das Rauchverbot nicht einhielt und auch sonst durch Diätfehler die Behandlung sabotierte, muß es offen bleiben, ob der schließliche Erfolg auf die Berieselung bezogen werden kann oder ob dem Patienten während der Kur die Lust zum Rauchen vergangen ist. Jedenfalls glaube ich, daß ein derartig einschneidendes Verfahren nur in seltenen, besonders therapieresistenten Fällen angewendet werden sollte, wo andere, schonendere Behandlungsmethoden versagt haben. Eine weitere, sehr eingreifende Behandlungsform stellt die Jejunalsondenernährung dar. Eine dünne, weiche Sonde wird durch die Nase zunächst in den Rachen eingeführt und nach Vorziehen mit einer Olive versehen und dann weiter bis auf 110 bis 120 cm eingeführt. Die richtige Lage der Sonde muß durch Röntgen kontrolliert werden, bevor man Nahrung zuführt. Das Nahrungsgemisch besteht im wesentlichen aus Milch, Eiern, Butter und Zucker. G u t z e i t empfiehlt folgende Tagesration: 400 bis 500 ccm peptonisierte Milch (1 l Milch wird mit 2 Tabletten Azidolpepsin 24 Stunden im Brutschrank belassen), 50 bis 100 g Sahne, 80 bis 150 g Butter, 4 bis 5 Eier, 100 bis 200 g Zucker, Saft von 2 bis 3 Zitronen und 20 g Pankreon. Von diesem gut durchgerührten Nahrungsgemisch werden alle eine bis drei Stunden je 100 ccm auf Körpertemperatur angewärmt und, durch ein Haarsieb passiert, langsam durch die Sonde eingeführt. Vor und nach der Nahrung wird Wasser und 5- bis $10^0/_0$ige Zuckerlösung durch die Sonde gespritzt, um die Sonde rein zu halten und den nötigen Flüssigkeitsbedarf zu decken. Die Kur dauert drei bis sechs Wochen und ist mit Bettruhe verbunden. In besonders gelagerten Fällen, z. B. bei drohender Perforationsgefahr, die man allerdings meist nicht erkennen kann, soll dieses Verfahren gute Dienste leisten. Ich halte es in der Regel für entbehrlich. Wesentlich an dieser Behandlung ist nicht nur die völlige Ausschaltung des Magens und Duodenums von der Nahrungszufuhr, sondern die durch die ständige Zuckerzufuhr bedingte Erhöhung des Blutzuckers, die zu einer Hemmung der Magensekretion führt. Die sekretionshemmende Wirkung der durch die Zukkerzufuhr ausgelösten Blutzuckersteigerung haben H e n n i n g und N o r p o t h veranlaßt, in den ersten drei bis vier Tagen einer Ulkuskur stündlich 50 ccm einer $60^0/_0$igen Dextroselösung einschließlich der Nacht mittels Sonde zuzuführen und erst anschließend an diese Vorbehandlung eine aufbauende Diätkur vorzunehmen. Auch die Wirkung von Dextroseinjektionen sowie die orale Zufuhr von Lävoluse (nüchtern 200 ccm einer $20^0/_0$igen lauwarmen Lösung) ist in der oben angegebenen Weise zu erklären. Der Vollständigkeit halber sei auch noch die Behandlung mit Pepsininjektionen, Padutin und Angioxyl erwähnt, die heute kaum mehr angewendet werden. Auch von der Röntgentiefenbestrahlung, die zu einem raschen Schwinden der Schmerzen führen kann und nach eigener Erfahrung bei spastischer Pylorusstenose oft gute Dienste leistet, ist man heute schon abgekommen. Allgemein aufgegeben wurde auch die S i p p y kur in ihrer ursprünglichen Form, bei der neben stündlicher Zufuhr von Milch und Sahne reichliche Mengen von Speisesoda, Calcium carbonicum und Magnesia usta gegeben wurden. Die Zufuhr von Alkalien bewirkt wohl bei Ulkus eine prompte Schmerzstillung durch Neutralisierung der Säure, führt aber hinterher zu einer reaktiven vermehrten Säurebildung. Auf Grund dieser Erfahrung ist man von der ursprünglichen Alkalitherapie des Ulkus immer mehr abgekommen und verwendet heute vielfach nur mehr Medikamente, bei denen die sekundäre Säurebildung geringer als beim Natrium bicarbonicum ist (Magnes. perhydrol., Magnes. usta, Calcium carbonicum etc.), oder Medikamente, bei denen die reaktive Säurebildung fehlt (Alucol, Neutralon etc.), die letzteren meist in Kombination mit Belladonna. Wenig angewendet wird auch außer bei schweren Blutungen die große Bluttransfusion mit 300 bis 500 ccm, die nach K a l k die wirksamste Form der Proteinkörperbehandlung darstellt und ohne wesentliche Kosteinschränkung oder sonstige Behandlung die Heilung auch großer Ulzera bewirken kann.

Wenn man die verwirrende Fülle der aufgezählten, keineswegs vollständigen Behandlungsmethoden bei der Ulkuskrankheit überblickt, dann wird es verständlich, daß sich der einzelne Arzt schwer ein Urteil bilden kann, welche Behandlung er beim einzelnen Fall in Anwendung bringen soll. Dies hat dazu geführt, daß die Ulkusbehandlung zu einer sehr subjektiven Angelegenheit geworden ist und der eine diese, der andere jene Behandlung, mit der er gute Erfahrungen gemacht hat, für sich bevorzugt. Solange die Pathogenese des Ulkusleidens nicht restlos aufgeklärt ist, wird es auch keine einheitliche Behandlung dieser Krankheit geben. Es ist für die Zukunft zu hoffen, daß wir diesem Ziel mit der weiteren Erforschung jener hormonartigen Stoffe aus der Magen- und Darmschleimhaut näherkommen, die auf dem Blutwege zu einer Hemmung der motorischen und sekretorischen Funktion des Magens führen. Solange dieses Ziel nicht erreicht ist, sollte man folgende allgemeine Grundsätze für die Ulkusbehandlung beherzigen, die sich auf Grund einer großen Erfahrung bewährt haben: 1. Ruhigstellung des erkrankten Organs in sekretorischer und motorischer Hinsicht durch Bettruhe im Beginn der Behandlung und eine entsprechende Diät. 2. Möglichst radikale Behandlung der einzelnen Ulkusattacken, besonders aber der Ersterkrankungen, da die Erfahrung gelehrt hat, daß die Heilungsaussichten um so besser sind, je früher und intensiver behandelt wird, und auch die Dauererfolge bei einem solchen Vorgehen günstiger sind. 3. Zur Unterstützung der Behandlung können Atropinpräparate, säurebindende Mittel, Proteinkörper, Follikelhormon, Nebennierenrindenhormon und andere Maßnahmen herangezogen werden. 4. Die Beurteilung des Behandlungserfolges darf sich nicht bloß auf die subjektive Beschwerdefreiheit gründen, sondern soll alle diagnostischen Hilfsmittel (Röntgen und Gastroskopie) zur Feststellung der Ausheilung des Leidens verwenden. Diese Grundprinzipien können in idealer Form nur bei einer Anstaltsbehandlung zur Anwendung kommen. Géronne tritt auf Grund einer Rundfrage bei den Vorständen von 47 deutschen Kliniken und Krankenhäusern über die Pathogenese und Therapie der Ulkuskrankheit ebenfalls für eine Anstaltsbehandlung von vier bis sechs Wochen Dauer ein.

Die diätetische Behandlung geht auf die klassischen Arbeiten Cruveilhiers über die Klinik und Therapie des peptischen Geschwürs zurück, der erstmals die Milch als Hauptnahrungsmittel bei der Ulkuskur zur Ruhigstellung des Magens empfohlen hat. Die Leube kur, beginnend mit Milch und langsamem Kostaufbau, hat sich mit verschiedenen Abänderungen bis in die jüngste Zeit erhalten. Bei der Lenhartz schen Kur ist der Kaloriengehalt von Beginn an etwas reichlicher, in den Endresultaten besteht aber zwischen beiden Kuren kein wesentlicher Unterschied. Strauss hat die reichliche Verwendung von Rahm bei der Diätkur empfohlen. Ausgehend von den Erfahrungen mit der fraktionierten Ausheberung hat Kalk ein Diätschema aufgestellt, das derzeit vielfach in Verwendung steht. Die Beobachtung, daß Milch wohl zu einer anfänglichen Herabsetzung der freien Säure, hinterher aber zu einer langdauernden Steigerung der Azidität und Motilität führt, hat Kalk veranlaßt, nur beschränkte Mengen von Milch bei der Kur zu verwenden. Die Kur beginnt mit ausschließlicher intravenöser und rektaler Zufuhr von Zucker und wird dann langsam gesteigert. Die Milchzufuhr fängt erst am vierten Tag mit 100 ccm an und erreicht erst am neunten Tag die Höchstmenge von 500 ccm, über die nicht hinausgegangen wird. Die ganze Kur dauert rund fünf Wochen. Die auf Grund des akuten Versuches abgeleiteten Bedenken gegen eine reichlichere Milchzufuhr scheinen durch die praktischen Erfahrungen nicht gerechtfertigt, da die große Mehrzahl der Kranken bei reichlicher Milchzufuhr rasch beschwerdefrei wird. Auch konnte ich mich durch eigene Versuche überzeugen, daß bei reiner Milchernährung mit Mengen von $1\frac{1}{2}$ bis 2 l täglich im Verlauf einer Woche bei der Ausheberung nach Probefrühstück bei vorher hyperaziden Ulkuskranken in der Regel eine Hyp- oder Anazidität auftritt. Wir geben nun das Schema der Kalk schen Diätkur wieder (s. S. 84).

K a l k verordnet die volle Kur nur bei ganz schweren Fällen, besonders bei Kranken mit Blutungen. Sonst wird die strenge Kur meist beim siebenten Tag des Schemas begonnen. Außerdem verwendet er als sogenannte mittlere Kur eine reizlose, gemischte Kost mit Ausschaltung der Sekretlocker und schwerverdaulichen Speisen. Bei der leichten oder freieren Kur werden nur besonders reizende Speisen und Getränke ausgeschaltet. Die mittlere Kur wird auch im Anschluß an die strenge Kur als Übergang zur freieren Diät angewendet.

Ich komme nun zur Besprechung des Behandlungsplanes, der sich im Verlauf einer fast fünfjährigen Tätigkeit an der von mir während des Krieges geleiteten Spezialstation für Magen-Darmkranke an einem einmalig umfassenden Krankengut entwickelt hat. Ich sah mich, gemeinsam mit Kollegen L a p p, der die Leitung einer Parallelstation über hatte, von Beginn an vor die Aufgabe gestellt, in einem möglichst kurzen Zeitraum einen möglichst durchschlagenden therapeutischen Erfolg zu erzielen, da die Aufenthaltsdauer des einzelnen Kranken von militärischer Seite regulär auf vier Wochen beschränkt war und jeder darüber hinausgehende Lazarettaufenthalt besonders begründet werden mußte. Die Kranken wurden daher, falls keine große Blutung vorhanden war, vom Beginn an durch drei bis vier Tage auf hämoglobinfreie, gemüsehältige Kost gesetzt und in diesem Zeitraum die klinischen Untersuchungen vorgenommen. War bei der Aushebesrung nach Probefrühstück keine freie Säure vorhanden, so wurde am gleichen Tag dreieinhalb Stunden nach dem hämoglobinfreien Mittagessen neuerlich ausgehebert. Dabei wurde bei einem nicht geringen Teil der Kranken, die am Morgen anazid waren, hyperazide Säurewerte festgestellt. Wenn auch nachmittags Anazidität vorhanden war, folgte am nächsten oder übernächsten Tag die fraktionierte Aushebesrung, eventuell mit anschließendem Histaminversuch. Mitunter wurde die fraktionierte Aushebesrung auch früher vorgenommen, wobei sich allerdings gar nicht so selten herausstellte, daß die Aushebesrung nach dem Mittagessen freie Säure ergab, wo vorher bei der fraktionierten Aushebesrung keine freie Säure nachgewiesen werden konnte. In diesem Zeitraum wurden auch die Röntgenuntersuchung und fallweise auch die Gastroskopie durchgeführt. Während der Untersuchungstage wurde auf Medikamente nach Möglichkeit ganz verzichtet und am vierten bis fünften Tag mit der diätetischen Ulkus-

Tabelle 1. *Diätschema der Ulkuskur nach Kalk.*

Tage	1.	2.	3.	4.	5.	6.	7.	8.	9.	10.	11.	12.	13.	14.–15.	16.–17.	18.	18.–33.	33.–37.
25—40% Dextrose i. v.	3×20	3×20	3×20	2×20	1×30	—	—	—	—	—	—	—	—	—	—	—	—	—
Tropfeinlauf 5,4% Invertzucker ccm	1000	1000	1000	1000	1000	1000	—	—	—	—	—	—	—	—	—	—	—	—
5%ige Rohrzuckerl. ccm	—	200	400	400	300	200	100	—	—	—	—	—	—	—	—	—	—	—
Milch ccm	—	—	—	100	200	300	300	400	500	500	500	500	500	500	500	500	500	500
Mondamin g	—	—	—	—	10	20	20	—	—	—	—	—	—	—	—	—	—	—
Zucker g	—	—	—	—	10	15	15	20	20	20	20	20	20	20	20	20	20	20
Haferschleimsuppe ccm	—	—	—	—	200	400	500	500	500	500	500	—	—	—	—	—	—	—
Eier	—	—	—	—	—	1	2	2	2	2	2	3	3	3	3	3	3	3
Grießbrei g	—	—	—	—	—	—	200	200	—	—	—	—	—	—	—	—	—	—
Mondamin oder Reisstärke g	—	—	—	—	—	—	—	20	20	20	20	20	20	—	—	—	—	—
Zwieback, aufgeweicht in Milch	—	—	—	—	—	—	—	2	2	4	6	6	6	6	6	2	—	—
Grieß- oder Reisbrei g	—	—	—	—	—	—	—	—	400	—	—	—	—	—	—	—	—	—
Butter (ungesalzen) g	—	—	—	—	—	—	—	—	20	30	40	50	50	50	60	60	60	60
Grieß-, Reis- oder Haferbrei g	—	—	—	—	—	—	—	—	—	400	400	500	500	500	300	300	300	300
Kartoffelbrei g	—	—	—	—	—	—	—	—	—	—	100	200	200	200	200	200	200	200

	250—300	300—350	350—400	400—430	550	820	1040	1190	1650	1810	2090	2490	2570	2760	2860	3100	3100	3100
Schleim-, Grieß-, Reissuppe ccm	—	—	—	—	—	—	—	—	—	—	—	500	500	—	—	—	—	—
Schinken (roh, entsalzt, geschabt) g	—	—	—	—	—	—	—	—	—	—	—	—	40	40	40	—	—	—
Schleim-, Grieß-, Reis- oder Nudelsuppe ccm	—	—	—	—	—	—	—	—	—	—	—	—	—	500	500	—	—	—
Weißbrot ohne Rinde g	—	—	—	—	—	—	—	—	—	—	—	—	—	100	100	150	150	150
Nudeln g	—	—	—	—	—	—	—	—	—	—	—	—	—	—	200	200	200	200
Alle Suppen (außer Fleischbrühe, Erbsen-, Bohnen-, Linsen- und Fruchtsuppe) ccm	—	—	—	—	—	—	—	—	—	—	—	—	—	—	—	500	500	500
Leichte Mehlspeisen, Pudding ohne Fruchtsauce, Crème g	—	—	—	—	—	—	—	—	—	—	—	—	—	—	—	200	200	200
Zartes, gewiegtes Fleisch (Kalb, Huhn, Taube) g	—	—	—	—	—	—	—	—	—	—	—	—	—	—	—	50	100	100
Gemüse (keine Rüben, Rettich, Salat, Karotten, Weißkraut, Rotkraut, rote Rüben, Bohnen, Linsen) g	—	—	—	—	—	—	—	—	—	—	—	—	—	—	—	—	—	100
Kalorien etwa	250—300	300—350	350—400	400—430	550	820	1040	1190	1650	1810	2090	2490	2570	2760	2860	3100	3100	3100

kur begonnen. Die Aufbaudiät zeigte im Vergleich zum Kalkschen Schema insofern einen wesentlichen Unterschied, als vom Beginn an reichlich Vollmilch, mindestens 1 bis 1½ l täglich, in eineinhalbstündigem Intervall auf den ganzen Tag verteilt, zugeführt wurde. Fallweise wurde die Milch mit Tee verdünnt gegeben. Für die Nacht hatten die Kranken eine kleine Menge Milch, später Keks oder Zwieback vorbereitet, die sie beim Munterwerden oder bei Schmerzen einnehmen mußten.

Die ersten beiden Tage wurde nur Milch gegeben und in den folgenden Tagen die Kost schrittweise durch Zugabe von Schleimsuppe, Milchspeisen, Zwieback, Keks, Kartoffelpüree, passierten Gemüsen und in Schleimsuppe eingerührten Eiern bzw. weichgekochten Eiern im Verlauf von zehn Tagen bis zu einer schließlich auch fleischhältigen, reizlosen, gemischten Kost aufgebaut. Bei dieser Magenschonkost verblieben die Patienten in der Regel bis zur Entlassung, wobei auf die zweistündige Nahrungszufuhr und strenge Ausschaltung der Säurelocker geachtet und dieses Verhalten auch nach der Entlassung empfohlen wurde. Nur Kranke mit Obstipationsbeschwerden wurden nach Abheilen des Ulkus auf Schrotkost gesetzt, eventuell in Verbindung mit ein bis zwei Eßlöffel Paraffin. liquid. purum. Bei Ulcus duodeni ohne Nischensymptom mit ausschließlicher Bulbusdeformation, Obstipation und Hyperaziditätsbeschwerden wurde von der Schrotkost öfter mit Erfolg Gebrauch gemacht. Während der ersten fünf Tage der Kur wurde Bettruhe verordnet und Aufstehen nur zur Stuhlentleerung und zum Waschen gestattet. Bei stärkeren Schmerzen und Säurebeschwerden wurde in der ersten Woche Belladonna-Neutralon oder Alucol c. Belladonna, dreimal eine Messerspitze bis einen Kaffeelöffel täglich, gegeben, nach diesem Zeitpunkt nur mehr fallweise bei stärkeren Beschwerden. Unter dieser Aufbaudiät verlor ein Großteil der Ulkuskranken bereits nach einigen Tagen die Beschwerden, meist auch ohne den Gebrauch von Medikamenten. Rund ein Drittel der Patienten reagierte auf die Milchzufuhr mit Blähungen und Durchfällen. Bei diesen Kranken wurde die Milch mit Tee verdünnt gegeben und, wenn dies nicht genügte, die Milch mit Calcium carbonicum, einen Eßlöffel pro Liter, versetzt. Wenn auch dann noch die Durchfälle anhielten oder von Haus aus ein Widerwille gegen Milch bestand, wurde diese ganz ausgeschaltet und an ihrer Stelle Hafer- oder Reisschleimsuppen verabfolgt. Die Erfolge mit dieser milchfreien Aufbaudiät waren im ganzen und auch bezüglich der Gewichtszunahmen weniger befriedigend. Das geschilderte Verfahren, besonders die Aufbaudiät mit Milch, führte bei rund drei Viertel der Kranken in vier bis sechs Wochen zu subjektiver Beschwerdefreiheit, Gewichtszunahme und zum Verschwinden der Ulkusnische. Um die Erfolge zu verbessern, wurden zusätzliche Behandlungsmethoden angewendet, und zwar vor allem in Form von intramuskulären Novoprotininjektionen während der ersten zehn Tage der Kur sowie von Follikelhormoninjektionen. Vereinzelt wurde auch Larostidin versucht. Alle diese Maßnahmen brachten aber keinen entscheidenden Fortschritt, so daß ich schließlich, angeregt durch die günstigen Erfahrungen bei der Fieberbehandlung der Colitis ulcerosa, zur Behandlung mit Pyrifer überging. Dabei besserten sich die Resultate schon bei Verabfolgung von nur drei Injektionen so wesentlich, daß ich dieser Behandlung bei allen schwereren Ulkusfällen treugeblieben bin. Der Vorgang war der, daß etwa vierzehn Tage nach Beginn der Diät-Novoprotinbehandlung eine Kontrolluntersuchung durchgeführt wurde und bei Vorhandensein einer Restnische Pyrifer gegeben wurde. Die erste Dosis betrug $^1/_2$ ccm der Stärke I intravenös. Innerhalb von drei bis vier Tagen, nach Abklingen der Fieberreaktion, wurde entweder die gleiche Dosis gegeben, wenn nach der ersten Injektion eine besonders heftige Reaktion vorhanden war, oder auf 1 ccm der Stärke I gesteigert. Die dritte Injektion folgte wieder nach drei bis vier Tagen mit 1 ccm der Stärke I oder $^1/_2$ bis 1 ccm der Stärke II. Es wurde eine Temperatursteigerung auf mindestens 39° angestrebt. Die nur mehr ganz vereinzelten Fälle, die auch nach drei Pyriferinjektionen noch eine Restnische aufwiesen, wurden anfangs als therapieresistent entlassen, später bin ich jedoch dazu übergegangen, auch diese Fälle mit weiteren drei Pyriferinjektionen weiterzubehandeln. Auf diese Weise wurde eine praktisch fast 100 %ige klinische, röntgenologische und gastroskopische Abheilung der Nischenulzera erreicht. Die während der fünf Jahre gesammelten Auszüge der Krankengeschichten sind leider durch die Kriegsereignisse verlorengegangen. Im Vergleich zu einem zivilen Krankengut muß hervorgehoben werden, daß es sich durchwegs um Soldaten im Alter von 18 bis rund 50 Jahren handelte. Es fehlten auch Komplikationen besonders von Seiten der Lunge, die eine Kontraindikation für die Anwendung der Fieberbehandlung gebildet hätten, auch war der Ernäh-

rungs- und Kräftezustand im Durchschnitt verhältnismäßig
gut. Weiters ist zur Einschränkung dieser idealen Behandlungsresultate hervorzuheben, daß der Großteil der Ulzera
nur erbsen- bis bohnengroß waren, penetrierende Ulzera seltener waren und Riesenulzera in unserem Material fehlten.
Anderseits handelte es sich mit ganz geringen Ausnahmen um
chronisch-rezidivierende Fälle von meist jahrelanger Dauer.
Auch muß hervorgehoben werden, daß ein nicht geringer
Teil der Kranken aus begreiflichen Gründen an einer Heilung
des Leidens nicht interessiert war und durch Nichteinhalten
der Bettruhe, des Rauchverbotes und der Diät der Behandlung entgegenarbeiteten. Auf Grund unserer Erfahrungen
kann daher die Behandlung mit einer Aufbaudiät, anfänglicher Bettruhe und kombinierter Novoprotin-Pyriferbehandlung bestens empfohlen werden, wobei wir das Hauptgewicht
auf die Diät- und Pyriferbehandlung legen. Während über
die Wirkung der Diätkur im wesentlichen Klarheit herrscht,
trifft dies für die Pyriferbehandlung weniger zu. Kall[11] hat
die wertvolle Beobachtung mitgeteilt, daß bei Ulkuskranken
und bei Fällen mit Ulkusgastritis die Fieberreaktion nach
Pyrifer beträchtlich verlängert ist, durchschnittlich auf 34
Stunden, im Vergleich zu Magengesunden mit einer durchschnittlichen Fieberdauer von 14,9 Stunden und von Fällen
mit akuter Gastritis oder Achylie von ca. vierzehn Stunden.
Der Autor nimmt auf Grund seiner Untersuchungen eine
übergeordnete Umstimmung des vegetativen Nervensystems
beim Ulkus und bei der Ulkusgastritis im Sinne von v. Bergmann als Ursache dieser Leiden an. Kall hat weiters gefunden, daß die verlängerte Fieberreaktion beim Ulkus und
bei der Ulkusgastritis auch außerhalb der akuten Attacke
vorhanden ist, somit also die Grundursache dieser Erkrankungen auch im beschwerdefreien Intervall weiterbesteht.
Jaenicke[12] hat in Ergänzung dieser Untersuchungen nachgewiesen, daß während des Fiebers eine Senkung der Azidität, eine Verminderung der Sekretmengen, eine Vermehrung
der Trockensubstanz und des Eiweißgehaltes sowie eine Verzögerung der Entleerung vorhanden ist. Im Fieberabfall wurden entgegengesetzte Reaktionen gefunden. Bei wiederholten

---

[11] Kall, N. von der: Die verlängerte Fieberreaktion Ulkus- und
Gastritiskranker bei künstlich erzeugtem Fieber und ihre Bedeutung für
die Ulkus- und Gastritispathogenese. Z. klin. Med. 137, 418 (1940).
[12] Jaenicke, H.: Der Einfluß künstlich erzeugten Fiebers auf die
Magensekretion. Z. klin. Med. 140, 45 (1941).

Fieberstößen werden diese Reaktionen immer weniger ausgesprochen. Diese Feststellungen können die schon von Kall beschriebene unmittelbar schmerzstillende Wirkung des Fiebers, die auch von uns fast regelmäßig beobachtet wurde, erklären. Nicht erklärt ist damit aber die zweifellos vorhandene günstige Wirkung auf den Heilungsverlauf, der auf Grund unserer Erfahrungen angenommen werden muß. Wir setzen diese Wirkung in Analogie zu der bekannten Beeinflussung entzündlicher Prozesse durch fiebererzeugende Injektionen verschiedener Art. Wir erinnern dabei an die schlagartige Besserung schwerster Blenorrhöefälle durch eine Milchinjektion oder die rasche Rückbildung und Abheilung bereits vereiterter Lymphdrüsen beim weichen Schanker sowie die von Lauda beschriebenen Erfolge bei der Fieberbehandlung der Colitis ulcerosa, die für uns Anlaß zur Anwendung des Pyrifers beim Ulkusleiden waren. Wir glauben auch, daß die nicht fiebererzeugenden Proteinkörper eine ähnliche, wenn auch schwächere Heilwirkung auf das Ulkus besitzen. Es ist bekannt, daß torpide Ulzera oder eine oberflächliche Gangrän im Bereich der unteren Extremität bei Fällen von Diabetes mit peripherer Sklerose sich unter intramuskulären Novoprotin- oder Aolaninjektionen etc. rasch reinigen und rückbilden können. Es ist nicht einzusehen, warum eine solche Wirkung nicht auch bei Geschwüren im Bereich des Verdauungstraktes vorhanden sein sollte. Betont muß werden, daß die Pyriferbehandlung von allen unseren Kranken gut vertragen wurde und niemals zu irgend welchen Komplikationen führte. Es ist zweckmäßig, die Patienten auf das Auftreten von Schüttelfrost und Fieber im Anschluß an die Injektion aufmerksam zu machen. Kranke mit Tuberkulose, Basedow, schweren Herzfehlern und höhergradiger Unterernährung sollen von dieser Behandlung ausgeschaltet werden. Die Behandlung soll in der Regel in einem entsprechenden Krankenhaus durchgeführt werden, es ist jedoch bei günstigen äußeren Bedingungen gegen die Durchführung derselben im häuslichen Milieu nichts einzuwenden. Bei der Anwendung des oben geschilderten Behandlungsverfahrens stellt die Ausheilung der einzelnen Ulkusattacke kein Problem mehr dar, ungelöst blieb aber weiterhin die Aufgabe der Verhütung des Rezidivs. Wir werden später im Abschnitt über die Prophylaxe auf dieses Problem noch näher eingehen. Die vollständige Abheilung des einzelnen Ulkus vermindert zwar die Rezidivhäufigkeit, kann aber das Rezidiv doch nicht vollständig verhüten. Dabei beansprucht die Ulkuskur eine Zeit von drei bis sechs Wochen und einen entsprechend langen Ausfall der Arbeitsfähigkeit, der bei der Häufigkeit des Ulkusleidens schwer ins Gewicht fällt. Es sind daher die Bestrebungen durchaus verständlich, das manifeste Ulkus nicht im Krankenhaus, sondern ambulant unter Erhaltung der Arbeitsfähigkeit zu behandeln. K ü r t e n[13] empfiehlt grundsätzlich die ambulante Behandlung mit Vernachlässigung der Diät. Die Behandlung besteht ausschließlich in intravenösen Novoprotininjektionen, von 0,5 bis 1 ccm steigend, zwei bis drei Injektionen pro Woche, und insgesamt sechs bis zwölf Injektionen. Ähnliche Grundsätze sind bei der Behandlung mit Follikelhormon und Nebennierenrindenhormon, teilweise auch bei der Robudenbehandlung angewendet worden. Wer in der Sprechstunde oft Gelegenheit hat, Ulkuskranke zu beraten, kennt die Schwierigkeiten, die sich einer Anstaltsbehandlung entgegenstellen, so daß auf diese in den meisten Fällen verzichtet werden muß. Auf Grund meiner eigenen Erfahrungen kann ich folgendes Vorgehen empfehlen, das zu sehr zufriedenstellenden Resultaten führt:

Kranke mit manifestem Ulcus duodeni ohne Komplikation werden auf eine reizlose Magenschonkost mit anfänglicher Ausschaltung auch der blähenden Speisen gesetzt (s. S. 63 und 64). Auf die Einnahme kleiner Nahrungsmengen alle eineinhalb bis zwei Stunden und die Nikotinabstinenz wird besonderes Gewicht gelegt und das Auflegen einer feuchtwarmen Kompresse auf die Magengegend mit Thermophor sooft als möglich empfohlen. Medikamentös werden in der ersten Woche säurebindende Mittel dreimal täglich gegeben, später nur mehr fallweise bei Beschwerden. Schon bei dieser Verordnung allein verliert die Mehrzahl der Kranken in wenigen Tagen die Schmerzen, so daß sich eine zusätzliche Behandlung erübrigt und nur auf die genaue Einhaltung der Verbotsliste (s. S. 63) und die Zweistundenernährung gedrungen werden muß. Bei der Röntgenkontrolle nach einigen Wochen zeigt sich dann bei einem Großteil der Fälle, daß die Ulkusnische verschwunden und das Ulkus allein durch diese Maßnahmen zur Ausheilung gekommen ist. Bei Kranken mit von Beginn an hartnäckigeren Beschwerden oder zur Beschleunigung der

---

[13] K ü r t e n, H.: Ambulante Ulkustherapie. Münch. med. Wschr. I, (1942): 257.

Heilung kann man zusätzlich eine Proteinkörperbehandlung mit intramuskulären Novoprotininjektionen (drei pro Woche, insgesamt sechs bis zwölf Injektionen) oder mit Larostidin bzw. Gerulcininjektionen (jeden zweiten Tag eine Injektion, insgesamt sechs bis zwölf Injektionen) durchführen. Bei stärker abgemagerten Kranken mit niedrigem Blutdruck kann eine Behandlung mit Injektionen von Nebennierenrindenhormon zur Anwendung kommen. Auch Follikelhormoninjektionen können verwendet werden (in der ersten Woche täglich 10 000 E i. m., in der zweiten Woche die gleiche Dosis jeden zweiten Tag und in der dritten Woche jeden dritten Tag). Fälle mit ausschließlicher Bulbusdeformation ohne Nische mit typischen Schmerzen, bei denen der klinische Befund für aktives Ulkus spricht, werden in der gleichen Weise behandelt. Kranke ohne akute Ulkuserscheinungen mit Obstipation und Hyperaziditätsbeschwerden werden am besten mit Schrotkost und Paraffinöl sowie säurebindenden Medikamenten versorgt. Auch eine Trinkkur mit Karlsbader Mühlbrunn oder eine Targesin-Rollkur kann infolge der Beeinflussung der Gastritis bei diesen Fällen günstig wirken.

Das Ulcus ventriculi, das erfahrungsgemäß bei der DiätLiegekur rascher als das Ulcus duodeni reagiert, ist bei der ambulanten Behandlung mit Diät schwerer zu beeinflussen. Wenn es irgendwie zu erreichen ist, empfehlen wir daher wenigstens durch eine Woche Bettruhe mit einer Aufbaudiät und säurebindenden Medikamenten. Weiters ist von Beginn an eine zusätzliche Proteinkörperbehandlung oder eine Behandlung mit Follikelhormon bzw. Nebennierenrindenhormon angezeigt. Es gibt wohl auch Fälle von Ulcus ventriculi, die allein bei Einhalten der Verbotsliste, Eineinhalbstundenernährung und säurebindenden Medikamenten beschwerdefrei werden und das Ulkus zur Abheilung kommt, es ist dies aber nicht die Regel. Vor allem für tiefgreifende und penetrierende Geschwüre reicht diese Behandlung nicht aus. Für derartige Fälle ist die Anstaltsbehandlung in der früher geschilderten Form mit Pyriferinjektionen besonders anzuraten.

Ulkus-Aufbaudiät mit Milch.

1. Tag: 2 l Milch, eventuell mit russischem Tee verdünnt, eineinhalbstündlich auf den ganzen Tag verteilt, ein Rest für die Nacht aufgehoben.
2. Tag: Wie oben.

3. Tag: Wie oben + passierte Schleimsuppe von Hafer, Reis, Gerste, Keks. Die Milchmenge kann entsprechend der ansteigenden Zufuhr anderer Nahrungsmittel vermindert werden.

4. Tag: Wie oben + Zwieback, Butter, weichgekochte Milchspeise.

5. Tag: Wie oben + zwei Eier (in Schleimsuppe eingerührt oder weichgekocht). Bis einschließlich fünften Tag Bettruhe, fallweise auch länger.

6. Tag: Wie oben + Kartoffelpüree.

7. Tag: Wie oben + passierte Karotten.

8. Tag: Wie oben + passierter Kochsalat, Spargelspitzen.

9. Tag: Wie oben + Haché von Kalb oder Huhn.

Ab 10. Tag gemischte Magenschondiät mit strenger Einhaltung der Verbotsliste (s. S. 63) und Zweistundenernährung. Auf Empfindlichkeit gegenüber zuckerhältigen Speisen ist zu achten.

Ulkus-Aufbaudiät ohne Milch.

1. Tag: Schleimsuppe von Hafer, Reis, Gerste eineinhalbstündlich, ein Rest für die Nacht aufgehoben.

2. Tag: Wie oben.

3. Tag: Wie oben + Keks.

4. Tag: Wie oben + Zwieback, Butter, zwei Eier (in Schleimsuppe eingerührt oder weichgekocht).

5. Tag: Wie oben + Teigwaren, in Schleimsuppe eingekocht, oder mit Butter. Bis einschließlich fünften Tag Bettruhe, fallweise auch länger.

6. Tag: Wie oben + Kartoffelpüree.

7. Tag: Wie oben + passierte Karotten.

8. Tag: Wie oben + passierter Kochsalat, Spargelspitzen.

9. Tag: Wie oben + Haché von Kalb oder Huhn.

Ab 10. Tag gemischte Magenschondiät wie bei Aufbaudiät mit Milch.

Komplikationen der Ulkuskrankheit. Wir verstehen darunter die große Blutung, die Stenose, die Perforation und das Ulkuskarzinom.

Von einer großen Blutung sprechen wir, wenn entweder größere Blutmengen erbrochen werden oder der Stuhl durch reichlich abgegangenes Blut pechschwarz verfärbt wird. Es kann sich dabei um eine Arrosionsblutung aus einem ateriellen Gefäß, um eine parenchymatöse Blutung aus dem Ulkus oder um eine Blutung aus Erosionen handeln, wobei die gastroskopische Untersuchung gezeigt hat, daß das Ulkus an der Blutung nicht beteiligt sein muß. Die Patienten klagen dabei über Schwindel- und Ohnmachtsgefühl und eine plötzlich einsetzende Schwäche. In sehr seltenen Fällen kann die Blutung so stark sein, daß sie in kurzer Zeit zum Tode führt. In der Regel sind vor dem Auftreten der Blutung typische Ulkusbeschwerden vorhanden, es kann aber die Blutung mitunter das erste Symptom des Leidens sein. Von den klinischen Erscheinungen sind die Kollapssymptome, die Blässe des Gesichtes, der kleine, weiche und frequente Puls sowie eine meist vorhandene Auftreibung des Leibes hervorzuheben. Bei Vorhandensein einer Ulkusanamnese wird mit Rücksicht auf die beschriebenen subjektiven Symptome und den klinischen Befund die Diagnose meist keine Schwierigkeiten bereiten. In Zweifelsfällen klärt sich die Situation mit dem Abgang von den meist flüssig-breiigen, pechschwarzen Stühlen.

Zur Behandlung sollte jede schwere Blutung in eine Anstalt abgegeben werden, da man nicht voraussagen kann, ob die Blutung auf konservative Maßnahmen zum Stehen kommt und ob sich nicht die Notwendigkeit einer Bluttransfusion oder eines chirurgischen Eingriffes ergibt. Die Streitfrage bezüglich eines primär konservativen oder chirurgischen Vorgehens dürfte heute allgemein zugunsten der konservativen Behandlung entschieden sein. Wenn auch besonders erfahrene Magenchirurgen (Finsterer) noch immer für die Operation während der großen Blutung eintreten, ergibt die Statistik, daß die Mortalität bei diesem Vorgehen wesentlich höher als bei der internen Behandlung ist. Eine weitere Streitfrage bezieht sich auf die Art der Ernährung bei der internen Behandlung. Während die älteren Autoren grundsätzlich anfänglichen vollständigen Hunger mit anschließendem vorsichtigstem Kostaufbau für notwendig hielten, ist Meulengracht für eine von Beginn an kalorienreiche, gemischte Kost eingetreten und hat damit eine wesentliche Verminderung der Mortalität bei seinem Krankengut erzielt.

Wir haben einen Mittelweg eingehalten und bei der schweren Blutung die Milch-Aufbaudiät angewendet, bei der im Verlauf von zehn Tagen eine reizlose, gemischte Magenschonkost erreicht wird, und damit gute Erfahrungen gemacht. Die Kranken wurden dabei bis zum Negativwerden der chemischen Blutproben im Stuhl bei strenger Bettruhe gehalten. Zusätzlich erhielten die Kranken Sango-Stop, 10 ccm i. m., ein- bis dreimal in 24 Stunden, oder eine 10%ige Kalziumlösung i. v., gelegentlich auch Clauden, 10 ccm i. m. Bei besonders schwerem Blutverlust mit höhergradiger Anämie haben wir auf die Bluttransfusion von 300 bis 500 ccm nicht verzichtet. Sie bessert gewöhnlich nicht nur schlagartig den Gesamtzustand der Kranken, sondern kann auch hartnäckige Blutungen zum Stehen bringen. Vereinzelte Fälle mußten wegen Unwirksamkeit der internen Therapie oder wegen bedrohlicher Kollapszustände dem Chirurgen überwiesen werden. Wenn die Operationsmortalität bei derartigen Fällen noch immer relativ hoch ist, so darf nicht vergessen werden, daß es eben die schwersten, intern nicht beherrschbaren Blutungen sind, die der chirurgischen Behandlung zugeführt werden, und daß die dabei erzielten beträchtlichen Erfolge besonders hoch einzuschätzen sind. Kranke mit wiederholten, auch nicht lebensgefährlichen Blutungen sollen ebenfalls der chirurgischen Behandlung zugeführt werden.

Die Magenausgangsstenose (Pylorusstenose) entwickelt sich durch Schrumpfungsvorgänge bei chronischen pylorusnahen Geschwüren. Es ist vor allem das chronische Ulcus duodeni, das im weiteren Verlauf nicht selten zu einer Pylorusstenose führt. Das Ulkus kann zur Zeit des Auftretens der Stenoseerscheinungen bereits abgeheilt sein oder auch noch weiterbestehen. Die beginnende Stenose verrät sich schon durch außerordentlich charakteristische Symptome. Es kommt mehrere Stunden nach den Hauptmahlzeiten zum Erbrechen großer Mengen von saurer Flüssigkeit, besonders auch in der Nacht. Bei noch aktivem Geschwür bestehen heftige und andauernde Schmerzen, die nur wenige Stunden nach der Nahrungsaufnahme aussetzen. Auch das Erbrechen, das die Kranken oft willkürlich herbeiführen, kann eine Erleichterung bringen. Typisch sind bei diesen Fällen auch die Nacht- und Nüchternschmerzen. Dieses Symptomenbild erklärt sich dadurch, daß infolge der Stenose Nahrungsreste abnorm lange Zeit im Magen zurückbleiben, die einen andauernden Sekretionsreiz abgeben. Auf diese Weise sammeln sich fünf bis sechs Stunden nach der Mahlzeit in einem Zeitpunkt, in dem normalerweise die Entleerung bereits beendet ist, große Sekretmengen im Magen an. Erst das Erbrechen der sauren Massen und der oft nur geringen Speisereste führt zur Ruhigstellung des Organs und beendet damit den qualvollen Zustand. Es ist auch verständlich, daß in diesem Zustand Atropinpräparate, die nur die psychische Sekretion hemmen, wirkungslos sind, da sie auf die chemische Sekretion (s. S. 20) keinen Einfluß haben.

Die Diagnose ist auf Grund dieses charakteristischen Beschwerdebildes meist leicht zu stellen. Bei der klinischen Untersuchung findet man einige Zeit nach einer größeren Mahlzeit die typische Stenosenperistaltik, die oft erst nach Erschütterung der Magengegend deutlich wird. Bei noch aktivem Geschwür sind Druckpunkte rechts und oberhalb vom Nabel mit oder ohne Défense sowie H e a d sche Zonen rechts vorne und rückwärts in der Regel nachweisbar. Die Ausheberung ergibt Zeichen von Hypersekretion, die Säurewerte sind meist hyperazid, können aber mit der Zeit infolge einer komplizierenden Korpusgastritis norm- und hypazid werden. Sehr charakteristisch sind die großen Nüchternsekretmengen mit Zeichen von Mikroretention. Bei der Röntgenuntersuchung findet sich Hypersekretion und tiefgreifende Stenosenperistaltik. Beim Sitz der Stenose im Anfangsteil des Duodenums kann der Pylorus dauernd offenstehen, der Bariumbrei entleert sich nur langsam durch das verengte Duodenum. Es besteht ein deutlicher Sechsstundenrest, nach zwölf Stunden ist der Magen aber gewöhnlich schon entleert.

Die interne Behandlung der beginnenden und teilweise kompensierten Stenose ergibt zunächst gewöhnlich gute Resultate. Sie besteht in der Verordnung einer flüssig-breiigen Kost mit anfänglicher Ausschaltung der Zellulose und täglichen Magenspülungen abends vor dem Schafengehen. Für die Diätbehandlung verwenden wir gewöhnlich die Milch-Aufbaudiät, wobei wir nur in der ersten Woche Gemüse, Kompott und Kartoffeln ausschalten und auch später diese zellulosehältigen Nahrungsmitteln nur passiert bzw. in Püreeform geben. Von Fleisch sollen nur zarte, bindegewebsarme Sorten, anfangs in Hachéform, bewilligt werden. Das Haché wird so zubereitet, daß man das rohe Fleisch von allem sichtbaren Bindegewebe befreit, dann mit dem Messer schabt und dabei weitere Bindegewebsteile entfernt und schließlich im Wasser zu einem Brei von der Konsistenz eines Kartoffelpürees verkocht und wenig salzt. Dieser Hinweis ist besonders wichtig, da von Laien unter Haché gewöhnlich ein faschiertes und gebratenes Laibchen verstanden wird. Im weiteren Verlauf der Behandlung muß der Kranke unterwiesen werden, konsistentere Nahrung sorgfältig bis zu einem feinen Brei zu zerkauen, da sonst die Beschwerden rasch wiederkehren.

Unter dem geschilderten Regime verlieren sich gewöhnlich die Stenoseerscheinungen in wenigen Tagen. Objektiv kann man das Schwinden der Stenosenperistaltik und röntgenologisch das Normalwerden der Magenentleerung feststellen. Dies läßt darauf schließen, daß neben der narbigen Verengerung des Magenausganges auch andere Momente (Schleimhautschwellung, spastische Zustände) an dem Entleerungshindernis beteiligt sein müssen, die durch die interne Behandlung günstig beeinflußt wurden. So erfreulich diese Erfolge im einzelnen Fall auch sein mögen, so lehrt die Erfahrung, daß es nach der anfänglichen Besserung früher oder später in der überwiegenden Mehrzahl der Fälle doch wieder zu Rückfällen kommt und sich schließlich das Bild der dekompensierten Narbenstenose entwickelt. Der Zeitraum, in dem sich diese Entwicklung vollzieht, ist beim einzelnen Kranken verschieden, erstreckt sich aber meist auf einige Jahre. Die nach der internen Behandlung auftretenden beschwerdefreien Intervalle werden dann immer kürzer, und schließlich bestehen die Beschwerden auch bei flüssig-breiiger Kost weiter. Zu den früher geschilderten Symptomen kommt hinzu, daß beim Erbrechen reichlich unverdaute Nahrungsreste von fauligem Geruch entleert werden, es kommt zu übelriechendem Aufstoßen, und der Ernährungs- und Kräftezustand nimmt rasch ab. In diesem Zustand besteht meist eine hartnäckige Obstipation, die zeitweise von unbeeinflußbaren Durchfällen gefolgt ist, die offenbar durch den Übertritt des zersetzten Mageninhaltes in den Darm ausgelöst werden. Man findet auch in der Regel in den diarrhöischen Entleerungen reichlich Sarcinen und Hefezellen. Mit der Zeit tritt ein quälender Durst als Zeichen der Austrocknung des Körpers auf, die Haut läßt sich in Falten abheben, und infolge des ständigen Säureverlustes kann es schließlich zu Erscheinungen von Tetanie kommen, die unter dem Namen „Magentetanie“ bekannt sind.

Unter den klinischen Befunden steht die verschieden hochgradige Abmagerung und Austrocknung des Körpers im Vordergrund. Das Bild der Stenosenperistaltik ist bei diesen Kranken durch die meist dünnen Bauchdecken besonders eindrucksvoll. Deutliches Magenplätschern weist auf eine sekundäre Atonie hin. Bei der Aushebung nach Probefrühstück und bei der Nüchternausheberung werden reichliche Mengen von Mageninhalt mit unverdauten Nahrungsresten von fauligem Geruch entleert. Beim Stehenlassen des ausgeheberten

Mageninhaltes tritt eine Dreischichtung auf. An der Oberfläche befindet sich eine schaumige Schichte mit kleinen Speiseresten, darunter eine reichliche Sekretschichte, und am Grunde eine Schichte, die den größten Teil der Nahrungsreste enthält. Schon makroskopisch lassen sich alte, unverdaute Speisereste von früheren Mahlzeiten erkennen. Die Säurewerte sind meist infolge einer Korpusgastritis hypazid, in seltenen Fällen auch anazid. Bei der mikroskopischen Untersuchung lassen sich reichlich Sarcinen, die durch die Bildung von Schwefelwasserstoff für den fauligen Geruch verantwortlich sind, und Hefezellen nachweisen. Bei den seltenen anaziden Fällen sind reichlich Milchsäurebazillen vorhanden, und die Uffelmannsche Probe ist positiv. Bei der Röntgenuntersuchung findet man je nach dem Grad und der Dauer der Stenose verschiedene Bilder. Meist ist eine beträchtliche Ektasie des Magens vorhanden, die Peristaltik kann im Beginn der Untersuchung noch lebhaft und tiefgreifend sein, im weiteren Verlauf können die atonischen Erscheinungen mit Sistieren der Peristaltik oder Auftreten von antiperistaltischen Wellen überwiegen. Nach sechs Stunden kann die ganze Kontrastmahlzeit noch im Magen sein, und auch nach 12, 24 und mehr Stunden werden verschieden große Rückstände angetroffen. Zwischen der beginnenden, kompensierten und der dekompensierten Stenose gibt es alle möglichen Übergänge. Es können auch mit der früher geschilderten Diät-Spülbehandlung Fälle mit dekompensierter Stenose wieder vorübergehend zur Kompensation gebracht werden. Auf die Dauer führt die hochgradige Stenose zum Tod an Inanition oder an einer komplizierenden Erkrankung. Sehr selten können derartige Kranke auch jahrzehntelang am Leben bleiben. Ich habe während des Krieges einen 58jährigen Mann in Beobachtung gehabt, bei dem bereits 1924 eine höhergradige Pylorusstenose auf Grund eines alten Ulcus duodeni mit einem handbreiten 24-Stunden-Rest röntgenologisch festgestellt worden war. Die klinische Untersuchung ergab bei dem hochgradig abgemagerten Kranken die typischen Zeichen einer Pylorusstenose ohne manifeste Ulkussymptome. Der Röntgenbefund war mit dem Befund vor zwanzig Jahren identisch. Der Patient hatte sich an seine Beschwerden schon gewöhnt und lehnte die Operation ab. Die interne Behandlung brachte keine Änderung des Zustandes.

Nach unseren bisherigen Ausführungen ist es klar, daß jede dekompensierte Stenose der operativen Behandlung zuzuführen ist. Man sollte nur dem Eingriff jedesmal eine Behandlung mit Diät und Magenspülungen vorausgehen lassen, da auf diese Weise die toxischen und gastritischen Erscheinungen gebessert, der meist reduzierte Ernährungszustand gehoben und damit die Aussichten für das Gelingen der Operation wesentlich günstiger gestaltet werden können. Wir sind der Meinung, daß auch die beginnenden Stenosen, die nach interner Behandlung vollkommen beschwerdefrei und kompensiert werden, grundsätzlich operiert werden sollen, da die Stenoseerscheinungen erfahrungsgemäß immer wiederkehren und die Kranken dem Eingriff auf die Dauer doch nicht entgehen. Das stenosierende Ulkus ist auch deshalb für die operative Behandlung besonders geeignet, da die Resektion meist dauernde Heilung bedeutet und postoperative Beschwerden gerade bei diesen Fällen äußerst selten sind.

Die Differentialdiagnose hat vor allem eine höhergradige Atonie des Magens und die Karzinomstenose zu berücksichtigen. Bei der Magenatonie kann es ebenfalls zu beträchtlicher Verzögerung der Magenentleerung und durch die Anwesenheit von Sarcinen zu fauliger Zersetzung des Mageninhaltes kommen. Rein klinisch wird sich aber die Atonie durch das dauernde Fehlen der typischen Stenosenperistaltik und das Fehlen einer Ulkusanamnese abgrenzen lassen. Schwieriger kann die Differenzierung bei Fällen mit chronischem Ulcus duodeni und röhrenförmiger Bulbusdeformation sein, bei denen infolge einer Vagusresektion eine höhergradige Magenatonie aufgetreten ist. Derartige Kranke können mitunter noch monatelang nach dem Eingriff einen 24- und 36-Stunden-Rest bei der Röntgenuntersuchung aufweisen und unter den Erscheinungen der fauligen Zersetzung des Mageninhaltes leiden. Das vollkommene Fehlen von Stenosesymptomen vor dem Eingriff, die typische atonische Magenform bei der Röntgenuntersuchung sowie die gute Passage des Kontrastmittels in Rücken- oder Bauchlage durch das verengte Duodenum werden gegen eine Stenose und für die Atonie als Ursache der Retention sprechen. Viel schwieriger kann sich die Differentialdiagnose zwischen der benignen und malignen Stenose gestalten. Wie wir früher schon erwähnt haben, sprechen Anazidität und Vermehrung der Milchsäure im Mageninhalt in der Regel für eine maligne Stenose, doch gibt es auch Fälle von benigner Stenose, die diese Erscheinungen aufweisen. Umgekehrt kann bei der malignen Stenose gelegentlich saurer Mageninhalt mit Sarcinevegetation angetroffen werden. Die anamnestische Erhebung einer relativ kurzen Dauer der Magenbeschwerden bei einem früher immer magengesunden Menschen, der röntgenologische Nachweis von verdächtigen Veränderungen der präpylorischen Region, dem Lieblingssitz des Karzinoms, werden für das Vorliegen einer malignen Stenose sprechen. Da wir grundsätzlich auch bei der gutartigen Stenose für die Operation eintreten, wird man bei dem geringsten Karzinomverdacht die Indikation zum operativen Vorgehen als besonders dringlich ansehen. Man vergesse allerdings nicht, daß in seltenen Fällen ein luetischer Tumor das klinische und röntgenologische Bild einer Karzinomstenose vortäuschen kann, und verabsäume daher nie, bei derartigen Fällen vor der Operation eine Wassermannreaktion zu veranlassen. Ich habe während meiner Assistentenzeit eine Frau in Beobachtung gehabt, bei der ein tastbarer Tumor in der Pylorusgegend mit Stenoseerscheinungen und ein für Karzinom sprechender Röntgenbefund vorhanden war. Eine positive Wassermannreaktion gab Veranlassung, bei der bereits hochgradig abgemagerten und anämischen Kranken zunächst eine antiluetische Behandlung durchzuführen, in deren Verlauf sich der Tumor und die Stenoseerscheinungen rasch zurückbildeten. Die Kranke konnte nach einigen Monaten klinisch geheilt, mit negativem Röntgenbefund und einer Gewichtszunahme von über 20 kg, entlassen werden.

Eine weitere, besonders gefürchtete Komplikation des Ulkusleidens ist die Perforation des Geschwürs. Die subjektiven Erscheinungen sind dabei so ungemein charakteristisch, daß die Diagnose meist ohne Schwierigkeit gestellt werden kann. Die Kranken geben an, daß sie plötzlich einen heftigen, stichartigen Schmerz im Oberbauch verspürt haben, „wie wenn man ihnen ein Messer in den Bauch gestoßen hätte", und sich von diesem Augenblick an schwer krank fühlen. Dem Durchbruch kann eine Zeit besonders heftiger Ulkusbeschwerden vorausgegangen sein, nicht selten tritt die Perforation ohne vorangehende alarmierende Symptome auf. Vereinzelt kann auch die Perforation das erste Zeichen eines Ulkus sein. Ich erinnere mich an einen Mediziner höheren Semesters, der in unserem Spital an der chirurgischen Abteilung Dienst machte und in einem Kaffeehaus bei der Zeitungslektüre plötzlich durch den stichartigen Schmerz im Epigastrium mit nachfolgendem schwerstem Krankheitsgefühl überrascht wurde. Er veranlaßte seine Überführung an die chirurgische Abteilung, wo man bei der sofort vorgenommenen Operation die Perforation eines Ulcus duodeni feststellte. Die nachträgliche Erhebung ergab, daß der Kranke vorher niemals irgend welche Magenbeschwerden gehabt hatte.

Auch das klinische Bild der Perforation ist außerordentlich typisch. Die Kranken liegen mit einem ängstlichen Gesichtsausdruck regungslos in Rückenlage, vermeiden jeden Druck auf die Magengegend, die Beine sind meist etwas hochgezogen. Die Schmerzstelle wird gewöhnlich genau lokalisiert. Bei der Untersuchung findet man das Abdomen besonders im Oberbauch bretthart gespannt, das Epigastrium ist außerordentlich druckempfindlich. Der Puls ist von Beginn an deutlich beschleunigt. Einige Stunden nach dem Durchbruch kann sich das Bild insofern ändern, als dann mitunter die stärkste Druckschmerzhaftigkeit im rechten Unterbauch gefunden wird, was zu Verwechslungen mit einer Appendizitis Anlaß geben kann. Diese Erscheinung erklärt sich durch das Abfließen des Mageninhaltes in die rechte Unterbauchgegend mit Erzeugung einer Peritonitis dieser Region. Bei Berücksichtigung der Vorgeschichte und Kenntnis dieses Befundes werden sich Fehldiagnosen meist vermeiden lassen. Bei günstigem Sitz des Ulkus wird mitunter der Übertritt des Mageninhaltes in den Bauchraum durch rasch eintretende peritoneale Verklebungen auf einen engbegrenzten Bezirk beschränkt. Wir sprechen dann von einer g e d e c k - t e n P e r f o r a t i o n. Die peritonischen Erscheinungen bleiben dann auf das Epigastrium beschränkt, es kommt zu mäßigen Temperatursteigerungen, die nach einiger Zeit wieder abklingen, und schließlich kann auch eine Spontanheilung eintreten. Manchmal entwickelt sich aber ein lokaler Abszeß oder ein subphrenischer Abszeß, der ein späteres chirurgisches Eingreifen nötig macht. Bei der Perforation in die freie Bauchhöhle entwickelt sich ohne Operation eine diffuse Peritonitis, die in der Regel in wenigen Tagen zum Tod führt. Je frühzeitiger die Operation nach dem Durchbruch erfolgt, desto günstiger sind die Erfolgsaussichten. Jedenfalls sollte die Operation, wenn irgendwie möglich, in den ersten sechs Stunden nach der Perforation erfolgen. Je später der Eingriff nach diesem Zeitpunkt stattfindet, desto schlechter wird die Prognose. Der Eingriff beschränkt sich in der Regel auf den Verschluß der Perforationsöffnung und die Reinigung der Bauchhöhle von dem ausgetretenen Mageninhalt. Die Radikaloperation wird gewöhnlich erst in einem späteren Zeitpunkt vorgenommen. Manche Chirurgen führen allerdings bei frischer Perforation und gutem Allgemeinzustand auch gleich die Resektion mit gutem Erfolg durch. Bei günstigem Verlauf überwinden die Patienten nach ein bis zwei Wochen das schwere Krankheitsbild. Mitunter kommt es aber im postoperativen Verlauf zu Abszeßbildungen im subphrenischen Raum und im kleinen Becken, die durch weitere Eingriffe meist beherrscht werden können. Fälle, die einen Geschwürsdurchbruch mitgemacht haben, sollten später immer der Radikaloperation zugeführt werden, da die Beschwerden mit der Übernähung des Ulkus meist nicht behoben werden oder nach einem verschieden langen, beschwerdefreien Intervall doch wieder die Erscheinungen des rezidivierenden Ulkusleidens bekommen.

Die gefürchteste Komplikation der Ulkuskrankheit stellt schließlich die maligne Degeneration des Geschwürs, das Ulkuskarzinom, dar. Während ältere Autoren die Möglichkeit der Entwicklung eines Karzinoms auf dem Boden eines Ulkus ablehnten, wird diese Möglichkeit heute allgemein anerkannt. Das Ulkuskarzinom findet sich vor allem im Magen, und zwar besonders häufig beim präpylorischen Ulkus, beim Ulcus duodeni stellt es jedoch eine große Rarität dar. Auf die Schwierigkeiten der Diagnose haben wir bereits hingewiesen, ebenso auf die Tatsache, daß meist erst die histologische Untersuchung die maligne Entartung des Geschwürs aufdeckt.

Das Magenkarzinom.

Wir haben in früheren Abschnitten schon mehrmals auf die subjektiven Symptome und objektiven Befunde beim Magenkarzinom hingewiesen und wollen hier mit Rücksicht auf die entscheidende Bedeutung einer möglichst frühzeitigen Diagnose nochmals im Zusammenhang darauf eingehen. Wenn bei einem älteren Menschen, der früher immer magengesund war, mit oder ohne angeblichen Grund Magenbeschwerden mit Appetitlosigkeit, Aufstoßen, Druckgefühl in der Magengegend nach dem Essen, also im wesentlichen Gastritissymptome, und Gewichtsabnahme auftreten, dann denke man in erster Linie an das Vorhandensein eines Magenkarzinoms und veranlasse alle Untersuchungen, die zur Klärung der Diagnose beitragen können. Leider muß man immer wieder die Erfahrung machen, daß die Patienten erst in einem vorgeschrittenen Stadium der Erkrankung erstmals einen Arzt aufsuchen oder von Seiten des Hausarztes ein Karzinom durch lange Zeit als „Magenkatarrh" erfolglos behandelt wurde. Von den objektiven Befunden kommt dem Nachweis einer Anazidität, einer dauernden okkulten Blutung und dem Röntgenbefund die größte diagnostische Bedeutung zu. In Spezialanstalten wird man auf die gastroskopische Untersuchung zur Ergänzung des Röntgenbefundes meist nicht verzichten. Der Nachweis eines tastbaren, nicht druckschmerzhaften Tumors ist für die Diagnose sehr wichtig, gelingt aber meist nur bei den bereits vorgeschrittenen Fällen, so daß dem Tastbefund für die Frühdiagnose keine besondere Bedeutung zukommt. Bei auch nur geringem klinischen Verdacht auf das Vorliegen eines Karzinoms sollte man daher auch mehr als bisher die Probelaparatomie zur Klärung der Diagnose heranziehen. Der Magenkrebs tritt im wesentlichen in zwei verschiedenen Formen in Erscheinung, in der Form des gefäßreicheren, tumorbildenden Karzinoms und seltener in Form einer diffusen Wandinfiltration, dem Scirrhus, der zu einer Verkleinerung und Wandstarre des Organs führt. Das Röntgenbild des Scirrhus kann weitgehend einem Gastrosspasmus totalis ähnlich sein. Durch eine Atropininjektion läßt sich die spastische Verengerung des Magens leicht erkennen, da eine halbe Stunde nach der Injektion die Magenform normal wird. Präpylorischer Sitz einer Wandveränderung des Magens ist bei positiver Anamnese auf das Vorliegen eines Karzinoms verdächtig. P o r g e s hat auf die besondere Symptomatologie des Karzinoms der Hinterwand des Magens hingewiesen. Bei diesen Fällen bestehen meist ulkusartige Schmerzen, die durch Alkalizufuhr nicht beeinflußbar sind. Der Mageninhalt kann norm- oder hyperazid, gelegentlich auch anazid sein. Durch die Lage des Karzinoms an der Hinterwand, in der Nähe der großen Kurvatur, kann der röntgenologische Nachweis schwierig sein.

Die Differentialdiagnose hat vor allem die benignen Tumorbildungen sowie die seltenen luetischen und tuberkulösen Veränderungen des Magens auszuschließen. Hier versagt die Röntgenuntersuchung häufig, während die Gastroskopie oft diese schwierige Differenzierung ermöglicht. Bei positiver Wassermann-Reaktion kann natürlich auch ein Karzinom vorliegen, doch sollte man in diesem Falle der Operation eine antiluetische Behandlung vorausschicken und erst bei Unwirksamkeit dieser Therapie den Eingriff vornehmen.

Die Behandlung des Magenkarzinoms ist bei dem gegenwärtigen Stand unserer Kenntnisse eine rein chirurgische. Es sollte grundsätzlich jeder Kranke, dessen Gesamtzustand einen operativen Eingriff zuläßt, dem Chirurgen zugewiesen werden, da bei der heutigen Technik auch scheinbar aussichtslose Fälle gelegentlich noch radikal operiert und geheilt werden können. Es werden von besonders erfahrenen Magenchirurgen immer wieder Fälle demonstriert, bei denen weit vorgeschrittene Karzinome mit großen Tumoren durch eine subtotale oder totale Magenresektion, partielle Pankreas- und Kolonresektion einer Dauerheilung zugeführt werden konnten. Umgekehrt kann man aber auch immer wieder die traurige Erfahrung machen, daß Kranke mit nur geringen Beschwerden erstmals beim Arzt erscheinen, wo bei der Operation ein inoperables Karzinom mit ausgedehnter Metastasierung gefunden wird. Diese leider häufigen Fälle dürfen uns aber nicht abhalten, die chirurgische Behandlung in jedem Falle zu versuchen trotz der hohen Mortalität des Eingriffes bei den vorgeschrittenen Fällen, da ohne Operation das traurige Ende bestenfalls hinausgeschoben, aber nicht verhindert werden kann. Die Strahlentherapie versagt erfahrungsgemäß beim Magenkarzinom, und die interne Behandlung mit krebsfeindlicher Diät und anderen Mitteln kann im günstigsten Fall eine Verlängerung des Lebens und damit des Leidens, aber keine Heilung herbeiführen. Wir bringen nun einige Krankengeschichten zur Erläuterung des bisher Gesagten:

Fall Nr. 10: Die 63 Jahre alte Frau gibt an, daß sie sich vollkommen wohl fühle und nur auf Drängen ihrer Töchter zur Beratung erschienen sei, die wegen einer Gewichtsabnahme von 10 kg besorgt wären. Sie fügte gleich hinzu, daß in der Kriegszeit alle Menschen abnehmen und sie ohnedies zu stark gewesen sei. Auf genaues Befragen war zu erheben, daß die Kranke kurze Zeit nach dem Essen wieder ein Leeregefühl im Magen verspüre und im Vergleich zu früher nur wenig auf einmal essen könne. Bei der klinischen Untersuchung war eine verdächtige Blässe des Gesichtes am meisten auffallend, die übrigen Befunde waren bis auf eine mäßige Blutdrucksteigerung negativ. Der Ernährungszustand war bei der mittelgroßen Frau bei einem Gewicht von 69 kg noch gut. Die sofort veranlaßten Untersuchungen ergaben bei der Ausheberung nach Probefrühstück ein Fehlen der freien Säure (0/10 HCl), die Blutsenkung war mäßig beschleunigt (32/56) und im Stuhl war bei hämoglobinfreier Kost Blut nachweisbar. Die Kontrolle des Körpergewichtes ergab eine weitere Abnahme. Es wurde nun eine Röntgenuntersuchung des Magens veranlaßt, die eine diffuse Infiltration des ganzen Corpus ventriculi mit Ver-

kleinerung des Magens und ein Offenstehen des Pylorus ergab. Bei der
sofort vorgenommenen Operation wurde ein inoperables Karzinom mit
Drüsen- und Lebermetastasen gefunden. Sechs Monate nach dem Eingriff ging die Patientin kachektisch zugrunde.

Fall Nr. 11: Die 41jährige Patientin, Tochter des eben geschilderten
Falles, erschien drei Monate nach Feststellung des inoperablen Karzinoms
bei der Mutter mit der Angabe, daß sie seit etwa sieben Wochen an Magenbeschwerden leide und an Gewicht abgenommen habe. Am Beginn der
Erkrankung war ein Durchfall vorhanden, den sie mit dem Magenleiden
in Zusammenhang bringt. Sie klagte über ein leichtes Druckgefühl in der
Magengegend nach dem Essen, Aufstoßen und ein Nachlassen des Appe-
tites. Die Kranke lebte in Darmstadt und brachte einige Befunde mit.
Die Säurewerte nach Probefrühstück waren anazid (0/15 HCl), die Blutsenkung war mäßig beschleunigt (26/62). Eine zweimalige Röntgenuntersuchung hatte Veränderungen im Bereich des Antrums ergeben, die als
Polyp aufgefaßt wurden. Bei der Untersuchung fand sich eine auffallende
Blässe des Gesichtes, der Ernährungszustand war deutlich reduziert, die
übrigen klinischen Befunde waren negativ. Nach den vorliegenden Befunden war bereits der Verdacht auf ein Karzinom des Magens gegeben.
In diesem Sinne sprachen das anämische Aussehen, die Anazidität, die
röntgenologischen Veränderungen in der präpylorischen Region und der
Nachweis eines Magenkarzinoms bei der Mutter. Eine neuerliche Röntgenuntersuchung ergab deutliche Zeichen einer Wandinfiltration knapp oberhalb des Pylorus, die Stuhluntersuchung bei hämoglobinfreier Kost eine
schwach positive Blutprobe. Bei der sofort vorgenommenen Operation
wurde ein etwa zweischillinggroßes Karzinom präpylorisch gefunden und
eine Zweidrittelresektion des Magens vorgenommen. Die mitentfernten
Drüsen erwiesen sich als karzinomfrei. Die Kranke erholte sich nach dem
Eingriff nur sehr langsam. Drei Monate nach der Operation war noch
eine stärkere hypochrome Anämie vorhanden (E = 3,7, Hgl. 35, F. I. =
= 0,47), die mit Leberinjektionen und Ferrostabil, dreimal zwei Dragées
täglich, mit Erfolg behandelt wurde. Bei einer Kontrolle fünf Jahre
nach der Operation fanden sich Zeichen einer Stumpfgastritis und einer
chronischen Enteritis. Sie gab an, daß sie auswärts eine Kur mit Blasto-
lysininjektionen mitgemacht und sich dabei sehr wohl gefühlt hatte. Gegen die augenblicklichen Beschwerden wurde Festal und Salzsäure-Pepsin
verordnet. Ein Bericht nach weiteren zwei Jahren, sieben Jahre nach der
Operation, ergab eine Besserung des Zustandes und keinen Anhaltspunkt
für das Vorhandensein eines Rezidivs.

Fall Nr. 12: Die 66jährige Frau gibt an, daß sie seit über einem Jahr
an Appetitlosigkeit, Widerwillen gegen Fleisch, Aufstoßen und zunehmender Abmagerung und Schwäche leidet. Vorher war sie immer magengesund. Sie wurde vom Hausarzt wegen ihres anämischen Aussehens mit
Leberinjektionen ohne Erfolg behandelt. Irgend welche Untersuchungen
waren nicht vorgenommen worden. Die Kranke war blaß und hatte den
typischen leidenden Gesichtsausdruck der Menschen mit vorgeschrittenem
Magenkarzinom. Bei der Untersuchung fand sich links, knapp unter dem
Rippenbogen, ein respiratorisch verschieblicher, harter und nicht druck-
schmerzhafter Tumor, der bei Untersuchung im Stehen deutlicher tastbar wurde. Die Leber war vergrößert, derb und wies an der Oberfläche
einige harte Knoten auf. Auf der linken Seite war oberhalb des Schlüs-
selbeines eine fast haselnußgroße, harte Drüse (Virchowsche Drüse)
tastbar. Nach dem klinischen Befund handelte es sich demnach um ein

vorgeschrittenes Magenkarzinom mit bereits ausgedehnter Metastasierung. Bei der Röntgenuntersuchung fand sich eine Infiltration an der kleinen Kurvatur, die hoch hinauf gegen die Kardia zu reichte, mit einem großen, unregelmäßig begrenzten Füllungsdefekt. Die bei der Beratung anwesende Schwester wurde über den trostlosen Befund informiert und von einer Operation abgeraten. Die Kranke ging einige Wochen später kachektisch zugrunde.

Fall Nr. 13: Der 45jährige Mann wurde während des Krieges mit der Diagnose chronische Gastritis in das Speziallazarett eingewiesen. Er brachte einen Röntgenbefund aus der jüngsten Zeit mit, der nur Zeichen einer Gastritis ergeben hatte. Bei dem Kranken waren vor über einem halben Jahr erstmals Magenbeschwerden aufgetreten, und zwar Appetitlosigkeit, Druck- und Völlegefühl im Magen nach der Nahrungsaufnahme. Das Gewicht hatte stark abgenommen. Die Untersuchung ergab bei dem anämischen und stark abgemagerten Kranken eine mäßige Druckempfindlichkeit im Epigastrium ohne Défense und ohne H e a d sche Zonen, der übrige Organbefund zeigte keine Besonderheiten. Der Mageninhalt war anazid, im Stuhl wurde bei hämoglobinfreier Kost ständig Blut nachgewiesen. Schon diese Befunde allein begründeten den dringenden Verdacht auf das Vorliegen eines Magenkarzinoms. Es wurde eine neuerliche Röntgenuntersuchung vorgenommen, die eine ausgedehnte Infiltration an der kleinen Kurvatur bei freier Pyloruspassage ergab. Bei der Operation wurde ein vorgeschrittenes, inoperables Karzinom mit Lebermetastasen gefunden.

Die Magenatonie.

Wir verstehen darunter einen verschieden hochgradigen Erschlaffungszustand der Magenmuskulatur, der zu einem teilweisen oder vollständigen Verlust der peristolischen Funktion des Organs führt. Der Magen wird zu einem schlaffen Sack mit besonders starker Erweiterung der antralen Partie, der bis ins kleine Becken herunterhängt. Durch das Gewicht der eingenommenen Nahrung wird der Fundus- und Korpusabschnitt lang ausgezogen, die Luftblase nimmt eine birnförmige Gestalt an und im Korpusbereich tritt eine deutliche Taillenbildung auf. Die Peristaltik solcher Mägen ist träge und unausgiebig, wodurch eine Retention des Mageninhaltes begünstigt wird. Die Säuresekretion kann dabei normal sein. Bei höhergradiger Atonie kann die Entleerungsverzögerung 24 Stunden und darüber betragen, durch Sarcinewucherung kommt es gelegentlich ebenso wie bei der Stenose zu fauliger Zersetzung des Mageninhaltes. Die Magenatonie darf mit der Gastroptose, die eine bloße Lageänderung des Magens darstellt, nicht verwechselt werden. Es ist wohl jeder atonische Magen auch ptotisch, aber nicht jeder ptotische Magen atonisch. Der ptotische Langmagen findet sich regelmäßig bei schlanken, hochwüchsigen und besonders bei asthenischen

Individuen, bei Frauen häufiger als bei Männern. Schlaffe Bauchdecken, besonders nach wiederholten Entbindungen, und starke Gewichtsverluste begünstigen die Entwicklung des ptotischen Magens. Die Gastroptose ist aber keine Krankheit und geht auch nicht mit Beschwerden einher. Erst bei Hinzutreten von atonischen Erscheinungen kommt es auch zu subjektiven Beschwerden. Erfahrungsgemäß entwickelt sich eine Magenatonie besonders häufig bei schwächlichen, asthenischen, unterernährten Menschen, die von Haus aus einen ptotischen Langmagen besitzen. Ursache für das Hinzukommen einer Atonie sind dann meist Überlastungen des Magens durch zu große Mahlzeiten, besonders durch zu reichliche Flüssigkeitszufuhr. Auch die früher geschilderte Überlastungsgastritis (s. S. 54) geht regelmäßig mit einer allerdings meist rasch wieder verschwindenden Magenatonie einher.

Die subjektiven Beschwerden bestehen in Druck- und Völlegefühl sowie ziehenden Schmerzen im Epigastrium nach der Nahrungsaufnahme, besonders nach reichlicher Flüssigkeitszufuhr. Die Beschwerden bessern sich oder verschwinden im Liegen. Bei höhergradiger Atonie mit stärkerer Entleerungsverzögerung kommt es auch mitunter zu fauligem Aufstoßen und zu Appetitlosigkeit sowie zu ständiger Gewichtsabnahme.

Bei der klinischen Untersuchung findet man einen tief unter den Nabel herabreichenden Magen mit deutlichen Plätschergeräuschen. Die Säureverhältnisse sind meist normal oder es findet sich eine mäßige Hypazidität. Der Röntgenbefund ist sehr charakteristisch und ermöglicht nicht nur die Diagnose, sondern gibt uns auch Anhaltspunkte über den Grad der Atonie und das Ausmaß der Entleerungsverzögerung.

Bei der Differentialdiagnose müssen neben der geschilderten, konstitutionell verankerten und durch unzweckmäßige Ernährung ausgelösten Atonie die sekundär atonischen Zustände bei dekompensierten Stenosen und die manchmal hochgradigen Atonien nach Vagusresektion berücksichtigt werden. Die Unterscheidung dieser Zustände wird auf Grund der Vorgeschichte, des klinischen Befundes und der Röntgenuntersuchung meist ohne Schwierigkeiten möglich sein.

Die Behandlung der Magenatonie erfordert von Seite des Patienten und des Arztes Geduld und Ausdauer. Schwerere Fälle, besonders nach akuten Überlastungen des Magens, bedürfen anfänglicher Bettruhe, wobei man zweckmäßig das Fußende des Bettes erhöht. Bei leichteren Fällen genügt es, wenn die Kranken nach den Hauptmahlzeiten durch eine bis zwei Stunden Bettruhe mit Rechtslage einhalten. Besonders wichtig ist die diätetische Behandlung. Sie besteht in der Verordnung häufiger, kleiner Mahlzeiten mit starker Beschränkung der Flüssigkeitszufuhr. Bezüglich der Art der Kost kann man sich weitgehend den Wünschen der Kranken anpassen, doch wird man kalorienreiche Nahrungsmittel bevorzugen, um den Ernährungszustand zu bessern. Dicke Breispeisen mit frisch eingerührter Butter (Mastbreie) sind bei den Zwischenmahlzeiten besonders zu empfehlen. Auch von appetitanregenden Medikamenten und geringen Mengen von alkololischen Getränken wird man bei schlecht essenden Kranken Gebrauch machen. Auch Arsenkuren und Injektionen von Strychnotonin können herangezogen werden. Bei den schweren Formen von Magenatonie nach Vagusresektion haben sich tägliche Injektionen von Azetylcholin i. m. mit anschließender Behandlung mit Azetylcholinzäpfchen (drei Stück täglich) bewährt. Diese Behandlung kann auch bei anderen Formen schwererer Atonie angewendet werden. Da die Kranken mit Magenatonie gewöhnlich schlaffe Bauchdecken haben, ist auf systematische Muskelübungen zur Kräftigung der Bauchmuskulatur besonderes Gewicht zu legen. Schließlich empfiehlt sich bei diesen Kranken die Anfertigung eines gutsitzenden Bauchmieders mit einer sichelförmigen Pelotte zur Stützung des unteren Magenpoles. Die Kranken müssen nur ausdrücklich darauf aufmerksam gemacht werden, daß sie das Mieder immer nur in liegender Stellung mit erhöhtem Becken anlegen dürfen, da bei Anlegen des Mieders im Stehen die Pelotte den ins Becken herabhängenden Magen einschnürt und damit die Beschwerden vermehrt.

Zum Schluß muß noch auf eine besonders schwere Form der Magenatonie hingewiesen werden, die sich mitunter nach Bauchoperationen, besonders nach Narkoseoperationen einstellt und zu einer schweren Bedrohung des Lebens werden kann. Die akute Magenlähmung äußert sich klinisch in einer enormen Auftreibung des Leibes und manchmal unstillbarem Erbrechen. Der Puls ist dabei klein und frequent. Die Kranken leiden besonders unter stärkstem Durstgefühl. Die Magenparese kann mit einer Darmparese kombiniert sein. P a y e r nimmt für die Entstehung einer Magenlähmung eine individuelle Prädisposition an. Ich habe bei einem Kranken nach einer Appendektomie eine letal endigende Magenlähmung beobachtet, zu der sich ein para-

lytischer Ileus hinzugesellt hatte. Die Operation war in Äther-
narkose durchgeführt worden. Die Mutter dieses Patienten
war einige Jahre vorher im Anschluß an eine in Narkose
durchgeführte Myomoperation ebenfalls unter den Erscheinungen einer Magen- und Darmlähmung zugrunde gegangen.
Die Erkennung dieses Zustandsbildes ist außerordentlich
wichtig, da man mitunter durch fortlaufende Magenspülungen nicht nur eine rasche subjektive Besserung der Beschwerden erreichen, sondern das Leiden einer Heilung zuführen kann. Bezüglich der Ätiologie dieses Zustandes besteht noch keine Klarheit. Für diese Frage sind Beobachtungen von B e r n i n g[14] von Bedeutung, der bei Kranken
mit schwerer Azidose im Präkoma oder Coma diabeticum
regelmäßig eine schwere Atonie des Magens mit beträchtlicher Entleerungsverzögerung gefunden hat, die mit der Beseitigung der Azidose rasch schwindet. Auch der Dünndarm
ist bei diesen Fällen erweitert und zeigt ebenfalls eine Entleerungsverzögerung. L a d u r o n (zit. n. B e r n i n g) hat bei
Fällen von postoperativer Azidose und Erscheinungen von
paralytischem Ileus mit Insulin-Dextrosebehandlung lebens-
rettende Erfolge erzielt. Er gibt alle drei Stunden 10 E Insulin + 500 ccm isotonische Dextroselösung subkutan und
10 ccm 50%ige Dextrose intravenös. Nach 70 bis 80 E Insulin, also nach rund 24 Stunden, wurde der lebensbedrohliche
Zustand meist überwunden.

Von der Magenparese ist das klinisch sehr ähnliche Bild
des akuten tiefen Duodenalverschlusses abzugrenzen. Am
meisten bekannt ist dieses Zustandsbild unter dem Namen des
arterio-mesenterialen Darmverschlusses. Bei Obduktionen hat
man gelegentlich auch tatsächlich eine Abschnürung des
Duodenums am Übergang ins Jejunum durch das mit den Gefäßen über diese Stelle hinwegziehende, straff gespannte Mesenterium festgestellt. Als Ursache dieser Zugwirkung hat
man ein Herabsinken des Dünndarmes gegen das Becken zu
angenommen. Für die Richtigkeit dieser Vorstellung spricht
die Erfahrung, daß bei manchen derartigen Fällen durch eine
entsprechende Lagerung des Körpers, die diese Zugwirkung
beseitigt (Bauchlage, Beckenhochlagerung, Knie-Ellenbogenlage), die bedrohlichen Erscheinungen rasch behoben werden
können.

---

[14] B e r n i n g, H.: Die Magenatonie und ihre Genese. Dtsch. Arch.
klin. Med. 189 (1944): 87.

Für die Differentialdiagnose zwischen akuter Magenlähmung und akutem Duodenalverschluß gibt P a y e r folgende Kriterien an: Der akute Duodenalverschluß ist durch initialen Schock, gesteigerte Peristaltik und Antiperistaltik, krampfartige Magenschmerzen und späteres Auftreten der Erweiterung des Magens gekennzeichnet. Bei der primären Magenlähmung fehlen Schmerzen und Peristaltikvermehrung, der Schock entwickelt sich langsamer, die Ausdehnung des Magens hingegen rascher als beim Duodenalverschluß. Dem wäre noch hinzuzufügen, daß beim tiefen Duodenalverschluß der Mageninhalt dauernd gallig verfärbt ist und gelegentlich durch entsprechende Lagerung des Körpers die Erscheinungen behoben werden können, eine Behandlung, die bei der Magenlähmung wirkungslos ist.

Die Magenneurosen.

In den älteren Darstellungen der Magenerkrankungen nehmen die Neurosen einen breiten Raum ein. Mit der zunehmenden Verbesserung der Diagnostik, vor allem durch die Röntgenuntersuchung, konnten viele der früher als Neurosen aufgefaßten Zustände als organische Erkrankungen erkannt werden. P o r g e s geht so weit, daß er die Existenz von reinen Magenneurosen überhaupt leugnet und für alle diese Zustände eine organische Grundkrankheit annimmt, auf die nervös bedingte Symptomenbilder aufgepfropft sein können. Dieser ablehnende Standpunkt ist als eine natürliche Reaktion auf die anfängliche Überwertung des Neurosenproblems zu verstehen. Gegenwärtig wird aber wieder die Existenz von rein neurotischen Zustandsbildern anerkannt, wobei man bei einzelnen Fällen die Frage offenlassen muß, ob nicht anfängliche organische Magenerkrankungen die Ursache zum späteren Auftreten der Neurose abgegeben haben.

Nach der praktischen Bedeutung geordnet, unterscheiden wir die Brechneurose bzw. das nervöse Erbrechen, die Aerophagie (das Luftschlucken), gewisse Appetenzneurosen und die Rumination. Das Heer der sekretorischen und motorischen Neurosen hat sich auf Grund der verbesserten Untersuchungstechnik als organisch bedingt herausgestellt. Das nervöse Erbrechen tritt periodisch meist mit, manchmal auch ohne erkennbaren Grund auf. Seelische Konflikte, Aufregungen, Angst vor Prüfungen, vor dem Militärdienst etc. kommen als auslösende Ursache in Frage. Während der Brechperiode wird bei den schwereren Fällen gewöhnlich jedes Essen kurz nach der Einnahme erbrochen. Typisch ist dabei, daß der Brechakt mühelos, ohne Nausea, vor sich geht und die Kranken unmittelbar nach dem Erbrechen wieder mit Appetit essen können. Meist hört das Erbrechen mit dem Abklingen der auslösenden Ursache nach wenigen Tagen ohne Behandlung auf. Mitunter kann aber eine solche Brechperiode wochenlang anhalten und zu einer beträchtlichen Reduzierung des Ernährungszustandes führen. Ich habe während des Krieges mehrere derartige Fälle erlebt, die wochenlang jede Nahrung erbrochen haben und dabei schwer heruntergekommen sind. Bei diesen letzteren Fällen hat es sich um eine ausgesprochene Zweckneurose gehandelt, da die Kranken die Befreiung vom Militärdienst anstrebten. Bei der Behandlung ist neben der Erhebung und möglichsten Beseitigung der psychischen Ursache die Verordnung einer flüssigkeitsarmen Kost besonders wichtig. P o r g e s empfiehlt, solche Kranke in den ersten Tagen bei Trockenkost vollkommen dursten zu lassen und den Flüssigkeitsbedarf durch Tröpfcheneinläufe mit physiologischer Kochsalzlösung zu decken, wodurch die Brechneigung unterdrückt wird. Völlig unrichtig ist es, solchen Kranken eine flüssige Ernährung zu geben, da dabei der bereits gebahnte Brechreflex besonders leicht in Aktion tritt. Bei der Aerophagie wird während des Essens oder auch unabhängig davon Luft in den Magen geschluckt, wodurch es bei den von Haus aus nervösen Menschen zu starker Beklemmung in der Herzgegend kommen kann, bis schließlich die Luft mit lautem Geräusch entleert wird. Ausgangspunkt für diese Neurose kann eine ursprüngliche organische Erkrankung des Magens, eine Gastritis oder ein Ulkus sein, wobei die Patienten die Erfahrung gemacht haben, daß ihnen das Aufstoßen von Luft eine Erleichterung der Beschwerden gebracht hat. Beim Vorhandensein einer noch aktiven Grundkrankheit muß sich die Behandlung gegen diese richten. Sonst hat die Behandlung eine Besserung des Ernährungs- und Kräftezustandes anzustreben und die psychischen Faktoren möglichst auszuschalten. Als Appetenzneurose bezeichnen wir ein Zustandsbild, bei dem der rasch wechselnde Appetit im Vordergrund steht. Die immer sehr nervösen Kranken glauben magenleidend zu sein, da sie manchmal auch leichte Speisen nur mit Widerwillen essen können und angeblich danach Magenbeschwerden bekommen. Es läßt sich aber dann erheben, daß sie zwischendurch wieder die schwersten Speisen anstandslos vertragen und mit größtem Appetit zu sich nehmen. Man kann weiters feststellen, daß diese wechselnden Zustände von der nervösen Stimmungslage der Kranken abhängig sind. Die Diagnose einer Appetenzneurose darf nur gestellt werden, wenn eine organische Erkrankung des Magens sowie Erkrankungen der Gallenblase und des Darmes ausgeschlossen werden können. Die Behandlung richtet sich ausschließlich gegen das nervöse Grundleiden. Die früher als Neurosen aufgefaßten Zustände eines gesteigerten Hungergefühls (Bulimie) und die primäre Anorexie können wir heute nicht mehr den Neurosen zuzählen. Ich[15] konnte mit Hilfe der Funktionsprüfung des Inselorganes bei einem Vielesser mit ausgesprochener Bulimie eine abnorme Ansprechbarkeit des Inselapparates nachweisen, wodurch sich das enorm gesteigerte Hungergefühl dieses Menschen durch hypoglykämische Zustände erklären ließ. Umgekehrt gelingt es bei der primären Anorexie, durch Insulininjektionen[16] oder durch ein Zuckerfrühstück[17] starkes Hungergefühl auszulösen und beträchtliche Gewichtszunahmen zu erreichen. Von geringer praktischer Bedeutung ist die Rumination, das Hochkommen von Nahrung einige Zeit nach dem Essen. Beim richtigen Wiederkäuen werden die ohne Nausea hochgekommenen Speisen wieder verschluckt.

Häufigkeit der Magenerkrankungen.

Bezüglich der Gastritis habe ich in der Literatur keine Angaben über die Häufigkeit ihres Vorkommens gefunden. Da Gastritiskranke nur selten ins Krankenhaus kommen, sondern entweder überhaupt nicht oder nur vom Hausarzt behandelt werden, ist eine Feststellung über die Häufigkeit dieses Leidens kaum möglich. Bezüglich der Ulkuskrankheit liegen sowohl von anatomischer wie auch klinischer Seite Statistiken vor. Bei Sektionen schwanken die Angaben zwischen 1 und 20 % nachweisbarer aktiver und narbiger Veränderungen. H a r t hat an einem relativ kleinen, aber genau

---

[15] D e p i s c h, F. u. R. H a s e n ö h r l: Die alimentäre Hypoglykämie als Funktionsprüfung des Inselorgans. Z. exper. Med., Bd. 58, 1927.

[16] F a l t a, W.: Wien. klin. Wschr. 1925, Nr. 27.

[17] D e p i s c h, F.: Über die Verwendung des „Zuckerfrühstückes" zur Erzeugung von Hunger und zur Mästung. Wien. Arch. inn. Med. 13, 1927; Klin. Wschr. 1927, Nr. 4.

untersuchten Sektionsmaterial (1541 Fälle) in rund 11 % Zeichen eines peptischen Geschwürs im Magen und Duodenum gefunden. L e h m a n n hat bei 1000 Sektionen aus dem Lainzer Versorgungshaus in 20 % peptische Veränderungen nachgewiesen. Von klinischen Untersuchungen sind vor allem die Untersuchungen von M a t t i s s o n zu erwähnen, der bei Krankenhauspatienten zwischen dem 15. und 20. Lebensjahr eine Ulkusmorbidität von 5 %, zwischen dem 25. und 30. Lebensjahr den Höchststand von 16 % gefunden hat. Bis zu 40 Jahren bleibt die Morbidität noch ziemlich hoch, um in den höheren Altersstufen wieder abzusinken. Wenn auch diese statistischen Zahlen mit begreiflichen Fehlerquellen behaftet sind, so zeigen sie uns doch, daß die Ulkuskrankheit ein häufiges Leiden darstellt. Wenn man sich noch vor Augen hält, daß vor allem das Ulcus ventriculi relativ häufig krebsig entartet und das Magenkarzinom an erster Stelle unter allen Karzinomerkrankungen steht, dann wird man die Bedeutung der Magenerkrankungen für die Volksgesundheit richtig würdigen.

Die Heredität bei Magenerkrankungen.

Hiezu kommt noch, daß Untersuchungen über die Heredität bei Magenerkrankungen das Vorhandensein einer rezessiv vererbbaren Organminderwertigkeit des Magens beim Ulkus und Karzinom wahrscheinlich gemacht haben (J. B a u e r und K. M a t t i s s o n l. c.).

Diese Tatsachen verpflichten uns, der weiteren Ausbreitung der Magenerkrankungen mit allen uns zur Verfügung stehenden Mitteln entgegenzuarbeiten.

Die Prophylaxe der Magenerkrankungen.

Sie muß bereits im Kindesalter einsetzen. Da Kauschäden und chronische Eiterherde sowohl für die Gastritis wie auch für das Ulkus einen ätiologischen Faktor abgeben können, ist der Gebißsanierung schon im frühesten Kindesalter größte Bedeutung beizumessen. Auf diese Weise wird man auch der Fokaltoxikose am besten vorbeugen. Auch die Erziehung zu regelmäßigem Essen und gutem Kauen muß schon sehr frühzeitig einsetzen, da man Erwachsene bekanntlich nur mehr schwer erziehen kann. Von großer Wichtigkeit ist die möglichst radikale Behandlung und Ausheilung der akuten Gastritis, die vorwiegend den praktischen Ärzten zufällt. Laxes Vorgehen ebnet den Boden für die Entwicklung der chronischen Gastritis mit ihrem schließlichen Ausgang in Sub- und Anazidität. Daß sich auf dem Boden der Achylia gastrica wieder sekundäre Darmstörungen, Anämien und nach manchen Autoren auch gerne Magenkarzinome entwickeln können, ist genügend bekannt. Wir haben früher schon erwähnt, daß die chronisch rezidivierende Gastritis hyperacida häufig einem Ulkus vorausgeht. Beim Ulkusleiden muß die möglichst radikale Behandlung und Ausheilung vor allem der Ersterkrankungen gefordert werden, da man damit dem Rezidiv vorbeugen kann. Man halte sich dabei immer vor Augen, daß subjektive Beschwerdefreiheit nicht gleichbedeutend mit der Heilung des Leidens ist. Weiters muß man bedenken, daß wir mit der Ausheilung der einzelnen Ulkusattacke die Ulkusdisposition nicht beseitigen und wir bei der Mehrzahl der Fälle ohne vorbeugende Maßnahmen wieder mit einem Rezidiv zu rechnen haben. Aus diesem Grunde halten wir es für unrichtig, einen geheilten Ulkuskranken wieder zu seinen früheren Lebens- und Essensgewohnheiten zurückkehren zu lassen. Wer einmal ein Ulkus mitgemacht hat, sollte dauernd zur Einhaltung gehäufter (zweistündiger) kleiner Mahlzeiten und zur Ausschaltung der Säurelocker sowie zur dauernden Nikotinabstinenz gebracht werden. Diese Forderungen sind zweifellos sehr hart und in der Praxis schwer durchzusetzen. Wenn man aber den Kranken den Sinn dieser Verordnung genügend erklärt und ihnen vor Augen hält, daß sie ihr Schicksal zum Teil selbst in der Hand haben, dann wird man manches Rezidiv verhüten können. Für die werktätige Bevölkerung ist aus diesem Grunde unbedingt die Ermöglichung der nur wenige Minuten beanspruchenden kleinen Zwischenmahlzeiten und eine diätetische Werksverpflegung zu fordern. Bei Ausschaltung der Sekretlocker, Zweistundenernährung und Nikotinabstinenz heilen nicht nur viele Ulzera ohne sonstige Behandlung aus, sondern können auch jahre- und jahrzehntelang rezidivfrei gehalten werden. Wenn diese Erkenntnisse einmal zum Allgemeingut der Ärzte und durch deren Vermittlung auch der Kranken würden, dann könnte die Zahl der Ulkusrezidiven und der schließlichen Operationen mit ihren nicht seltenen Folgeerscheinungen bestimmt wesentlich vermindert werden. Daß beim Ulkusleiden auch dem psychischen Faktor größte Beachtung zu schenken ist, haben wir bereits früher erwähnt. Sorge für genügenden Schlaf, genügende Freizeit und einen entsprechenden Urlaub ist außerordentlich wichtig. Bei den vegetativ Labilen, zu denen die Ulkuskranken meistens zählen, soll man auch von beruhigenden Medikamenten Gebrauch machen. Bellergalkuren, besonders in den Rezidivzeiten Frühjahr und Herbst, sind besonders bei Kranken in aufreibenden Berufen immer wieder heranzuziehen. Auch eine vernünftige sportliche Betätigung im Intervall, die der vegetativen Neurose entgegenwirkt, soll nach Möglichkeit angestrebt werden. Daß man in Rezidivzeiten auf die genaueste Einhaltung der diätetischen Vorschriften besonders achten wird, ist wohl selbstverständlich. Die geschilderten Maßnahmen, so einschneidend sie für den Kranken auch sind, stellen nach dem heutigen Stand unserer Kenntnisse die einzige Möglichkeit der Rezidivverhütung dar. Für die Zukunft ist zu hoffen, daß uns die weitere Erforschung hormonartiger Wirkstoffe, in derem Anfangsstadium wir uns noch befinden, neue Wege der Behandlung und Prophylaxe des Ulkusleidens eröffnet.

Die Prophylaxe des Magenkarzinoms hat folgende Erfahrungstatsachen zu berücksichtigen. Das Magenkarzinom entwickelt sich in der Regel auf dem Boden einer chronischen anaziden Gastritis. Wenn auch die Frage nicht entschieden ist, ob die fast regelmäßig beim Karzinom vorhandene Anazidität nur eine Folge der Krebserkrankung ist, muß diesem Umstand doch Rechnung getragen werden. Der Kampf gegen die Entwicklung der chronischen anaziden Gastritis könnte eine prophylaktische Maßnahme gegen die Karzinombildung sein. Jedenfalls ist es angezeigt, derartige Fälle öfter zu kontrollieren und bei verdächtigen Symptomen die Frühdiagnose nicht zu versäumen. Die Erfahrungstatsache, daß unter den chronischen Magengeschwüren das Ulcus praepyloricum am häufigsten in ein Ulkuskarzinom übergeht, wird uns eher veranlassen, bei derartigen Fällen zur Operation zu raten, wenn die Ausheilung des Ulkus auf Schwierigkeiten stößt. Da beim manifesten Karzinom die Aussichten einer Dauerheilung bei chirurgischer Behandlung von der möglichst frühzeitigen Diagnose abhängen, muß unsere besondere Aufmerksamkeit der Frühdiagnose gelten. Die durch populäre Vorträge versuchte Aufklärung der Bevölkerung stellt einen gangbaren Weg dabei dar, nur habe ich den Eindruck, daß auf diese Weise vor allem die Hypochonder erfaßt werden, deren Karzinomangst dabei noch vermehrt wird. Ein Fortschritt wäre nur dann zu erwarten, wenn der Gedanke der Gesundenuntersuchung bei der Bevölkerung Eingang finden würde. In Amerika wurde von St. John, Swenson und Harvey[18] der Versuch unternommen, bei Menschen von über 50 Jahren, die als gesunde Besucher oder wegen Erkrankungen außerhalb des Verdauungstraktes ins Spital gekommen waren, eine Röntgenuntersuchung des Magens vorzunehmen. Die durchschnittliche Untersuchungsdauer betrug nur eine Minute. Dabei wurde unter 2432 Personen dreimal ein Magenkarzinom im Frühstadium entdeckt, wo die Röntgendiagnose bei der Operation bestätigt wurde. Die Autoren betonen mit Recht, daß die Ausbeute solcher Untersuchungen von der Qualität des Röntgenologen abhängig ist.

Eheberatung und Berufsberatung.

Bei der Eheberatung wäre auf den hereditären Faktor Rücksicht zu nehmen und von der Eheschließung von Partnern, die selbst magenleidend sind oder in deren Familie gehäuft Magenerkrankungen vorgekommen sind, abzuraten. Bei der Berufsberatung wäre darauf zu achten, daß Magenkranken oder erblich Belasteten von aufreibenden Berufen mit unregelmäßiger Lebensweise abgeraten würde. Berufe mit körperlicher Betätigung in frischer Luft (Gärtnerei, Forstwesen etc.) wären zu empfehlen.

Die operative Behandlung der Ulkuskrankheit.

Es ist für den praktischen Arzt von größter Wichtigkeit, über die Möglichkeiten der chirurgischen Behandlung genau unterrichtet zu sein, die Art und Gefahren der chirurgischen Eingriffe sowie die Folgekrankheiten zu kennen und damit im einzelnen Fall die richtige Indikation für ein operatives Vorgehen zu stellen. Die Gastro-Entero-Anastomose (G. E. A.) hat durch viele Jahre ihren Platz als Standardmethode in der chirurgischen Behandlung des Ulkusleidens behauptet. Die Erfolgsberichte waren in einer Zeit, als vorwiegend das Ulcus ventriculi und die Pylorusstenosen operiert wurden, außerordentlich günstig. Mit der zunehmenden Einbeziehung des ursprünglich weniger bekannten Ulcus duodeni in den Indikationsbereich häuften sich bald die Feststellungen über Beschwerden nach der Operation und das Auftreten des gefürchteten Ulcus pepticum jejuni. Kalk nimmt auf Grund

---

[18] An Experiment in the early Diagnosis of Gastric Carcinoma. Ann. Surg. 119, 225 (1944).

seiner eigenen Erfahrung an, daß 50 % der mit einer G. E. A. behandelten Ulkusfälle ungeheilt bleiben. Diese ungünstigen Erfahrungen sind durchaus verständlich, wenn man bedenkt, daß durch diesen Eingriff die für die Ulkusentstehung verantwortliche Magensäure durch den Eingriff nicht direkt beeinflußt wird. Nur bei den Fällen, bei denen sich im Anschluß an die Operation durch Rückfluß von Duodenalsekret in den Magen eine Gastritis entwickelt, welche mit der Zeit zu einem Versiegen der Säureproduktion führt, sind die Dauerresultate gut. Günstige Resultate können auch Fälle von Pylorusstenose mit Sub- bzw. Anazidität aufweisen. Ähnliches gilt auch für manche Fälle von Ulcus ventriculi. Bei der aber nicht geringen Gruppe von Kranken, die nach der G. E. A. hohe Säurewerte behalten oder bei denen ein weiterer Anstieg der Säurezahlen eintritt, kommt es früher oder später zu einem Ulcus pepticum jejuni. Es ist daher verständlich, daß die G. E. A. in zunehmendem Maße von der Magenresektion verdrängt wurde. Bei diesem Eingriff in seinen verschiedenen Modifikationen werden grundsätzlich die pylorische Magenpartie, die als Reflexzone für die chemische Sekretion verantwortlich ist, sowie verschieden große Anteile des säureproduzierenden Korpusabschnittes entfernt. Als erwünschte Folge dieses Eingriffes kommt es in der Regel zu einem Versiegen der Säureproduktion und schließlich zum Auftreten einer histaminrefraktären Achylie. Bei unausgiebiger Resektion, seltener bei ausgedehnten Resektionen, kommt es aber doch manchmal nicht zum Verschwinden der Säureproduktion und zum Auftreten eines Ulcus pepticum jejuni. Es hat sich daher in zunehmendem Maße die von Finsterer propagierte Zweidrittel-Resektion als Methode der Wahl durchgesetzt. Die folgenden schematischen Skizzen sollen die verschiedenen Arten der Resektion veranschaulichen.

Vom Standpunkt des Verdauungsvorganges beeinträchtigt die Methode Billroth I die physiologischen Verhältnisse am wenigsten, da der Speisenbrei den normalen Weg durch das Duodenum nimmt und durch Ausbildung eines Pseudopylorus auch der portionenweise Übertritt des Chymus wiederhergestellt werden kann. Die Operation ist aber technisch schwierig und kann zu verschiedenen postoperativen Komplikationen führen. Der Billroth II ist technisch wesentlich einfacher und erlaubt auch die ausgiebige Resektion, die nach Ansicht maßgebender Chirurgen für den Dauererfolg ausschlaggebend ist. Die große Resektion schafft aber weit-

gehend unphysiologische Verhältnisse, die zu postoperativen
Beschwerden Anlaß geben können. Trotzdem sind die Erfolge
bei diesem Eingriff in der Hand von erfahrenen Magenchirurgen so beachtenswert, daß sich der Billroth II mit Recht immer mehr als Standardoperation des Ulkusleidens eingebürgert hat. Bei nicht resezierbarem Ulcus duodeni wird die Resektion zur Ausschaltung (Finsterer) und beim kardianahen Ulkus die palliative Magenresektion (Madlener)
ausgeführt. Für die letzteren beiden Fälle ist in der später zu

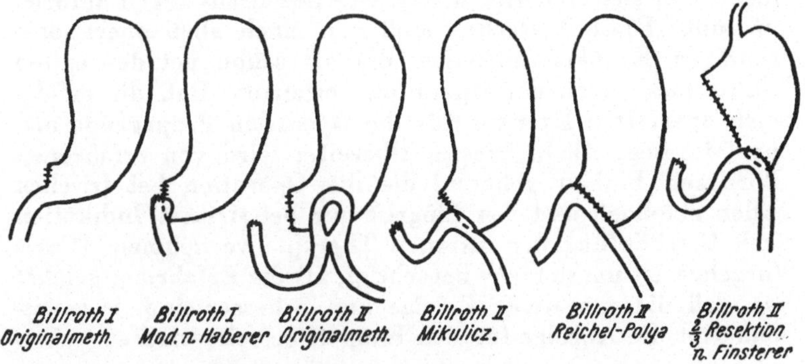

Abb. 6. Schema der Magenoperationen nach Billroth I u. II.

besprechenden Vagusresektion eine Konkurrenzmethode entstanden. Mit welcher Operationsmortalität muß man nun bei
der großen Magenresektion rechnen, und wie sind die Aussichten für eine Dauerheilung des Leidens? Die unmittelbare
Mortalität durch den Eingriff beträgt nach den chirurgischen
Statistiken im Durchschnitt 3 bis 5 % und ist damit nicht
höher als bei der einfachen G. E. A. Die Angaben über die
Dauerheilungen nach der Resektion schwanken zwischen 75
und 95 %. Gelegentlich einer mündlichen Aussprache mit
einem maßgebenden Chirurgen, bei der ich den Vorschlag
machte, das Ulkusleiden von Seiten des vegetativen Nervensystems operativ anzugehen, wurde mir erwidert, daß die Erfolge der Magenresektion so ausgezeichnet seien, daß vom
chirurgischen Standpunkt kein Bedürfnis nach einer neuen
Operationsmethode vorhanden sei. Als Erfolgszahlen wurde
mir angegeben, daß rund 60 % der Resezierten dauernd bei
freigewählter Ernährung beschwerdefrei sind, rund 30 % mit
diätetischen und medikamentösen Maßnahmen keine Beschwerden haben und die restlichen 10 % trotz Diät unter

Beschwerden leiden und daher als ungeheilt zu bezeichnen sind. Nach den während des Krieges an dem großen Krankengut der Spezialstation für Magen-Darmkrankheiten gemachten Erfahrungen dürften diese Angaben den tatsächlichen Verhältnissen am meisten entsprechen. Für die Entscheidung im einzelnen Fall muß sich demnach der Arzt vor Augen halten, daß etwa 10 % der Kranken durch die Resektion nicht geheilt werden und nach der Operation meist schlechter daran sind wie vorher und ein weiterer, nicht geringer Teil sich dauernd diätetische Beschränkungen auferlegen muß. Diese Tatsachen muß man auch allzu operationsfreudigen Kranken mitteilen, die oft schon bei der ersten Ulkusattacke nach der Operation verlangen. Daß die erfolgreich operierten Kranken für die Operation Propaganda machen, ist begreiflich. Diesem Übereifer wird von erfahrenen Chirurgen Einhalt geboten, die die Operation bei frischen Fällen ablehnen und den Eingriff nur bei strikter Indikation nach Erschöpfung der internen Therapie vornehmen. Dieses Vorgehen ist um so mehr berechtigt, als die Erfahrung gelehrt hat, daß die operativen Erfolge um so besser sind, je gewissenhafter die Anzeige für den Eingriff gestellt wird.

Die postoperativen Beschwerden.

Bevor wir auf die Indikationsstellung näher eingehen, wollen wir noch die postoperativen Beschwerden besprechen. Bei der G. E. A. kann das zurückgelassene Geschwür weiterhin aktiv bleiben, es kann zu Rezidivgeschwüren kommen oder zu einem Ulcus pepticum jejuni. Bei schlecht funktionierender Anastomose können Stenoseerscheinungen auftreten. Die Gefahr der Blutung, der Perforation und der malignen Degeneration des Ulkus ist weiterhin gegeben. Auch die postoperativ auftretenden Entzündungen der Magenschleimhaut und der angrenzenden Dünndarmschleimhaut können zu beträchtlichen Beschwerden Anlaß geben. Bei Auftreten einer Anazidität kommt es zur Keimbesiedelung des Magens und oberen Dünndarmes mit ihren möglichen schädlichen Folgen und nicht selten auch zu den gastrogenen Diarrhöen sowie zu Störungen der Blutbildung und Avitaminosen. Wichtig ist, daß die Beschwerden bei der G. E. A. sich häufen, je länger die Operation zurückliegt, im Gegensatz zur Resektion, bei der das Gegenteil der Fall ist. Auf die Schilderung der einzelnen Beschwerdebilder gehen wir im Zusammenhang mit den analogen Zuständen nach der Magenresektion ein.

Bei der Resektion sind die physiologischen Verhältnisse am weitestgehenden gestört, beim Billroth I weniger als beim Billroth II. Bei technisch einwandfreier Operation und bei Fehlen eines pathologischen Befundes können verschiedene krankhafte Symptome auftreten, die ausschließlich mit den geänderten anatomischen und physiologischen Verhältnissen zusammenhängen. Hieher gehören die Beschwerden des kleinen Magens, die Beschwerden infolge der Sturzentleerung und hypoglykämische Erscheinungen einige Zeit nach Genuß zuckerreicher Speisen und Getränke.

Die Beschwerden des kleinen Magens äußern sich in unmittelbar nach der Nahrungsaufnahme einsetzendem Druckgefühl im Epigastrium, manchmal in Schmerzen in dieser Gegend, verbunden mit einem Beklemmungsgefühl sowie Übelkeit und Erbrechen. Manche Kranke lokalisieren die unangenehmen Sensationen in die Herzgegend und klagen über anfallsweise auftretende Herzbeschwerden. Ursache für diese Zustände ist die Überdehnung des Magenstumpfes durch eine zu große und hastig eingenommene Mahlzeit, wobei es gleichzeitig zu einer Hochdrängung des linken Zwerchfelles kommt. Der Zwerchfellhochstand erklärt auch die gelegentlich auftretenden Herzbeschwerden im Sinne eines R o e m h e l d - schen Symptomenkomplexes. Ich erinnere mich an einen Patienten im Speziallazarett, der bei der Visite über Herzanfälle klagte mit Beklemmungsgefühl auf der Brust und starkem Herzklopfen. Die Schilderung der Beschwerden hätte an Anfälle von paroxysmaler Tachykardie denken lassen, doch konnte erhoben werden, daß die Zustände immer nach dem Mittag- und Abendessen auftraten. Röntgenologisch war ein kleiner Magenrest nach Billroth II mit gut funktionierender Anastomose nachweisbar. Die Operation lag zwei Jahre zurück. Ich ließ mich bei dem nächsten Anfall rufen und fand bei dem Kranken einen rhythmischen Puls mit einer Frequenz von 120 Schlägen pro Minute, einen normalen Blutdruck und keine Zeichen eines Dünndarmschocks. Auf die Verordnung, die Hauptmahlzeiten in zwei Teilen mit einer Stunde Intervall einzunehmen, verschwanden die Beschwerden schlagartig und endgültig. Die Erscheinungen des kleinen Magens machen sich besonders in den ersten Monaten nach der Operation bemerkbar und verlieren sich gewöhnlich im Verlauf eines Jahres. In diesem Zeitraum ist der Magenstumpf entweder so weit gedehnt, daß er normale Mahlzeiten ohne Beschwerden fassen kann, oder die Kranken haben gelernt, durch öftere kleinere Mahlzeiten ihrem Defektzustand Rechnung zu tragen. Wenn man diese Erscheinung kennt, so bereitet weder die Diagnose noch die Behandlung besondere Schwierigkeiten.

Die Sturzentleerung in die abführende Dünndarmschlinge bei Zufuhr von Flüssigkeiten ist bei guter Funktion der Anastomose als regelmäßiger Befund zu erheben. Der plötzliche Übertritt von flüssigen Nahrungsmitteln in den Dünndarm wird von den meisten Kranken anstandslos vertragen, kann mitunter aber Beschwerden verursachen. B o l l e r[19] hat auf Grund von Beobachtungen vor dem Röntgenschirm festgestellt, daß es bei solchen Fällen zu einem Hochsteigen von Gas aus dem Dünndarm in den Magen kommen kann mit Hochdrängung des linken Zwerchfelles. Die Patienten berichten dann, daß sie z. B. nach dem Genuß von Kaffee einen lästigen Druck im Epigastrium verspüren, manchmal auch Schmerzen, weiters kann es zu Übelkeiten und Herzklopfen kommen, so daß die weitere Nahrungsaufnahme unmöglich wird. Aufstoßen beseitigt den Zustand schlagartig. Das aufgestoßene Gas hat einen üblen Geruch und belästigt die Kranken und ihre Umgebung. Bei manchen Patienten, besonders bei Asthenikern, können auch Erscheinungen eines Dünndarmschocks auftreten. Dieser äußert sich in einem während oder unmittelbar nach der Mahlzeit auftretenden Schwächezustand mit Schwindelgefühl, Schweißausbruch und Zittern der Hände. Der Zustand kann sich sehr selten bis zum Auftreten einer flüchtigen Ohnmacht steigern. Die Erscheinungen werden auf eine Hyperämie im Splanchnikusgebiet mit sekundärer Hirnanämie infolge eines Mesenterialreizes zurückgeführt. Ein ähnliches Symptomenbild kann besonders in der ersten Zeit nach der Operation durch Auftreten von hypoglykämischen Erscheinungen auftreten. Bei Zufuhr zuckerreicher Nahrung, besonders zuckerreicher Flüssigkeiten, kommt es durch den raschen Übertritt in den Dünndarm zunächst zu einem abnorm starken Blutzuckeranstieg mit nachfolgender reaktiver Hypoglykämie. Zur Zeit des raschen Gewichtsanstieges in der Rekonvaleszenz machen sich diese Erscheinungen besonders bemerkbar, da nach eigenen Untersuchun-

---

[19] B o l l e r, R.: Der operierte Magen. Wien: Urban & Schwarzenberg. 1947.

gen mit **Hasenöhrl**[20] in diesem Zeitpunkt häufig eine abnorme Ansprechbarkeit des Inselorgans vorhanden ist. Die Erscheinungen äußern sich in großer Schwäche, Blässe des Gesichtes, Zittern, Schweißausbruch und Herzklopfen. Die Symptome sind durch Zuckerzufuhr rasch zu bekämpfen. Die Ähnlichkeit des Symptomenbildes mit den Erscheinungen des Dünndarmschocks ist eine weitgehende. Die prompte Wirkung der Zuckerzufuhr bei der Hypoglykämie ermöglicht die Unterscheidung.

Die Behandlung der durch die Sturzentleerung bedingten Beschwerden besteht in der Verordnung, die Mahlzeiten in liegender Stellung einzunehmen und auch einige Zeit nach der Nahrungsaufnahme liegen zu bleiben. Im Liegen erfolgt der Übertritt in den Dünndarm langsamer durch die Ausbildung einer pylorusartigen Funktion der Anastomose einige Zeit nach der Operation. Weiters sollen diese Kranken die Mahlzeiten mit konsistenten Speisen beginnen und die flüssige Nahrung (Kaffee, Tee, Suppe) erst später nehmen. Zur Verhütung der besonders in den ersten Wochen nach der Operation vorkommenden hypoglykämischen Anfälle ist die zweistündige Nahrungszufuhr wichtig, die auch sonst mit Rücksicht auf den kleinen Magenrest angezeigt ist. Mit den geschilderten Maßnahmen lassen sich in der Regel die Beschwerden von Seiten des kleinen Magens und von Seiten der Sturzentleerung prompt beseitigen.

Wesentlich schwieriger liegen die Verhältnisse bei jenen Beschwerden, denen ein pathologisches Substrat zugrunde liegt. Hieher gehören die entzündlichen Veränderungen der Schleimhaut im Bereich des Magens und Dünndarmes, die Verdauungsstörungen infolge der postoperativen Achylie und raschen Dünndarmpassage, die Stenoseerscheinungen bei schlecht funktionierender Anastomose, das Rezidivgeschwür und das Ulcus pepticum jejuni, weiters die sogenannten agastrischen Anämien und Störungen im Vitaminhaushalt und schließlich die sekundären Erkrankungen der Gallenblase. Entzündliche Veränderungen im Bereich der Schleimhaut des Restmagens (Stumpfgastritis) sind häufig nachweisbar. Sie entstehen offenbar durch den Rückfluß von Duodenalsekret in den Magenstumpf. Im Sinne dieser Auffassung

---

[20] **Depisch**, F. u. R. **Hasenöhrl**: Die alimentäre Hypoglykämie als Funktionsprüfung des Inselorgans. Z. exper. Med., Bd. 58, 1927.

spricht die Erfahrung, daß die entzündlichen Veränderungen meist am stärksten im Bereich der Anastomose ausgeprägt sind. Die subjektiven Beschwerden bestehen in Druck- und Völlegefühl unmittelbar nach der Nahrungsaufnahme, Appetitlosigkeit, Übelkeit, Aufstoßen, Erbrechen und Abmagerung. Objektiv lassen sich H e a d sche Zonen links im Epigastrium und rückwärts in der Höhe des 8. bis 10. Bd. nachweisen mit entsprechenden Druckpunkten. Mitunter sind auch Zeichen einer Epigastralgie vorhanden. Bei der Ausheberung wird meist Sub- und Anazidität bis zur histaminrefraktären Achylie gefunden. Die Röntgenuntersuchung ergibt gewöhnlich beträchtliche Vergröberung des Schleimhautreliefs, wie sie in diesem Ausmaß bei nichtoperierten Mägen kaum zu finden ist. Gastroskopisch werden die verschiedenen Bilder der hypertrophischen und atrophischen Gastritis gefunden. Die Schleimhautschwellung im Bereich des Anastomosenringes kann mitunter so hochgradig sein, daß sie Ursache von Stenoseerscheinungen werden kann. Wichtig ist, darauf hinzuweisen, daß auch bei groben Schleimhautveränderungen subjektive Beschwerden vollkommen fehlen können. Die Diagnose der Stumpfgastritis ist aus dem subjektiven Beschwerdebild und den objektiven Befunden in der Regel leicht zu stellen. Bei Vorhandensein stärkerer Schmerzen muß man immer an die Möglichkeit eines Rezidivulkus oder eines Ulcus pepticum jejuni denken, das dem röntgenologischen und gastroskopischen Nachweis entgehen kann. Durch wiederholte Untersuchungen und den Nachweis anhaltender okkulter Blutung wird die Differentialdiagnose schließlich doch zu stellen sein.

Die Behandlung deckt sich mit der der Gastritis des nichtoperierten Magens und besteht in diätetischen Maßnahmen und Magenspülungen. Bei stark entzündlicher Schwellung des Anastomoseringes mit Stenoseerscheinungen haben sich mir die Zuckerspülungen mit der Duodenalsonde besonders bewährt. Die entzündlichen Veränderungen der Dünndarmschleimhaut, die Jejunitis, ist ebenfalls eine sehr häufige Operationsfolge. Die subjektiven Beschwerden bestehen in Hitzewallungen, Blutandrang zum Kopf, Schweißausbruch unmittelbar nach dem Essen, in Schmerzen im Mittel- und Oberbauch kurz nach der Nahrungsaufnahme, Blähungen und bei Mitbeteiligung des Dickdarmes in Durchfällen. Objektiv findet man häufig eine H e a d sche Zone links oberhalb vom Nabel und rückwärts links vom 1. Lendenwirbel. Dieser Zone entsprechend ist ein typischer Druckpunkt links und oberhalb vom Nabel (Dünndarmdruckpunkt) nachweisbar. Im Stuhl nach Probediät sind Störungen der Nahrungsausnützung nachweisbar: schlechtverdaute Muskelfasern mit erhaltener Querstreifung, Fettbestandteile und gelegentlich auch unverdaute Stärke. Bei Beteiligung des Dickdarmes an dem entzündlichen Prozeß können Fäulnis- und Gärungsdiarrhöen auftreten. Bei der Röntgenuntersuchung zeigt sich die Schleimhaut des Jejunums stark vergröbert, es können Kaliberschwankungen und Schummerung durch vermehrten Schleimgehalt vorhanden sein. Die Passage durch den Dünndarm ist meist beschleunigt.

Die Diagnose ist nach den geschilderten subjektiven und objektiven Symptomen meist ohne Schwierigkeit möglich. Bei starken Schmerzen mit Ausstrahlung nach links im Anschluß an die Mahlzeiten wird man in der Differentialdiagnose ein Rezidivulkus oder ein Ulcus pepticum jejuni zu berücksichtigen haben. Für die Unterscheidung wird man die Intensität des Schmerzes heranziehen können, die besonders beim Ulcus pepticum jejuni außerordentlich hohe Grade erreicht, weiters das Ergebnis der Röntgenuntersuchung und Gastroskopie sowie den Nachweis einer okkulten Blutung. Die Behandlung deckt sich mit der der chronischen Enteritis und besteht im wesentlichen in einer zellulosefreien, reizlosen Diät mit leicht aufschließbaren Speisen. Medikamentös sind bei Anazidität Säure-Pepsinpräparate, Pankreasfermentpräparate und Adstringentien angezeigt. Bei Fäulnis- und Gärungsstühlen muß die Diät nach dem Stuhlbefund fortlaufend geregelt werden.

Die Symptomatik und Therapie der durch die Achylie und rasche Dünndarmpassage bedingten Verdauungsstörungen (gastrogene Diarrhöen) deckt sich mit dem eben über die Jejunitis Gesagten. Da nennenswerte entzündliche Veränderungen des Dünndarmes dabei fehlen können, genügt oft eine regelmäßige Verabfolgung von Säure-Pepsin und eine gut aufgeschlossene, leicht resorbierbare Diät, um die Störungen zu beheben.

Wesentlich ernster als die bisher geschilderten Folgekrankheiten der Resektion, die in der Regel einer Behandlung zugänglich sind, müssen die Beschwerden bei schlecht funktionierender Anastomose und bei Auftreten eines Rezidivgeschwürs im Magen oder im Bereich der Anastomose gewertet werden.

Die Erscheinungen einer schlechten Funktion der Anastomose können sich entweder unmittelbar im Anschluß an die Operation oder erst wesentlich später nach anfänglicher Beschwerdefreiheit einstellen. Im ersteren Fall kann es sich um eine technisch fehlerhafte Anlage der Anastomose oder eine Entleerungsstörung durch entzündliche Schwellung des Anastomosenringes handeln. Mitunter wird die Entleerungsstörung durch eine starke Füllung des zuführenden Schenkels bedingt. Bei den längere Zeit nach der Operation auftretenden Störungen kann eine narbige Schrumpfung und Verengerung der Anastomose vorliegen, was besonders bei der Originalmethode von Billroth I vorkommt, oder die Anastomose hat sich durch Dehnung der großen Kurvatur vom tiefsten Punkt nach aufwärts verlagert, wodurch Entleerungsstörungen auftreten können.

Die subjektiven Beschwerden bestehen in Appetitlosigkeit, Druck- und Völlegefühl nach dem Essen und gehäuftem Erbrechen sowie in ständiger Gewichtsabnahme. Von den objektiven Befunden kommt der Röntgenuntersuchung entscheidende Bedeutung zu. Sie kann uns meist über die vermutliche Ursache der Entleerungsstörung Aufschluß geben und unterrichtet uns gleichzeitig über deren Ausmaß. Man muß nur in einem solchen Fall immer den Röntgenologen auf die klinisch angenommene Entleerungsstörung hinweisen und die Feststellung der Entleerungszeit des Magenrestes verlangen. Daß bei flüchtigen Massenuntersuchungen, die ohne spezielle Fragestellung des zuweisenden Arztes durchgeführt werden, gelegentlich auch eine hochgradige Stenose übersehen werden kann, lehrt der folgende Fall:

Fall Nr. 14: Der 66jährige Mann gibt an, daß er vor 45 Jahren wegen eines Zwölffingerdarmgeschwüres operiert wurde. Zwölf Jahre nach der Operation fühlte er sich gesund, bis sich allmählich wieder Beschwerden einstellten, die ständig zunahmen. In den letzten Jahren kam es täglich zum Erbrechen großer Flüssigkeitsmengen, die zum Teil mit Nahrungsresten vermengt waren. Das Gewicht hatte dauernd abgenommen. Er brachte einige Röntgenbefunde mit, darunter einen aus der jüngsten Zeit, die alle im wesentlichen gleichartig lauteten und einen Magen mit G. E. A., gut funktionierender Anastomose mit Zeichen von Gastritis sowie eine Jejunitis ergaben. Der Hausarzt hatte den Kranken auf Grund dieser Röntgenbefunde mit verschiedenen Magenpulvern und Appetittropfen erfolglos behandelt. Schon nach der Anamnese und dem Aussehen des hochgradig abgemagerten Kranken war die Annahme einer schweren Entleerungsstörung naheliegend. Der Nachweis einer ausgesprochenen Stenosenperistaltik bestätigte diese Vermutung. Der Kranke wurde nun neuerlich mit der klinischen Diagnose „Stenose nach G. E. A." zur Röntgenuntersuchung geschickt und die Bestimmung der Entleerungszeit verlangt.

Es ergab sich nun eine hochgradige Stenose der Anastomose und des Pylorus mit einem beträchtlichen 48-Stunden-Rest. Der Kranke wurde einer Spülbehandlung mit anschließender Operation zugeführt und durch den Eingriff (Zweidrittelresektion) geheilt.

Die Behandlung bei schlechter Funktion der Anastomose besteht in einer entsprechenden flüssig-breiigen, reizlosen Diät, die auf häufige kleine Mahlzeiten verteilt gegeben wird, weiters in Spülungen des Magenstumpfes. Nur bei ausgesprochenen Stenoseerscheinungen, die durch diese Behandlung nicht genügend gebessert werden können, bleibt die neuerliche Operation als letzter Ausweg übrig.

Weitere, besonders ernste Komplikationen stellen das Rezidivgeschwür und das Ulcus pepticum jejuni dar. Beide kommen nur bei Erhaltenbleiben der Säureproduktion vor. Die Symptome eines Rezidivulkus decken sich mit denen eines Geschwürs am nichtoperierten Magen. Beim Ulcus pepticum jejuni sind die Schmerzen gewöhnlich besonders heftig und anhaltend und erweisen sich auch gegenüber der Behandlung als besonders hartnäckig. Das Geschwür liegt entweder am Anastomosenring oder an der der Anastomose gegenüberliegenden Seite des Jejunums, seltener weiter von der Anastomose entfernt. Die Diagnose gründet sich auf die heftigen, von der Nahrungszufuhr abhängigen Schmerzen, die typischen Druckpunkte in der Anastomosengegend, eventuell mit Défense, den Nachweis eines säurehältigen Magensaftes und okkulte Blutungen sowie auf die Röntgenuntersuchung und den gastroskopischen Befund. Für den Säurenachweis eignet sich besonders die fraktionierte Ausheberung in liegendem Zustand, die mitunter verläßlichere Resultate als die Ausheberung nach Probefrühstück gibt. Der Nachweis des Ulkus kann sowohl bei der Röntgenuntersuchung wie auch gastroskopisch sehr schwierig sein und ist häufig erst bei wiederholten Untersuchungen möglich.

Die Therapie muß alle bei der Ulkusbehandlung geschilderten Maßnahmen heranziehen und nötigenfalls auch eingreifendere Kuren zur Anwendung bringen. Ist das Rezidivgeschwür bzw. das Ulcus pepticum jejuni zur Abheilung gekommen, dann müssen unsere Bemühungen der Verhütung des immer wieder drohenden Rezidivs gelten. Dauernde strenge Einhaltung der Verbotsliste (s. S. 63) und dauernde Zweistundenernährung sind unerläßlich. Trotz dieser Maßnahmen wird man aber sehr häufig um eine neuerliche Operation nicht herumkommen. Hat es sich bei dem ersten Eingriff nur um eine G. E. A. gehandelt, dann wird man sich leichter zu einer Resektion entschließen, die dem Patienten dauernde Heilung bringen kann. Ähnliches gilt für bereits resezierte Fälle mit einem großen Magenrest. Es ist wichtig zu wissen, daß bei besonderer Ulkusdisposition auch eine neuerliche Resektion nicht immer die Säurebildung zum Erlöschen bringt und es in kurzer Zeit wieder zur Bildung eines Ulcus pepticum jejuni kommen kann. Für solche Kranke blieb früher nur die subtotale oder totale Magenresektion als letzter Ausweg übrig, während heute in der Vagusresektion ein neuer, erfolgversprechender Behandlungweg gegeben ist. Meist handelt es sich dabei um Menschen, bei denen das Ulkusleiden bereits in jugendlichem Alter aufgetreten ist und bei denen eine besondere hereditäre Belastung nachweisbar ist.

Das Ulcus pepticum jejuni kann zu lebensbedrohlichen Komplikationen, zu schweren Blutungen und zur Perforation führen. Die Blutung wird nach den bei der Ulkusblutung geschilderten Grundsätzen versorgt. Die Perforation kann in die freie Bauchhöhle oder in ein Nachbarorgan erfolgen. Nach Gastroenterostomie kommt es am häufigsten zur Perforation ins Querkolon mit Ausbildung einer Magen-Kolonfistel. Als Vorboten des Durchbruchs machen sich oft schon Schmerzen bemerkbar, die mit der Stuhlentleerung zusammenhängen, oder es besteht eine Neigung zu Durchfällen. Bei vollzogenem Durchbruch kommt es zu einem äußerst charakteristischen Symptomenbild, das die Diagnose meist rein klinisch ermöglicht. Es treten gehäufte Durchfälle meist unmittelbar nach jeder Nahrungszufuhr auf mit Abgang völlig unverdauter Speisereste (Lienterie), wobei von diesem Zeitpunkt an das Körpergewicht rapid abnimmt. Die Sicherung der Diagnose kann durch Einnehmen von Tierkohle oder eines Farbstoffes erfolgen, die bei Magen-Kolonfistel unmittelbar nach der Einnahme im Stuhl erscheinen. Den verläßlichsten Nachweis liefert die Röntgenuntersuchung, wobei man sich auf die orale Füllung bei negativem Ergebnis nicht verlassen darf und dann unbedingt eine Irrigoskopie anschließen soll, bei der in der Regel der Übertritt des Kontrastmittels aus dem Kolon in den Magen nachgewiesen werden kann. Die Magen-Kolonfistel stellt eine strikte Indikation zur Operation dar, da das Leiden sonst unaufhaltsam zum Tode führt.

Die nach Magenresektionen auftretenden Anämien (agastrische Anämien) wurden ursprünglich bezüglich ihrer Häufigkeit und praktischen Bedeutung zweifellos überschätzt. Es kommen hyperchrome Anämien vom Typus der Perniziosa, perniziosaähnliche Anämien, die leberrefraktär sind, achylische Chloranämien und eisenrefraktäre hypochrome Anämien zur Beobachtung. Wichtig ist, daß sekundäre Anämien durch fortgesetzte Blutungen aus einem Ulkus oder in seltenen Fällen auch ohne erkennbare Ursache auftreten können. Über einen derartigen Fall soll kurz berichtet werden:

Fall Nr. 15: 69jährige Frau, bei der vor zwanzig Jahren eine Magenresektion wegen Ulcus duodeni ausgeführt worden war. Die Kranke klagte über eine in den letzten Jahren zunehmende Schwäche, Schwellungen an den Beinen und Atemnot. Sie wurde wegen einer Anämie bereits von anderer Seite erfolglos mit Leberinjektionen behandelt. Bei der Untersuchung fand sich eine hypochrome Anämie (E = 3,02, Hgl. 35%, F. J. = 0,58), eine Hypertonie (RR 200/80) mit Zeichen einer kardialen Dekompensation (Puls 102, Leberschwellung und deutliche Ödeme der u. E.). Die Anämie wurde zunächst als Eisenmangelanämie aufgefaßt und mit Salzsäure-Pepsinzufuhr und Ferrostabil, dreimal zwei Tabletten täglich, die dekompensierte Hypertonie mit Kochsalzentzug und Digitalis behandelt. Dabei schwanden die Dekompensationserscheinungen in kurzer Zeit und das Blutbild besserte sich. Innerhalb von zwei Monaten waren die Erythrozyten auf 4,06, das Hämoglobin auf 66% und der F. J. auf 0,82 angestiegen. Bei der folgenden Kontrolle war aber der Blutbefund wieder schlechter, und die Patientin gab an, durch einige Tage einen pechschwarzen Stuhl gehabt zu haben. Die Kranke erinnerte sich nun auch, daß sie in den letzten Jahren öfter solche schwarze Stühle bemerkt hatte. Magenbeschwerden fehlten vollständig, und auch der Tastbefund ergab keinen Anhaltspunkt für eine Erkrankung im Bereich des Restmagens. Bei der Röntgenuntersuchung wurde ein Billroth II mit gut funktionierender Anastomose ohne Zeichen eines Ulkus gefunden. Der Wassermann war negativ. Die Blutstühle wiederholten sich in Intervallen von einigen Monaten immer wieder und führten jedesmal zu einer Verschlechterung des Blutbefundes. Erst bei dauernder Zufuhr von C-Vitamin und Kalziumglukonat per os sistierte die Blutung und der Blutbefund wurde unter fortgesetzter Eisenbehandlung annähernd normal (E = 4,79, Hgl. 80%, F. J. = 0,85). Das Körpergewicht hatte seit der Ausschwemmung der Ödeme um mehr als 10 kg zugenommen.

Das Zustandsbild mußte demnach als eine Blutungsanämie bei einem Resektionsmagen ohne erkennbare Blutungsquelle aufgefaßt werden.

Die Behandlung der agastrischen Anämien erfolgt nach den üblichen Regeln der Anämiebehandlung. Hervorzuheben ist nur, daß manche dieser Anämieformen besonders gut auf eine Folsäuretherapie ansprechen, worauf F l e i s c h h a k - k e r hingewiesen hat. Besonders die normoblastische Anämie spricht nach diesem Autor besser auf Folsäure als auf Leber-Eisentherapie an. Bei den hypochromen Anämien tritt bei der Kombination mit Folsäure eine raschere Erhöhung der Hämoglobinwerte auf als bei alleiniger Eisenbehandlung.

Im Gefolge der Magenoperationen kann es auch zu Vitaminmangelerscheinungen kommen. Praktisch bedeutsam ist vor allem der Mangel an C-Vitamin, der sich durch Zahnfleischblutungen, Neigung zu Hautblutungen und positives Rumpel-Leedesches Symptom bemerkbar macht. Er wird auf teilweise Zerstörung des C-Vitamins im keimbesiedelten Magen und auf mangelhafte Resorption infolge der raschen Dünndarmpassage zurückgeführt. Zur Behandlung eignen sich am besten Injektionen von C-Vitamin und orale Zufuhr von Zitronensaft. Mit Rücksicht auf die Armut der Magenschonkost an B-Vitamin ist besonders in den ersten Monaten nach der Operation die Verabfolgung von B-Vitamin in Form von Hefepräparaten angezeigt (Faex medicinalis, Levurinose, Levurinetten, Cenovis).

Schließlich muß noch auf die Störungen im extrahepatischen Gallenwegsystem hingewiesen werden, die sich als Folge der Operation einstellen können. Diese werden zum Teil auf Dyskinesien der Gallenwege mit Stauungen in den Gallenwegen zurückgeführt, die mit der fehlenden Duodenalpassage zusammenhängen. Zum Teil kommen aber auch Entzündungen der Gallenblase und Steinbildungen vor, die infolge der Keimbesiedelung des oberen Dünndarms auftreten. Kalk empfiehlt, zur Behandlung dieser Störungen täglich nüchtern Olivenöl oder zwei Eidotter zu geben, um die Gallenblase zu einer regelmäßigen Entleerung zu bringen, solange es noch nicht zur Entwicklung einer entzündlichen Steinblase gekommen ist.

Wenn man das Heer von Beschwerdebildern überblickt, die sich im Anschluß an eine Magenoperation einstellen können, dann muß man sich immer wieder wundern, daß eine so große Zahl von Menschen nach einem derartigen Eingriff vollkommen beschwerdefrei wird und bleibt. Die Anpassungsfähigkeit des menschlichen Organismus grenzt oft ans Wunderbare, und die geheilten Fälle nach Magenresektion geben uns ein eindrucksvolles Beispiel für diese Fähigkeit. Die postoperativen Resultate können wesentlich verbessert werden, wenn man dem Organismus durch eine entsprechende diätetische Nachbehandlung die Möglichkeit gibt, sich an die geänderten Verhältnisse anzupassen. Lapp und Neuffer[21] (ein Internist und ein Chirurg) haben den dankbaren Versuch unternommen, die diätetische Nachbehandlung magenoperier-

---

[21] Lapp, F. u. O. Neuffer: Chirurg 1934, 6: 86.

ter Kranker ausführlich zu schildern. Diese Autoren haben auch auf den Wert einer diätetischen Vorbehandlung zur Verhütung postoperativer Folgekrankheiten hingewiesen. Die Vorbehandlung bei nicht dringlichen Eingriffen richtet sich gegen die Gastritis und besteht im wesentlichen aus einer kurzdauernden Diätbehandlung, die bei Stenosen noch durch eine Spülbehandlung ergänzt werden muß. Die diätetische Nachbehandlung muß auf den kleinen Magen, die Sturzentleerung und auf die regelmäßig in der ersten Zeit nach der Operation vorhandene Stumpfgastritis und Jejunitis Rücksicht nehmen. Diesen Forderungen kann man durch eine reizlose, gut aufgeschlossene und leicht verdauliche Diät, die in häufigen kleinen Mahlzeiten gegeben wird, am besten entsprechen. Um eine Überlastung des Dünndarmes zu vermeiden, wird man in den ersten Monaten die zellulosehältigen Nahrungsmittel (Gemüse, Obst, Schwarzbrot etc.) stark beschränken oder ganz weglassen und auch Eiweißstoffe (Fleisch, Ei, Käse) nur in geringen Mengen und in leichtest verdaulicher Form bewilligen. Von den zellulosehältigen Nahrungsmitteln wird man am ehesten Kartoffel in Püreeform, passierte Karotten, Spargelspitzen, passierten Kochsalat und kleinblätterigen Spinat gestatten. Von Fleisch sind die bindegewebsarmen Sorten junger Tiere (Kalb, Huhn, Taube, junges Wild) und fettarme Fische zu bevorzugen. Eier werden am besten in Speisen verkocht gegeben. Von Käse soll man nur die milden und weichen Sorten (Gervais, Imperial) in frischem Zustand bewilligen. Der Zeitraum, bis zu welchem man die strenge Schonkost ausdehnen soll, wird von verschiedenen Autoren zwischen drei Monaten und einem Jahr angegeben. Ein starres Schema scheint mir dabei nicht am Platz, da die Anpassungsfähigkeit der einzelnen Menschen auf den Eingriff sehr verschieden ist. Nur soll man sich immer vor Augen halten, daß die Erfahrung gelehrt hat, daß die Dauerresultate um so besser sind, je länger die Schonkost eingehalten wurde. Zur Orientierung für den Arzt können die Erfahrungen des Patienten, die eventuellen subjektiven Beschwerden und das Verhalten des Stuhles und des Aushebererungsbefundes herangezogen werden. Bei völliger Beschwerdefreiheit, normalem, geformtem Stuhl mit guter Nahrungsausnützung und anazidem Mageninhalt wird man den Kostaufbau ohne Schaden rascher durchführen können. Dies gilt besonders für robuste Menschen mit von Haus aus sehr leistungsfähigem Verdauungsapparat. Bei schwächlichen, asthenischen Indivi-

duen mit Neigung zu Durchfällen, schlechter Nahrungsausnützung im Stuhl und subjektiven Beschwerden wird man hingegen äußerst vorsichtig vorgehen müssen, um ein Optimum
an Dauererfolg zu erzielen. Nicht selten sind es ja gerade die
Astheniker, die trotz einer technisch einwandfreien Resektion
dauernd Beschwerden von Seiten einer Stumpfgastritis oder
Jejunitis behalten und mit dem Erfolg der Operation begreiflicherweise nicht zufrieden sind.

Wenn man die möglichen Folgekrankheiten einer Magenoperation kennt, und jeder Arzt, der einen Kranken zu beraten hat, sollte sie genau kennen, dann wird man den Rat
zur Operation nur auf Grund einer gewissenhaften Indikationsstellung geben. Allzu operationsfreudigen Kranken soll
auch der Arzt die möglichen Folgekrankheiten und die Notwendigkeit einer langen Diätperiode nach der Operation vor
Augen halten, da viele Menschen der Meinung sind, daß sie
nach dem Eingriff von ihrem Leiden endgültig befreit sind
und alles essen können.

Die Indikation zum operativen Vorgehen bei Magenkrankheiten.

Sie ist gegeben: 1. beim Vorliegen eines Karzinoms oder
bei begründetem Karzinomverdacht, 2. bei organischen Stenosen, 3. bei wiederholten Ulkusblutungen, 4. beim therapieresistenten kallösen Ulkus und 5. bei jenen chronisch rezidivierenden Ulkusfällen, die wohl auf die Behandlung ansprechen, aber in kurzer Zeit immer wieder, meist durch Nichteinhalten einer Diät, rückfällig werden, wenn sie nach der
Operation verlangen, oder bei präpylorischem Sitz des Ulkus,
wo in der Zukunft mit der Möglichkeit der Entwicklung eines
Ulkuskarzinoms gerechnet werden muß. In Zweifelsfällen
wird das Vorkommen von Karzinomerkrankungen in der
Familie für ein operatives Vorgehen sprechen. Bei Einhalten
der geschilderten Indikationsstellung, bei entsprechender Vorbehandlung und gewissenhafter postoperativer Nachbehandlung können die Dauerresultate so verbessert werden, daß
die Magenresektion für die Mehrzahl der Fälle als derzeit
beste Methode der operativen Behandlung des Ulkusleidens
angesehen werden kann. Es ist auch durchaus verständlich,
daß sich namhafte Chirurgen gegenüber Neuerungen auf dem
Gebiet der Magenchirurgie ablehnend verhalten, trotzdem die
verstümmelnde Magenresektion sicherlich nicht als Ideal
einer Operation angesehen werden kann.

Die Vagus- und Sympathikusresektion.

Eine solche Neuerung stellt die Vagusresektion dar, die, von D r a g s t e d t 1943 zur Behandlung des Ulkusleidens empfohlen, heute bereits vielfach angewendet wird. In Wien hat sich zuerst M a n d l[22] für die abdominale Vagusresektion eingesetzt und über günstige Erfolge berichtet. Die theoretische Grundlage dieses Eingriffes geht von der Vorstellung aus, daß die über den Vagus verlaufenden psychischen Faktoren für die Ulkusentstehung von besonderer Bedeutung sind und auch der spasmogenen Ulkustheorie Rechnung getragen wird. Ohne uns auf diese theoretische Begründung näher einzulassen, sind die Vor- und Nachteile dieses Eingriffes heute bereits bis zu einem gewissen Grad erkennbar.

Die Vorteile der Methode beruhen vor allem in der einfachen Technik und in der damit zusammenhängenden relativen Ungefährlichkeit der Operation, weiters in der Vermeidung einer groben Organverstümmelung und schließlich in einer prompten Schmerzstillung. Diesen zweifellosen Vorteilen stehen schwerwiegende Nachteile gegenüber: 1. Das Ulkus mit allen seinen Komplikationsmöglichkeiten (Perforation, Blutung, maligne Degeneration) wird nicht entfernt. 2. Die Säureproduktion wird wohl vermindert, kommt aber nicht zum Erlöschen, so daß die Abheilung des Ulkus ausbleiben kann oder die Möglichkeit einer neuerlichen Ulkusbildung gegeben ist. 3. Bei manchen Fällen kommt es nach der Operation zu einer langanhaltenden, schweren Magenatonie mit beträchtlicher Entleerungsverzögerung und fauliger Zersetzung des Mageninhaltes mit Sarcinevegetation. 4. Es werden manchmal unstillbare Diarrhöen beobachtet in Form von Früh- und Spätdiarrhöen.

Die bisher in der Literatur vorliegenden Berichte über die Vagusresektion sind noch sehr widerspruchsvoll. Eine endgültige Beurteilung wird erst nach Vorliegen von Dauerresultaten an einem größeren Krankengut möglich sein. Immerhin beginnen sich aber jetzt schon einige Indikationen abzuzeichnen, bei denen die Vagusresektion als relativ ungefährliche Operation unter Umständen größeren Eingriffen vorzuziehen sein dürfte. Beim Rezidivulkus und beim Ulcus pepticum jejuni nach Magenresektion, beim nicht resezierbaren Ulcus duodeni und vielleicht auch beim kardianahen

---

[22] M a n d l, F.: Über die abdominelle Vagusresektion beim Ulkusleiden. Wien. klin. Wschr. 1948, 13: 201.

Ulcus ventriculi, bei Perigastritis und Periduodenitis mit starken Adhäsionsbeschwerden scheint die Vagusresektion der am meisten zu empfehlende Eingriff zu sein. Ein weiteres Indikationsgebiet stellt die Schmerzbekämpfung beim inoperablen Karzinom dar[23]. Ob die Vagusresektion auch beim unkomplizierten Ulkus geeignet ist, die Resektion zu verdrängen, wie dies manche Autoren glauben, wird erst die Zukunft lehren. Die Anhänger der Vagusresektion weisen darauf hin, daß die Kranken unmittelbar nach dem Eingriff schmerzfrei werden, in wenigen Tagen alles essen können und die Geschwüre in einigen Wochen abheilen. Die kritischen Nachprüfer geben die prompte Schmerzstillung und das in der Regel erfolgende Abheilen der Geschwüre zu, heben aber die Unannehmlichkeiten der postoperativen Atonie und der mitunter schweren, unbeeinflußbaren Diarrhöen hervor. Auch Ausbleiben der Abheilung des Ulkus und Blutungen wurden nach der Operation beschrieben. Zum Teil werden diese Versager auf eine unvollständige Durchtrennung der Vagusäste zurückgeführt. Wichtig ist auch, daß der röntgenologische Nachweis einer Abheilung des Geschwürs in dem atonischen und sekretgefüllten Magen unsicher ist und das Weiterbestehen des Geschwürs oft besser gastroskopisch nachweisbar ist. M a n d l hat in der oben zitierten Arbeit behauptet, daß er bei seinen letzten 100 Fällen von Vagektomie alle ernsteren Komplikationen einschließlich der Diarrhöen durch eine entsprechende Nachbehandlung vermeiden konnte. Worin diese Nachbehandlung besteht, wurde nicht angegeben. Für den Arzt ist es wichtig, die Folgekrankheiten nach der Vagusresektion und die Möglichkeiten ihrer Beeinflussung zu kennen. Unmittelbar nach gelungener, vollständiger Ausschaltung des Vagus kommt es zu einer schweren Atonie des Magens mit beträchtlicher Entleerungsverzögerung. Der Magen wird zu einem schlaffen Sack, in dem sich Speisereste und literweise Sekretmengen stauen. Durch Sarcinevegetation kann es zu fauliger Zersetzung des Mageninhaltes kommen und zu einem für die Kranken und ihre Umgebung sehr unangenehmen, übelriechenden Aufstoßen. Bei der Röntgenuntersuchung findet man im Stehen einen beträchtlich erweiterten, schlaffen Magen mit großer Luftblase, Hochdrängung des linken Zwerchfells mit nur oberflächlicher

---

[23] M a n d l, F.: Die Vagotomie als schmerzstillende Operation beim inoperablen Magenkarzinom. Wien. klin. Wschr. 1949, 14: 209.

Peristaltik, die zur Austreibung des Inhalts nicht ausreicht. Bei rechter Seitenlage entleert sich der Magen passiv ziemlich rasch. Dieser Umstand ist besonders in den ersten Monaten nach der Operation therapeutisch zur Entleerung des atonischen Magens wichtig (G. F u c h s[24]). Bei schweren Atonien wird man auch Magenspülungen anwenden müssen. Innerhalb von zwei bis drei Monaten nach dem Eingriff bildet sich diese Atonie meist spontan zurück und der Magen nimmt wieder seine normale Form an. Bei manchen Fällen bleibt die Atonie aber länger bestehen, so daß sechs Monate und auch ein Jahr nach der Operation noch deutliche Retentionserscheinungen vorhanden sein können. Diese Beobachtungen sind wichtig, da bei unvollständiger Entleerung des Magens die chemische Sekretion immer wieder angeregt wird und damit die Bedingungen zum Neuauftreten eines Geschwürs gegeben sind. Eine einschlägige Beobachtung soll kurz wiedergegeben werden.

Fall Nr. 16: Der 66jährige Kranke, der über zwanzig Jahre an einem chronisch rezidivierenden Ulcus duodeni litt, wurde im Juni 1948 vagektomiert. Bei der ersten Beratung, die ein halbes Jahr nach der Operation erfolgte, gab der Patient an, daß er seit dem Eingriff keine Schmerzen mehr habe, alles essen könne und bis auf sehr lästiges, übelriechendes Aufstoßen und eine hartnäckige Obstipation beschwerdefrei sei. Bei der klinischen Untersuchung fand sich das Epigastrium vorgewölbt, es bestand deutliches Plätschern bis unter den Nabel, aber keinerlei Druckempfindlichkeit. Die Röntgenuntersuchung hatte in dem noch atonischen Magen nach sechs Stunden fast keine Entleerung und nach 24 Stunden noch einen zwei Querfinger hohen Rest ergeben. Das Körpergewicht hatte seit der Operation um ca. 5 kg abgenommen, der Ernährungszustand des Kranken war aber gut. Nach einem weiteren halben Jahr berichtete der Kranke, daß das faulige Aufstoßen schon zeitweise ganz aufgehört hatte, in der letzten Zeit aber wiedergekommen sei. Außerdem waren manchmal nächtliche Schmerzen so wie vor der Operation aufgetreten, die durch Milchzufuhr behoben werden konnten. Eine neuerliche Röntgenkontrolle ergab eine deutliche Besserung von Tonus und Peristaltik, keine sichere Nische, aber noch immer einen einen Querfinger hohen Bariumrest nach 24 Stunden. Bei der klinischen Untersuchung wurde ein deutlicher Druckschmerz rechts oberhalb vom Nabel mit Défense im Bereich des rechten Rektus gefunden, also Zeichen, die im Verein mit den Schmerzen für ein Rezidiv des Ulcus duodeni sprachen. Dem Kranken wurde Zweistundenernährung, Ausschaltung der Säurelocker und Rechtslage nach den Mahlzeiten empfohlen. Eine Ausheberung wurde von dem Patienten verweigert.

Als weitere Folgekrankheit nach Vagektomie kann es zu schweren Durchfällen kommen. Zu ihrer Behandlung werden

---

[24] F u c h s, G.: Beobachtungen am vagektomierten Magen. Wien. klin. Wschr. 1948, 39: 639.

Diät und Sulfonamide empfohlen. Bei Unwirksamkeit dieser Therapie ist ein Versuch mit Azetylcholininjektionen zu empfehlen. (Ein Kubikzentimeter à 0,1 g intramuskulär, ein- bis zweimal täglich.) Bei günstiger Wirkung kann die Behandlung mit Azetylcholinzäpfchen à 0,3 g, dreimal täglich, fortgesetzt werden. Diese Behandlung kann auch für die Atonieerscheinungen vorübergehend zur Anwendung kommen. Als ernste Komplikation können Blutungen aus dem zurückgelassenen Geschwür auftreten. In diesem Fall sowie bei Ausbleiben einer Abheilung des Geschwürs oder bei Auftreten eines Rezidivgeschwürs bleibt nur die Resektion als Ausweg übrig, wenn die interne Behandlung versagt.

Aus unseren bisherigen Ausführungen geht hervor, daß ebenso wie bei der Resektion auch nach der Vagektomie eine ganze Reihe von Folgekrankheiten auftreten können. Es wird daher auch bei der Vagusresektion einer sorgfältigen Nachbehandlung größte praktische Bedeutung zukommen. Wenn von chirurgischer Seite betont wird, daß die Kranken schon zwei bis drei Tage nach der Operation „alles“ ohne Beschwerden essen können, so muß darauf hingewiesen werden, daß die Verabfolgung einer Vollkost für den schwer atonischen Magen auf die Dauer nicht gleichgültig sein wird. Es erscheint viel zweckmäßiger, von vornherein auf die Atonie Rücksicht zu nehmen und häufige kleine Mahlzeiten einer gut aufgeschlossenen, flüssigkeitsarmen Diät zu geben. Weiters sollte von Beginn an durch eine entsprechende Lagerungstherapie (Rechtslage und Hochstellen des Fußendes vom Bett) für eine möglichst vollständige Entleerung des Magens gesorgt werden, um die faulige Zersetzung größerer Rückstände zu verhüten. Erweist sich diese Behandlung als ungenügend, dann muß durch fortlaufende Magenspülungen das Anhäufen von Nahrungsresten vermieden werden. Auf diese Weise wird man vielleicht auch teilweise die schwer beeinflußbaren Diarrhöen verhüten können, die mitunter wohl auf die Reizwirkung des zersetzten Mageninhaltes auf den Darm zurückzuführen sind, wie uns dies von den Durchfällen bei der Pylorusstenose her geläufig ist. Auf diese Weise wird man vielleich auch dem Auftreten von Rezidivgeschwüren vorbeugen können. Diese Maßnahmen dürften erst gelockert und aufgegeben werden, wenn durch Röntgenkontrolle die Wiederkehr einer annähernd normalen Entleerungszeit des Magens festgestellt ist.

Der Vollständigkeit halber sei noch erwähnt, daß in jüngster Zeit über günstige Erfolge beim Ulkusleiden mit der beiderseitigen Durchtrennung des Nervus splanchnicus berichtet wurde[25]. Als theoretische Fundierung des Eingriffes wird angenommen, daß die bei Ulkuskranken oft nachweisbare Vagotonie eine sekundäre Erscheinung darstellt, primär aber eine Sympathikotonie vorliege.

Merksätze für die Praxis.

1. Bei allen Magenkrankheiten achte man auf den Zustand des Gebisses und auf Erkrankungen der Tonsillen und Nebenhöhlen. Schlechtes Kauvermögen, chronische Eiterherde im Bereich der Zähne, Tonsillen und Nebenhöhlen kommen als wichtige ätiologische Faktoren für die Entstehung von Magenleiden in Frage.

2. Hastiges Essen, schlechtes Kauen, besonders von abnorm heißen oder kalten Speisen und Getränken, unregelmäßige, gehetzte Lebensweise, schwere seelische Konflikte können Anlaß zum Auftreten von Magenkrankheiten geben.

3. Bei Vorliegen des Symptomenbildes einer Gastritis denke man daran, daß eine beginnende Lungentuberkulose oder eine beginnende Kreislaufdekompensation nicht selten unter den subjektiven Beschwerden einer Gastritis in Erscheinung tritt.

4. Bei der Untersuchung eines Gastritiskranken achte man weiters auf Erkrankungen der Gallenblase, des Dünn- und Dickdarms, der Appendix, da von Erkrankungen dieser Organe die Gastritis ausgelöst oder aktiviert werden kann. Es sollte nicht vorkommen, daß Kranke mit einem chronischen Gallenblasenleiden, einer chronischen Appendizitis oder Enteritis etc. jahrelang immer nur bezüglich des Magens untersucht und erfolglos behandelt werden und die ursächliche Grundkrankheit übersehen wurde.

5. Jede akute Gastritis sollte immer besonders gewissenhaft behandelt werden, um den Übergang in eine chronische Gastritis zu vermeiden. Auch bei scheinbar chronischen Fällen sollte man im Beginn eine radikale Behandlung versuchen, da auch Fälle mit einer histaminrefraktären Anazidität auf diese Weise noch einer Heilung zugeführt werden können.

---

[25] **Baumgartner, W.:** Vagotomie und Splanchnikotomie zur Behandlung des peptischen Geschwürs. Gastro-Enterologia, 74 (1948/49): 156.

6. Die Diagnose eines Ulcus pepticum gründet sich in erster Linie auf die Anamnese (periodischer Verlauf mit vollkommen beschwerdefreien Intervallen, Kolikschmerzen in zeitlich fixer Bindung mit der Nahrungsaufnahme, die sich auf Nahrungs- oder Alkalizufuhr bessern) und auf den klinischen Befund. Der Nachweis eines Druckpunktes rechts oberhalb vom Nabel mit einer deutlichen Défense dieser Gegend ermöglicht im Verein mit einer typischen Anamnese allein die Diagnose eines pylorusnahen Geschwürs. Extrem hohe Säurewerte bei der Ausheberung sprechen für Ulcus duodeni. Passagere Anazidität kommt auch beim Ulcus duodeni infolge einer akuten Pangastritis vor. Dauernde Anazidität spricht gegen das Vorliegen eines Ulcus pepticum.

7. Der Röntgenbefund sollte nur im Rahmen des gesamten klinischen Bildes verwertet werden, da sonst Fehldiagnosen unvermeidbar sind.

8. Die Gastroskopie ist für die Diagnose und die Kontrolle des Heilungsverlaufes des Ulcus ventriculi und der Gastritis von Wichtigkeit und kann auch bei der Differentialdiagnose (Karzinom, benigne Tumoren etc.) wertvolle Dienste leisten.

9. Für die Behandlung des Ulkusleidens ist eine entsprechende Diät mit Entzug der Säurelocker und gehäufter Nahrungszufuhr in ein- bis zweistündigen Intervallen besonders wichtig. Zur Unterstützung der Behandlung können verschiedene Verfahren herangezogen werden (Proteinkörper, Follikelhormon, Nebennierenrindenhormon u. a.). Subjektive Beschwerdefreiheit ist nicht gleichbedeutend mit der Abheilung des Ulkus.

10. Ersterkrankungen sollten besonders radikal behandelt werden, um Rückfällen vorzubeugen. Bei oberflächlichen Rezidivgeschwüren ist die ambulante Behandlung erlaubt. Bei Unwirksamkeit derselben sollte immer eine kombinierte Diät-Liegekur mit drei bis sechs Pyriferinjektionen versucht werden, bevor ein Kranker als „therapieresistent" an den Chirurgen überwiesen wird.

11. Fälle mit wiederholten Blutungen, Stenosen sowie penetrierende, kallöse und therapieresistente Ulzera müssen der Operation zugeführt werden.

12. Eine diätetische Vorbehandlung, bei Stenosefällen kombiniert mit Magenspülungen, verbessert die Operationserfolge. Ebenso ist zur Erzielung guter Dauerresultate eine sorgfältige diätetische Nachbehandlung unerläßlich.

13. Für das Rezidivgeschwür und das Ulcus pepticum jejuni nach Magenresektion, für Adhäsionsbeschwerden, für das nicht resezierbare Ulcus duodeni und das kardianahe Ulcus ventriculi kommt unter Umständen die Vagusresektion in Frage. Der gleiche Eingriff ist auch zur Schmerzbekämpfung beim inoperablen Karzinom angezeigt. Bei den übrigen Fällen wird man vorläufig der Resektion den Vorzug geben.

14. Wenn ein älterer, vorher immer magengesunder Mensch über gastritisartige Magenbeschwerden klagt mit Appetitlosigkeit, Übelkeit, Aufstoßen, Widerwillen gegen Fleisch und stark an Gewicht abnimmt, dann denke man in erster Linie an das Vorliegen eines Magenkarzinoms und veranlasse alle notwendigen Untersuchungen, um die Diagnose zu sichern. Im Zweifelsfall soll eine Probelaparatomie gemacht werden.

15. Kranke mit Magenkarzinom sollen grundsätzlich der Operation zugeführt werden, wenn der Allgemeinzustand den Eingriff noch erlaubt und Metastasen nicht mit Sicherheit festgestellt sind. Über die Möglichkeit einer Radikaloperation kann nur der Chirurg während der Operation entscheiden. Auch bei großen Tumoren mit Übergreifen auf die Nachbarorgane ist operativ gelegentlich noch eine Dauerheilung möglich.

16. Für die Prophylaxe von Magenerkrankungen ist die Betreuung des Gebisses und die Erziehung zu richtigem Essen schon von früher Kindheit an besonders wichtig. Möglichst radikale Behandlung bei der akuten Gastritis und bei der einzelnen Ulkusattacke kann das Auftreten von chronischen Leiden und von Rezidiven einschränken. Ulkuskranke sollten dauernd zur Einhaltung einer Zweistundenernährung und zur möglichsten Ausschaltung der Säurelocker, vor allem zu dauernder Nikotinabstinenz gebracht werden.

17. Für die Ehe- und Berufsberatung ist wichtig, daß Magenkranken oder erblich mit Magenleiden Belasteten die Eheschließung abzuraten und bei der Berufswahl den Berufen mit Betätigung in frischer Luft (Gärtnerei, Land- und Forstwirtschaft etc.) gegenüber allen aufreibenden Berufen mit unregelmäßiger Lebensweise der Vorzug zu geben wäre.

C. Die Erkrankungen des Darmes.

1. Anatomie und Physiologie des Darmes.

Der menschliche Darm besteht aus dem Dünn- und Dickdarm. Der vom Pylorus bis zur Flexura duodeno-jejunalis reichende Anfangsteil des Dünndarmes heißt Duodenum und ist etwa 30 cm lang. Wir unterscheiden am Duodenum die Pars horizontalis superior, die Pars descendens, in deren Bereich die Papilla V a t e r i mit der Einmündung des Ductus hepaticus und der Pankreasgänge liegt, die Pars horizontalis inferior und die Pars ascendens. Der an die Flexura duodenojejunalis anschließende Teil des Dünndarmes heißt Jejunum, er geht ohne scharfe Grenze in das Ileum über. Der Dünndarm hat eine Länge von ca. 6 m, sein Lumen beträgt ca. 3 bis 5 cm. Die Dünndarmschlingen liegen im Mittel- und Unterbauch, das Jejunum vorwiegend links, das Ileum mehr rechts von der Medianlinie. Die Dünndarmschlingen sind infolge des langen Gekröses gut beweglich. Das Ileum mündet im rechten Unterbauch in das Coecum (Typhlon, Blinddarm). An der Übertrittsstelle befindet sich die B a u h i n i sche Klappe, die einen Rückfluß von Dickdarminhalt verhindern kann, aber nicht immer einen vollkommenen Abschluß des Dickdarminhaltes gegen den Dünndarm zu bewirkt. Im Dickdarm unterscheiden wir den von der Einmündung des Ileums kaudalwärts reichenden Blindsack, das Coecum, von dem der 5 bis 10 cm lange, manchmal auch wesentlich längere Wurmfortsatz (Appendix) abgeht. Anschließend an das Coecum zieht das Colon ascendens, an der hinteren Bauchwand fixiert, nach aufwärts bis unter die Leber, geht an der Flexura hepatica in das infolge seines langen Mesenteriums gut bewegliche Colon transversum über, welches in einer nach unten konvexen Schleife quer über das Abdomen verläuft und in der Flexura linealis in das Colon descendens übergeht. Letzteres liegt in der linken Bauchseite, ist an der hinteren Bauchwand fixiert und reicht bis zur linken Darmbeinschaufel herab. Es geht an der Flexura sigmoidea in das bewegliche Sigma über, an welches sich der Mastdarm mit seiner ampullenartigen Erweiterung, der Ampulla recti, anschließt. An der Grenze zwischen Sigma und Rektum findet sich eine Verstärkung der Ringmuskelschicht, der sogenannte Sphincter recto-romanus. Der Dickdarm ist $1^{1}/_{2}$ bis 2 m lang und besitzt ein Lumen von 5 bis 9 cm. Die Darmwand besteht aus der Mukosa, der Submukosa, einer inneren Ring- und äußeren Längsmuskelschicht und dem Serosaüberzug. Im Bereich des Dickdarmes ist die Längsmuskelschicht in drei bandförmige Streifen, die Taenien, zusammengefaßt, zwischen denen sich die Haustren vorwölben. Die Schleimhaut ist im Bereich des Duodenums und Jejunums mit querverlaufenden Falten, den Kerckringschen Falten, versehen, von deren Oberfläche fingerförmige Ausstülpungen, die Zotten, in das Darmlumen hineinragen. In der Schleimhaut befinden sich die Lieberkühnschen Drüsen und die Becherzellen, im Duodenum eine besondere Drüsenart, die Brunnerschen Drüsen. Eine Besonderheit des Ileums stellen die Peyerschen Plaques dar, das sind ovale Anhäufungen von lymphatischem Gewebe an der dem Mesenterialansatz gegenüberliegenden Seite der Darmwand. Die arterielle Blutversorgung kommt für das Duodenum aus der A. hepatica, gastroduodenalis superior und inferior, für den ganzen Dünndarm und den Dickdarm einschließlich des Colon transversum aus der A. mesenterica superior, für das Colon descendens, Sigmoid und obere Rektum aus der A. mesenterica inferior. Das mittlere und untere Rektum wird von der A. hämorrhoidalis media und inferior versorgt. Die Venen des Darmes münden in die Pfortader mit Ausnahme eines Teiles des Plexus hämorrhoidalis, der sein Blut über die Vena hypogastrica in die untere Hohlvene abgibt. Die Lymphgefäße verlaufen im Mesenterium zu den mesenterialen Lymphknoten und vereinigen sich schließlich zum Ductus thoracicus. Die nervöse Steuerung des Darmes erfolgt durch den in der Submukosa gelegenen Meißnerschen und den zwischen den Muskelschichten gelegenen Auerbachschen Plexus sowie durch den Vagus und Sympathikus.

Dem Darm kommen eine Reihe wichtiger Funktionen zu: die Verdauung und Resorption der eingeführten Nahrungsstoffe und Flüssigkeiten, die Weiterbeförderung des Darminhaltes und die Ausstoßung der unverdaulichen Reste als Kot. Weiters ist der Darm befähigt, die während der Verdauung gebildeten Gase sowie die durch die bakteriellen Gärungs- und Fäulnisvorgänge entstehenden Substanzen (organische Säuren, Indol, Skatol, Phenol, Kresol, Histamin etc.) zu resorbieren. Schließlich dient der Darmtrakt auch als wichtiges Ausscheidungsorgan. Im Duodenum erfolgt die Neutralisierung des sauren Mageninhaltes und seine Durchmischung mit dem Bauchspeichel und der Galle. Der Bauchspeichel enthält drei wichtige Fermente, das eiweißspaltende Trypsin, die fettspaltende Lipase und die stärkespaltende Diastase, die im Verein mit der Galle den größten Teil der Darmverdauung besorgen. Die Drüsen des Darmes produzieren ein eiweißspaltendes Ferment, das Erepsin, eine Lipase, eine Nuklease und Arginase, eine Laktase, Maltase und Invertase, welch letztere drei die entsprechenden Disaccharide in Monosaccharide spalten, und schließlich die Enterokinase, welche das Trysin aktiviert. Die Aufschließung und Resorption der Nahrung erfolgt zum größten Teil bereits im Dünndarm. Da die Aufnahme der Nahrungsstoffe infolge der durch die zahlreichen Falten und Zotten enorm vergrößerten Oberfläche sehr rasch erfolgt, wird das Jejunum ziemlich rasch nach der Nahrungsaufnahme wieder leer, die Reste der Nahrung sammeln sich im Ileum und treten zwei bis drei Stunden nach einer Mahlzeit bereits ins Coecum über. Nach vier bis sechs Stunden ist dieser Übertritt bereits vollendet. Im Coecum und Aszendens, dem Gärkessel des Darmes, erfolgt die wichtige bakterielle Nachverdauung. Die im oberen Dünndarm nicht resorbierten Kohlehydrate unterliegen bereits im unteren Ileum einer bakteriellen Gärung, die im Coecum fortgesetzt wird. Auch die für die Darmsäfte nicht angreifbare Zellulose wird im Blinddarm und aufsteigenden Dickdarm unter Bildung von Gärungssäuren teilweise aufgeschlossen. Die Gärungsprodukte werden an Ort und Stelle resorbiert. Der Kot wird durch Wasseraufnahme eingedickt und gelangt nach Abschluß der Gärungsvorgänge im Verlauf von zwei bis drei Stunden in das Colon transversum, wo unter der Einwirkung von Fäulnisbakterien die Zersetzung der unverdauten Eiweißstoffe und eine weitere Eindickung des Kotes stattfindet. Etwa in der Mitte des Querkolons ist die bakterielle Nachverdauung beendet. Coecum, Colon ascendens und die anschließende Hälfte des Querkolons stellen eine funktionelle Einheit dar und werden als proximales Kolon dem distalen Kolon gegenübergestellt. Im Colon distale werden die Reste der Fäulnisprodukte resorbiert und der Darminhalt zu seiner endgültigen Konsistenz eingedickt. Im Verlauf von vier bis sechs Stunden hat die Kotmasse die distale Hälfte des Querkolons und das Colon descendens passiert und sammelt sich im unteren Abschnitt des Sigma an. Nach weiteren fünf bis zehn Stunden tritt der Kot ins Rektum ein und löst bei entsprechender Füllung der Ampulle den Defäkationsreflex aus. Bei der Defäkation erschlafft der Sphincter ani, der Stuhl wird unter Anspannung der Bauchpresse und peristaltischen Bewegungen des Kolon und des Rektum bei gleichzeitiger Kontraktion des Levator ani ausgetrieben. Die während und nach der Defäkation reflektorisch ausgelösten Kolonbewegungen werden von Gesunden nicht verspürt, bei Katarrhen des Dickdarmes machen sie sich aber während und unmittelbar nach der Stuhlentleerung in Form eines schmerzhaften Bauchgrimmens bemerkbar, wobei es zu weiteren Stuhlabgängen kommen kann. Auch die Nahrungsaufnahme kann reflektorisch Kolonbewegungen auslösen, die mitunter bei gefülltem Darm zum Abgang von Stuhl führen. Jedem Darmgesunden wird es schon passiert sein, daß er einmal aus irgend welchen Gründen dem normalen morgendlichen Stuhlgang nicht nachgeben konnte und damit die gewohnte Zeit des Stuhlganges versäumt wurde. In den folgenden Stunden rührt sich dann der Darm nicht, und erst im Anschluß an die nächste Nahrungsaufnahme setzt der Stuhldrang wieder ein. Auch der Abgang von Darmgasen nach Nahrungszufuhr hängt mit dieser reflektorischen Beeinflussung des Kolons zusammen. Weiters bewirkt die Nahrungsaufnahme eine Entleerung des Ileuminhaltes ins Coecum (gastro-ilealer Reflex). Auf diese reflektorische Entleerung des Ileum dürfte die Beobachtung zurückzuführen sein, daß Kranke mit chronischer Enteritis angeben, daß das lästige Bauchgrimmen um den Nabel herum nach Nahrungsaufnahme oft schlagartig aufhört. Mit der Beeinflussung der Darmmotilität durch Nahrungszufuhr hängt weiters die Beobachtung zusammen, daß Kranke mit Enterokolitis gewöhnlich nach jeder Nahrungsaufnahme eine diarrhöische Entleerung haben. Auch die Art der Ernährung ist für die Darmmotilität von Bedeutung. Schlackenreiche Kost regt die Darmtätigkeit bereits mechanisch an, wobei noch die peristaltikerregende Wirkung von sauren Gärungsprodukten hinzukommt. In gleicher Weise, durch Begünstigung der Gärungsvorgänge, wirkt auch eine zucker- und kohlehydratreiche Nahrung, die gleichzeitig arm an Eiweiß ist. Umgekehrt hemmt größerer Eiweißreichtum der Kost durch Unterdrückung der Gärungsprozesse die Darmtätigkeit. Kälteeinwirkung auf den Bauch und Genuß kalter Speisen und Getränke steigert die Peristaltik, während Wärmezufuhr umgekehrt wirkt. Wohlbekannt ist aus den Erfahrungen des täglichen Lebens auch die Einwirkung der Psyche auf die Darmmotilität. Aufregungen und Angst führen zu einer Steigerung der Dickdarmmotilität, die zum Auftreten von Durchfällen Anlaß geben kann (Angstdiarrhöen). Der Volkswitz hat für diese Beziehungen der Psyche zur Darmtätigkeit einige drastische Aussprüche hervorgebracht. Umgekehrt können depressive Gemütsstimmungen zu einer Hemmung der Motilität des Darmes mit Stuhlverhaltung führen, die bei depressiven Psychosen besonders hohe Grade erreicht.

Die Stuhlentleerung erfolgt beim Gesunden ein- bis zweimal in 24 Stunden, bei sehr knapper und schlackenarmer Kost mitunter nur jeden zweiten Tag. Der normale Stuhl ist geformt, wurstförmig oder dickbreiig, von neutraler Reaktion und mäßig fäkulentem Geruch. Die Menge, Konsistenz und Zahl der Stühle ist weitgehend von der Zusammensetzung und Menge der Nahrung abhängig. Bei kohlehydrat- und zellulosereicher Kost ist der Wassergehalt der Stühle größer, die Menge vermehrt und die Reaktion bei gleichzeitiger Eiweißarmut gelegentlich auch sauer.

Der reichen Bakterienflora des Darmes kommt eine wichtige Funktion zu. Magen, Duodenum und oberes Jejunum sind normalerweise äußerst keimarm, da die mit der Nahrung eingeführten Keime durch den sauren Magensaft größtenteils zerstört werden und der Chymus nicht lange im oberen Dünndarm verweilt. Bei leerem Darm fehlen die Voraussetzungen für das Wachstum von Keimen. Im Ileum nimmt der Gehalt an Bakterien rasch zu, wobei bei der normalen kohlehydratreichen Kost die Gärungserreger dominieren. Im Coecum und Aszendens herrschen normalerweise ebenfalls die Gärungskeime vor. Im Querkolon, dem Ort der physiologischen Eiweißfäulnis, überwiegen die Fäulniserreger. Die Bakterienflora des Darmes ist in hohem Maße von der Art der Nahrung abhängig. Bei einer an Kohlehydraten und an Zellulose reichen Kost überwiegen die Gärungskeime, während bei eiweißreicher Ernährung die Fäulniserreger dominieren. Übermäßige Gärungserscheinungen lassen sich in der Regel leicht durch eine Eiweißkost beseitigen, während umgekehrt die Behebung abnormer Fäulnisvorgänge viel schwieriger ist. Dies gilt besonders für entzündliche Darmkrankheiten, bei denen der Darm ein eiweißreiches Sekret in vermehrter Menge abgibt, das die Fäulnisvorgänge weiter unterhält. Erst mit der erfolgreichen Behandlung der Entzündung kann bei diesen Fällen die abnorme Fäulnis behoben werden. Auf diese Weise erklärt sich das Fortbestehen von Fäulnisstühlen bei Darmkranken trotz reiner Kohlehydraternährung. Das Schwinden der Fäulniserscheinungen zeigt uns dann an, daß der entzündliche Prozeß abgeklungen ist.

2. *Die klinische Untersuchung.*

Die Anamnese ist für die Beurteilung von Erkrankungen des Darmes von großer Bedeutung. Zunächst erheben wir die Dauer der Erkrankung und stellen damit fest, ob es sich um ein akutes, subakutes oder chronisches Leiden handelt. Weiters orientieren wir uns über die Art der Beschwerden. Unter den Klagen der Kranken stehen die Schmerzen und die Veränderungen des Stuhlganges an erster Stelle. Bei den Schmerzen haben wir ebenso wie bei den Magenkrankheiten zwischen Kolikschmerz und Peritonealschmerz zu unterscheiden. Der Kolikschmerz ist nicht genau lokalisierbar, wird als Bauchgrimmen, Schneiden, als krampfartiges Zusammenziehen geschildert und kann durch Vermehrung des Bauchinnendruckes gelindert werden. Der Kolikschmerz ist auf Darmspasmen zurückzuführen und kann mitunter sehr hohe Grade erreichen. Bei Bleivergiftung, Colica mucosa und Porphyrinurie können außerordentlich schmerzhafte Bauchkoliken auftreten. Der Peritonealschmerz wird vom Kranken genau lokalisiert, er verschlechtert sich bei Bewegungen, oft schon beim tiefen Atmen und wird durch vollkommene Ruhe gemildert. Besonders heftige Grade erreicht der Strangulationsschmerz bei Abschnürung einer Darmschlinge. Kolikschmerzen, die vom oberen Dünndarm ausgehen, werden um den Nabel herum und links davon empfunden, Koliken des Ileum und proximalen Dickdarmes führen zum Abgang von Stuhl und Gasen, was bei Dünndarmkoliken nicht der Fall ist. Besondere Bedeutung kommt den Angaben über das Verhalten des Stuhles zu. Von einem Durchfall sprechen wir dann, wenn die Konsistenz des Stuhles so vermindert ist, daß die Entleerungen dünnbreiig oder flüssig sind. Meist ist bei einem Durchfall auch die Zahl der Entleerungen vermehrt. Wir sprechen aber auch von einem Durchfall, wenn nur ein dünnbreiiger oder flüssiger Stuhl im Tag vorhanden ist. Jeder Durchfall beruht auf einer beschleunigten Passage des Darminhaltes im Dickdarm, wodurch die physiologische Eindickung ausbleibt. Wichtig sind die Angaben über die Beschaffenheit der Stühle. Der Schleim aus dem Dünndarm und den proximalen Kolonabschnitten ist innig mit dem Stuhl vermengt. Solche Entleerungen sind schmierig, haften fest an der Klosettmuschel und beschmutzen den After. Bei der von N o t h n a g e l[26a] als Jejunaldiarrhöe bezeichneten Form von Darmdyspepsie hat die Entleerung eine gallertige Konsistenz und ist durch die Beimengung unveränderter Galle hellgelb oder grünlich gefärbt. Der Schleim aus den tieferen Abschnitten des Dickdarmes erscheint in Form von streifigen Auflagerungen des Stuhles, in Form von glasigem Schleim oder in Form von Membranen (Colica mucosa). Abgang von blutigem Schleim und Eiter findet sich bei der Proktitis, gleichzeitig verbunden mit quälendem Stuhldrang (Tenesmus), und bei der Colitis ulcerosa. Auch beim tiefsitzenden Karzinom kommen häufig blutig-schleimige Entleerungen vor. Solche Kranke geben mitunter an, daß sie in der Nacht durch heftigen Stuhldrang geweckt werden, wobei dann nur Gase und etwas blutiger Schleim abgehen. Von Bedeutung ist weiters die Farbe, der Geruch und die Form des Stuhles. Gärungsstühle sind hellgelb, schaumig und besitzen einen stechend säuerlichen, an gärende Pflaumen erinnernden Geruch. Fäulnisstühle sind dunkelbraun und haben durch den Gehalt an Metylmerkaptan und Schwefelwasserstoff einen üblen, an faule Eier erinnernden Geruch. Bei tiefen Stenosen des Dickdarmes wird das Kaliber der Stühle in auffallender Weise verändert. Die Kranken berichten dann über bandförmige oder bleistiftartige Entleerungen. Derartige Stühle kann man vorübergehend auch unmittelbar nach einem Durchfall als Ausdruck vermehrter Darmspasmen beobachten.

Das Gegenstück des Durchfalles, die Verstopfung, beruht auf einer abnorm verlangsamten Passage des Darminhaltes. Durch die lange Verweildauer im Darm wird der Kot trocken und hart. Bei spastischer Obstipation ist der Stuhl knollig, schafkotartig.

Weitere Fragen in der Anamnese beziehen sich auf Störungen des Appetits, auf das Vorhandensein von Fieber und

---

[26a] N o t h n a g e l, H.: Die Erkrankungen des Darmes und des Peritoneums. Wien 1898.

das Verhalten des Körpergewichtes. Appetitlosigkeit findet sich besonders bei Erkrankungen der proximalen Darmabschnitte und fehlt meist bei den Erkrankungen des distalen Dickdarmes. Fieber ist, abgesehen von den infektiösen Darmkrankheiten, fast regelmäßig bei der akuten Enterokolitis, bei der Appendizitis, bei der Tuberkulose des Darmes und Peritoneums und bei jenen chronischen Entzündungen der Darmwand vorhanden, bei denen der entzündliche Prozeß auf die Serosa übergegriffen hat (Perityphlitis, Perisigmoiditis, Periproktitis, Colitis ulcerosa). Stärkere Gewichtsabnahmen finden sich bei allen Erkrankungen, die mit einer schwereren Störung der Nahrungsresorption einhergehen, bei der chronischen Enterokolitis, bei Pankreasinsuffizienz, bei der Magen-Kolonfistel und bei malignen Tumoren des Darmtraktes. Weitere Klagen der Kranken beziehen sich auf eine abnorme Blähung des Leibes und auf einen vermehrten Abgang von Winden. Meteorismus wird mitunter bei Darmkatarrhen, bei Obstipation, bei Megakolon und bei Kreislaufdekompensation beobachtet, bei letzterer infolge verminderter Gasresorption. Die höchsten Grade erreicht der Meteorismus bei der Darmlähmung. Schließlich finden sich bei Darmkranken noch verschiedene Klagen über Allgemeinsymptome, wie Schwindel, eingenommener Kopf, Müdigkeit und depressive Verstimmung. Diese Erscheinungen sind zum Teil auf Anämien, zum Teil auf eine Autointoxikation durch Resorption toxischer Substanzen zurückzuführen.

Auf die subjektiven Beschwerden bei chirurgischen Erkrankungen des Darmtraktes wollen wir erst bei der Besprechung der einzelnen Krankheitsbilder eingehen.

Die Untersuchung des Kranken. Der Untersuchung des Abdomens soll immer eine allgemeine Untersuchung vorausgehen, bei der wir besonders auf Kauschäden, chronische Eiterherde, Überfunktionszustände der Schilddrüse, Erkrankungen der Lungen und des Herzens und des Zentralnervensystems achten müssen. Die Untersuchung des Bauches beginnt mit der *Inspektion.* Wir können dabei eine Auftreibung des Leibes durch Meteorismus oder Aszites, lokale Vorwölbungen durch Tumoren und Darmsteifungen erkennen. Bei isolierter Blähung des Dünndarms ist der Mittelbauch kugelig vorgewölbt, bei vorwiegender Dickdarmblähung sind mehr die Flanken seitlich aufgetrieben. Beim Aszites besteht eine gleichmäßige Vorwölbung des ganzen Bauches mit Ausladen der Flanken. Bei Dünndarmstenosen sind die Darmsteifungen meist in der linken Bauchseite nachweisbar, bei tiefen Dickdarmstenosen verläuft die Stenosenperistaltik von rechts nach links. An die Inspektion schließen wir die *Perkussion* des Abdomens an. Normalerweise findet sich über dem Coecum und Aszendens ein sonorer tympanitischer Perkussionsschall, der durch die Ansammlung von Gasen im Gärkessel des Darmes bedingt wird. Auf der linken Seite über dem Sigma und Colon descendens ist der Perkussionsschall heller und kürzer infolge der geringeren Weite dieser Darmteile. Auch über der Flexura lienalis kann man bei Gesunden manchmal lauteren tympanitischen Schall nachweisen. Bei allgemeinem Meteorismus weist auch der Mittel- und Oberbauch tympanitischen Schall auf, wobei die Leberdämpfung ganz verschwinden kann. Oberhalb von Darmstenosen kann manchmal ein metallischer Perkussionsschall festgestellt werden. Bei der *Auskultation* hört man in diesem Bereich dann metallische Darmgeräusche. Bei Aszites besteht eine nach oben bogenförmig begrenzte Dämpfung mit Aufhellung des Schalles bei Seitenlage in den oberen Partien. Eine Verwechslung mit Aszites kann der erweiterte, mit flüssigem Kot gefüllte Dickdarm bedingen, da dann Flankendämpfung mit Aufhellung derselben bei Seitenlage gefunden wird. Der Nachweis von Plätschergeräuschen über der Dämpfung spricht dann gegen Aszites.

Eine besondere Bedeutung kommt der *Palpation* zu. Wir weisen damit entzündliche und maligne Tumoren nach, wobei erstere gewöhnlich druckempfindlich sind, während Neubildungen meist keinen Druckschmerz aufweisen. Weiters untersuchen wir auf das Vorhandensein eines Dünndarmdruckpunktes links oberhalb vom Nabel und auf Druckempfindlichkeit der Coecum- und Sigmagegend. Isolierter Druckschmerz am Mac-Burneyschen Punkt (erstes Dittel bzw. Mitte der Verbindungslinie von der Spina iliaca ant. sup. zum Nabel) mit deutlicher Défense musculaire dieser Gegend spricht für Appendizitis. Eine mehr diffuse Druckempfindlichkeit der Coecumgegend ohne Défense mit deutlichen Plätschergeräuschen bei Stoßpalpation findet sich bei der katarrhalischen Typhlitis. Die Perityphlitis ist klinisch von der Appendizitis nicht zu unterscheiden. Druckschmerz in der Sigmagegend finden wir häufig bei Kranken mit Obstipation infolge einer Sigmoiditis. Eppinger hat dieses Zustandsbild als „Pseudoappendicitis sinistra" bezeichnet. Beim Nachweis eines Druckpunktes im Bauchraum kann es sich um einen *Organdruckschmerz* handeln oder um eine Überempfindlichkeit der Haut und Muskulatur dieser Gegend infolge einer H e a d schen Zone. Entzündliche Veränderungen der Darmschleimhaut bedingen keine Druckempfindlichkeit, können aber zum Auftreten von H e a d schen Zonen in dem entsprechenden Rükkenmarkssegment führen. Erst Entzündungen der Darmwand, die auch den Serosaüberzug in Mitleidenschaft ziehen, lösen einen Organdruckschmerz aus. Bei der Mitbeteiligung des Peritoneums an einem entzündlichen Prozeß tritt eine lokale Abwehrspannung der Muskulatur über dem erkrankten Organteil auf, der große diagnostische Bedeutung zukommt. Zur Differenzierung zwischen einem Organdruckschmerz und einer H e a d schen Zone lassen wir den Kranken ohne Zuhilfenahme der Arme etwas aus der Rückenlage erheben und prüfen die Druckempfindlichkeit bei gespannter Bauchdecke. Schwindet nun die Druckempfindlichkeit oder wird sie schwächer, dann handelt es sich um einen Organdruckschmerz, wird sie deutlicher, um eine H e a d sche Zone. Bei Erkrankungen des Jejunum findet sich vorne links oberhalb vom Nabel und rückwärts links vom ersten Lendenwirbel eine H e a d sche Zone. Bei Erkrankungen des Ileum sind die überempfindlichen Haut- und Muskelpartien vorne rechts unterhalb vom Nabel und rückwärts rechts vom zweiten Lendenwirbel, bei Erkrankungen des Coecum und Aszendens vorne rechts zwischen Nabel und Symphyse, rückwärts rechts vom zweiten bis dritten Lendenwirbel, bei Erkrankungen des Deszendens, Sigma und Rektum vorne oberhalb der Symphyse und rückwärts links vom Sakrum und vom Steißbein. Erkrankungen des Sigma und Rektum können mitunter auch zu einer Überempfindlichkeit der vom N. ischiadicus versorgten Muskulatur, selten auch zu einer Ischialgie führen. Bei Erkrankungen des Coecum und Aszendens kann gelegentlich die vom N. obturatorius versorgte Adduktorenmuskulatur hyperästhetisch werden.

Für die Feststellung von Erkrankungen des Mastdarmes und der Analgegend stehen uns die Inspektion, die *Digitaluntersuchung* und die *Rektoskopie* zur Verfügung. Bei der *Inspektion*, die gewöhnlich in Knie-Ellbogenlage durchgeführt wird, können wir perianale Ekzeme, Fistelöffnungen von periproktalen Abszessen, äußere Hämorrhoidalknoten, erkennbar an dem Übergang in die Analhaut, blauschwarz verfärbte, thrombosierte äußere Knoten, prolabierte innere Hämorrhoidalknoten sowie Prolapse der Rektumschleimhaut feststellen. Bei der anschließenden Digitaluntersuchung orientieren wir uns über den Tonus des Sphinkters, der bei Fissuren und beim nervösen Sphinkterkrampf beträchtlich gesteigert, bei Tumoren des Rektum und bei alten Hämorrhoidalleiden vermindert ist. Die Analfissuren liegen gewöhnlich dorsal und verraten sich durch die Rauhigkeit im Vergleich zur glatten, intakten Schleimhaut sowie durch die starke Druckschmerzhaftigkeit. Die internen Hämorrhoiden tastet man als längliche, weiche Vorwölbungen der Schleimhaut besonders gut bei zirkulärem Abstreichen des Analringes. Äußere und innere Hämorrhoiden werden beim Pressen deutlicher. Beim weiteren Vordringen orientieren wir uns über die Beschaffenheit der Schleimhaut. Bei Entzündungen ist die Schleimhaut samtartig geschwollen oder granuliert. Wir stellen weiters Strikturen, Polypen als weiche, bewegliche, ins Lumen vorspringende Knoten sowie entzündliche und maligne Tumoren fest. Es muß mit allem Nachdruck darauf hingewiesen werden, daß für den Nachweis einer tiefsitzenden Striktur oder eines Karzinoms des Rektums die Röntgenuntersuchung in der Regel versagt, während die Digitaluntersuchung die Diagnose in einwandfreier Weise ermöglicht. Zum Nachweis höher gelegener Tumoren ist es notwendig, den Patienten aus der Knie-Ellbogenlage aufrichten und pressen zu lassen. Gute Darmentleerung ist wichtig, da sonst harte Scyballa zu Täuschungen führen können. Die endoskopische Untersuchung stellt eine wichtige Ergänzung der Digitaluntersuchung dar. Das kleinkalibrige, gefensterte Anuskop ist für die Untersuchung und Behandlung von Fissuren und internen Hämorrhoiden besonders geeignet. Für die Rektoskopie sind dünnkalibrige Instrumente nicht geeignet, da bei Lufteinblasung die Luft leicht neben dem Rohr entweicht. Der Kranke muß durch eine gründliche Darmentleerung für die Untersuchung vorbereitet werden. Bei sehr empfindlichen Kranken ist die vorherige Verabfolgung von 15 bis 20 Tropfen Tct. opii angezeigt. Die Untersuchung wird in der Regel in Knie-Ellbogenlage, bei hinfälligen Kranken in Rückenoder Seitenlage ausgeführt. Das Instrument soll durch Abspülen mit heißem Wasser angewärmt und gut gefettet sein. Die Einführung muß zart, ohne Kraftanwendung erfolgen, wobei es zweckmäßig ist, den Kranken zur Öffnung des Afters kurz pressen zu lassen. Nach der Einführung erfolgt das weitere Vorschieben des Instrumentes unter Kontrolle des Auges, wobei man durch entsprechende Drehungen den sichtbaren Falten ausweicht. Bei einiger Übung kann man leicht bis zu einer Höhe von 25 bis 30 cm vordringen und damit jene Abschnitte des Darmes beurteilen, die für den Finger nicht mehr erreichbar und auch der Röntgenuntersuchung schwer zugänglich sind. Die endoskopische Untersuchung liefert uns eindrucksvolle Bilder. Die normale Schleimhaut ist lachsrot und läßt an einzelnen Stellen die Gefäße durchschimmern. Bei Entzündungen findet sich eine düsterrote Verfärbung und samtartige Schwellung der Schleimhaut, es kommt auch leicht zu traumatischen Blutungen. Bei der Proctitis granularis ist die Schleimhaut von wärzchenartigen Erhebungen bedeckt. Die Schleimhautatrophie ist an der blassen Farbe und der deutlich sichtbaren Gefäßzeichnung leicht erkennbar. Wir sehen die oberflächlichen oder tiefgreifenden Geschwüre bei der Proctitis und Colitis ulcerosa sowie bei der chronischen Amöbenruhr. Weiters kann man Polypen und Karzinome nachweisen und Material zur mikroskopischen Untersuchung gewinnen.

Die *Stuhluntersuchung* besitzt besonders große praktische Bedeutung. Die Konsistenz, Form, Farbe und der Geruch des Stuhles (s. S. 143 und 144) lassen bereits wichtige Rückschlüsse auf die Art und Lokalisation einer Darmerkrankung zu. Wir erkennen leicht die trockenen, bei spastischer Verstopfung knolligen Obstipationsstühle, den flüssigen oder dünnbreiigen Durchfallstuhl und beurteilen nach der Art vorhandener Schleimbeimengungen den ungefähren Sitz der Erkrankung. Wir wissen, daß hellrotes Blut aus den untersten Partien des Mastdarmes stammt und bei höher gelegenen Darmblutungen der Stuhl schwarzrot verfärbt ist. Eine ähnliche schwarzrote Stuhlfarbe tritt nach dem Genuß von roten Rüben auf. Spinat bedingt eine schwarzgrüne, Blutwurst, Leber, Milz, Schwarzbeeren, Bismut- und Eisenpräparate eine schwarze Stuhlfarbe. Kalomel bewirkt eine grüne, Senna eine gelbe Verfärbung des Stuhles. Die Kenntnis dieser Veränderungen der Stuhlfarbe durch Nahrungsmittel und Medikamente ist wichtig, da sonst leicht Verwechslungen mit Blutstühlen vorkommen können. Ich erinnere mich an einen älteren Kollegen, der mich in großer Aufregung konsultierte, da er am Morgen einen „pechschwarzen" Stuhl festgestellt hatte. Es fehlten subjektive und objektive Krankheitszeichen, und auf genaues Befragen stellte sich heraus, daß der Kollege am Abend vorher eine größere Menge Leber gegessen hatte. Die nächste Stuhlentleerung war wieder normal gefärbt. so daß als Ursache des „Teerstuhles" der reichliche Genuß von Leber anzusprechen war. Bei Enterokolitis mit flüssigen Stühlen erkennen wir oft schon makroskopisch unverdaute bräunliche Fleischfasern, Bindegewebsfetzen, glasige Kartoffelreste und unverdautes Gemüse. Bei achylischen Diarrhöen finden sich als charakteristisches Zeichen völlig unverdaute Gemüsereste im Stuhl. Bei Pankreasinsuffizienz sind die Stühle massig (kopiös), graugelb verfärbt und zeigen, besonders nach Fettbelastung, geronnenes Fett an der Oberfläche.

Zur genaueren Untersuchung der Fäzes verreibt man bei breiiger oder fester Konsistenz etwas Stuhl mit Wasser auf einem schwarzen Teller, wobei unverdaute Nahrungsreste deutlich erkennbar werden.

Besonders wichtige Aufschlüsse bringt uns die mikroskopische Stuhluntersuchung. Es ist üblich, den Kranken vor der Untersuchung nach dem Vorschlag von A. S c h m i d t durch drei Tage auf eine Probediät zu setzen, um einfache und übersichtliche Verhältnisse zu schaffen. Die *Schmidtsche Probekost* hat folgende Zusammensetzung: Früh $^1/_2$ l Milch mit Tee oder Kokao, Weißbrot, Butter und ein weiches Ei. Vormittag eine Haferschleimsuppe oder ein Haferbrei (40 g Haferflocken, 10 g Butter, 200 ccm Milch). Mittag 125 g gehacktes Rindfleisch mit 20 g Butter leicht angebraten und 125 g Kartoffelbrei mit Milch. Nachmittag wie früh ohne Ei. Abend $^1/_2$ l Milch oder Tee mit Milch oder Milchkakao, Weißbrot mit Butter, ein bis zwei weiche Eier oder Rühreier. Bei dieser Diät beträgt der Eiweißgehalt ca. 100 g, der Fettgehalt ebenfalls rund 100 g und der Kohlehydratgehalt ca. 200 g. Ein starres Festhalten an diesem Diätschema ist nicht nötig, nur soll die Fettmenge 100 g nicht wesentlich übersteigen und Obst und Gemüse vollständig ausgeschaltet werden. Am Beginn und Ende der Probediät werden 0,3 g Karminpulver in Oblate zur Abgrenzung des Probestuhls gegeben.

Für die *mikroskopische Untersuchung* entnimmt man aus dem Inneren des Stuhles ein kleines Partikelchen und verreibt es mit Lugolscher Lösung auf einem Objektträger und bedeckt die nicht zu dichte Aufschwemmung mit einem Deckgläschen. Bei schwacher Vergrößerung orientiert man sich besonders über das Vorhandensein von Wurmeiern, die als rundliche oder ovale, dunkel umrandete Gebilde aufscheinen, und über das Vorhandensein von blau gefärbter Stärke. Die übrigen Gebilde werden besser bei starker Vergrößerung untersucht. Im normalen Probestuhl finden sich nur vereinzelte gut verdaute Fleischreste, Kartoffelzellen, Reste von Kakaoschalen, Haferspelzen und Seifenschollen, aber keine Seifenkristalle und keine unverdaute Stärke.

In pathologischen Stühlen mit Störung der Nahrungsausnüßung finden sich schlecht verdaute, eckige Muskelfasern mit gut erhaltener Querstreifung, blau gefärbte Stärkereste und verschiedene jodophile, dunkelblau gefärbte Bakterien (Granuloseflora) und Fettbestandteile. Das Fett kann in Form von Seifenschollen, Seifenkristallen, Fettsäurenadeln und in ungespaltener Form als Neutralfett nachweisbar sein. Die Seifenschollen sehen ähnlich wie Muskelfasern aus, sind aber stärker lichtbrechend, unregelmäßig geformt und durch Risse zerklüftet. Die Seifenkristalle sind kurze, plumpe, stark lichtbrechende, in Büscheln angeordnete Nadeln. Die Fettsäurenadeln sind etwa drei- bis viermal so lange, zarte und spiße, stark lichtbrechende Gebilde. Das Neutralfett erscheint in Form von verschieden großen, stark lichtbrechenden Kügelchen. Bei Zufuhr von Kalkpräparaten können sich im Stuhl Kalkseifen finden in Form von radiär gestreiften, an Bandwurmeier erinnernden ringförmigen Gebilden. Zur Ergänzung kann man noch ein Präparat mit Zusaß eines Tropfens Sudanlösung und ein Präparat mit Zusaß eines Tropfens 30%iger Essigsäure anfertigen. Im Sudanpräparat erscheint das Neutralfett besonders deutlich in Form von orangeroten, stark lichtbrechenden Tröpfchen. Im Essigsäurepräparat, das man über dem Bunsenbrenner kurz erhißt, stellen wir die Menge an Gesamtfett fest. Verseßt man das Essigsäurepräparat mit einem Tropfen Sudanlösung, dann erscheint das Gesamtfett in Form von orangerot gefärbten Tropfen. Zur Differenzierung von Neutralfett und Fettsäuren empfiehlt H e u p k e die Verwendung von Kupfernitrat, das mit dem gesamten gespaltenen Fett intensiv grün gefärbte Verbindungen eingeht. Das Neutralfett bleibt ungefärbt und läßt sich nachträglich färben. Originalvorschrift von H e u p k e : Der Stuhl wird auf einem Objektträger mit zwei Tropfen einer gesättigten, wässerigen Lösung von Kupfernitrat verrieben und über der Flamme erhißt zur rascheren Bildung von Kupferseifen. Dann läßt man abkühlen, gibt einen bis zwei Tropfen einer gesättigten alkoholischen Lösung von Orléans-Grübler zu, durchmischt nochmals, legt ein Deckglas auf und untersucht mit schwachen und starken Trockenlinsen. Das gespaltene Fett erscheint in Form von grün gefärbten Schollen, das Neutralfett als gelb gefärbte Tröpfchen. Der besondere Vorteil der Methode liegt darin, daß sie die in normalen Stühlen vorhandenen kleinen Fettmengen nicht anzeigt, sondern nur bei pathologischer Fettvermehrung ein positives Resultat ergibt.

Neben unverdauten Nahrungsresten können wir auch Schleimfäden, Leukozyten, Erythrozyten und Epithelien mikroskopisch nachweisen. Über das Aussehen von Darmparasiten und Wurmeiern wird in den entsprechenden Kapiteln berichtet.

Dem Nachweis einer Störung der Nahrungsausnützung kommt große diagnostische Bedeutung zu. Sie dient zur Erkennung eines Dünndarmkatarrhs und einer Pankreasinsuffizienz. Letztere ist an der reichlichen Ausscheidung von unverändertem Neutralfett zu erkennen.

Der Bakteriengehalt des Stuhles wird mit Hilfe des Kulturverfahrens beurteilt. Stuhlproben können in eigenen Versandpackungen auch mit der Post verschickt werden. Bei der Untersuchung auf Bakterien der Ruhrgruppe und auf Amöben muß der körperwarme Stuhl sofort verarbeitet werden.

Bei der *chemischen Untersuchung des Stuhles* prüfen wir die Reaktion mit Lackmuspapier und stellen amphotere, saure oder alkalische Reaktion fest. Zum Nachweis von Gallenfarbstoff wird die S c h m i d t sche Sublimatprobe verwendet. Ein erbsengroßes Stuhlpartikelchen wird auf einer Petrischale ausgestrichen und mit kaltgesättigter, wässeriger Sublimatlösung übergossen. Nach 24 Stunden hat der normale Stuhl eine ziegelrote Färbung angenommen durch Anwesenheit von Urobilin. Bei acholischen Stühlen bleibt die lehmgelbe Stuhlfarbe unverändert. Das Auftreten einer Grünfärbung zeigt die Anwesenheit von unverändertem Bilirubin an, was auf eine besonders rasche Passage des Darminhaltes hinweist. Eine analoge Probe wurde von A d l e r s b e r g und P o r g e s angegeben, die in kurzer Zeit ausführbar ist. Man streicht etwas Stuhl auf einem Objektträger aus, übergießt ihn mit 20 % Trichloressigsäure und läßt die Flüssigkeit vorsichtig abdampfen. Bilirubinhältiger Stuhl zeigt Grünfärbung, urobilinhältiger rötliche Färbung. Der quantitative Urobilinnachweis im Stuhl dürfte für die Diagnose symptomarmer Fälle von hämolytischem Ikterus von Bedeutung sein. Dem Fermentnachweis

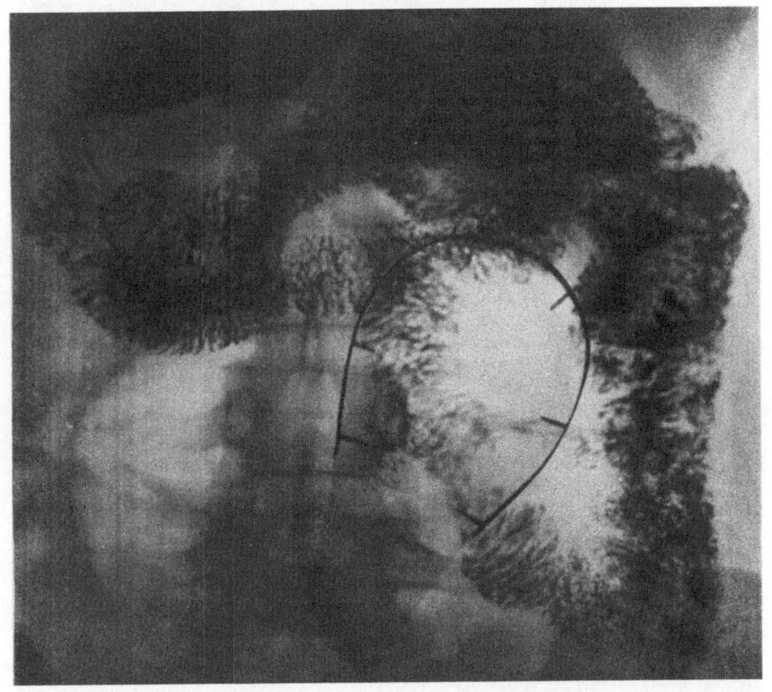

Abb. 7. Normales Dünndarmrelief.

Depisch, Magen-Darmkrankheiten.

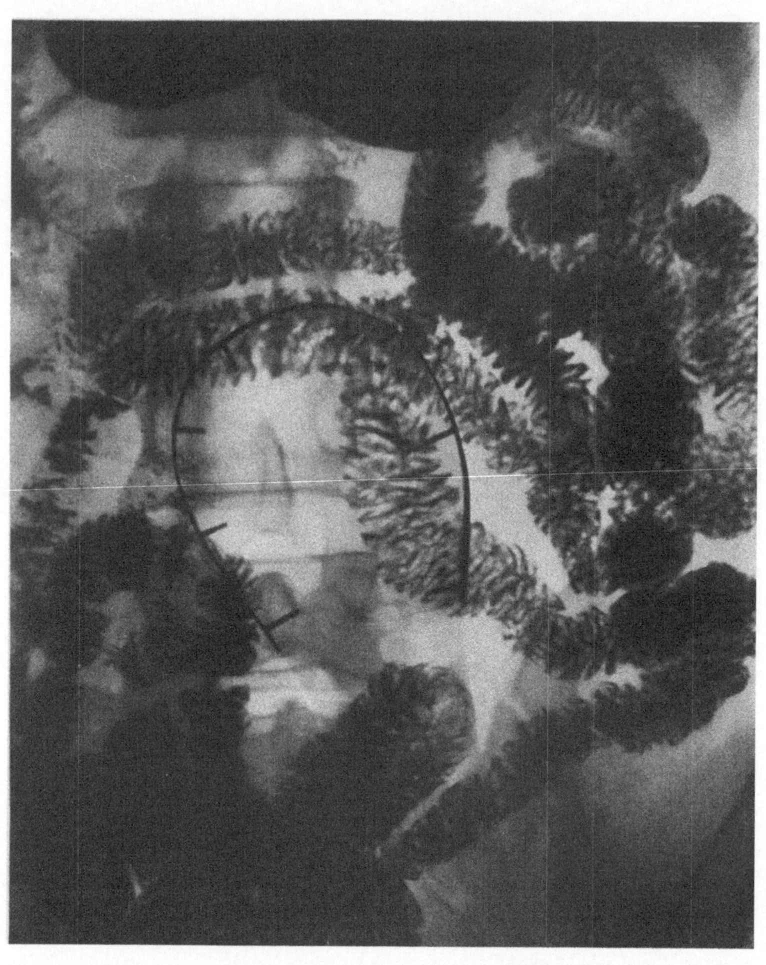

Abb. 8. Normales Dünndarmrelief.

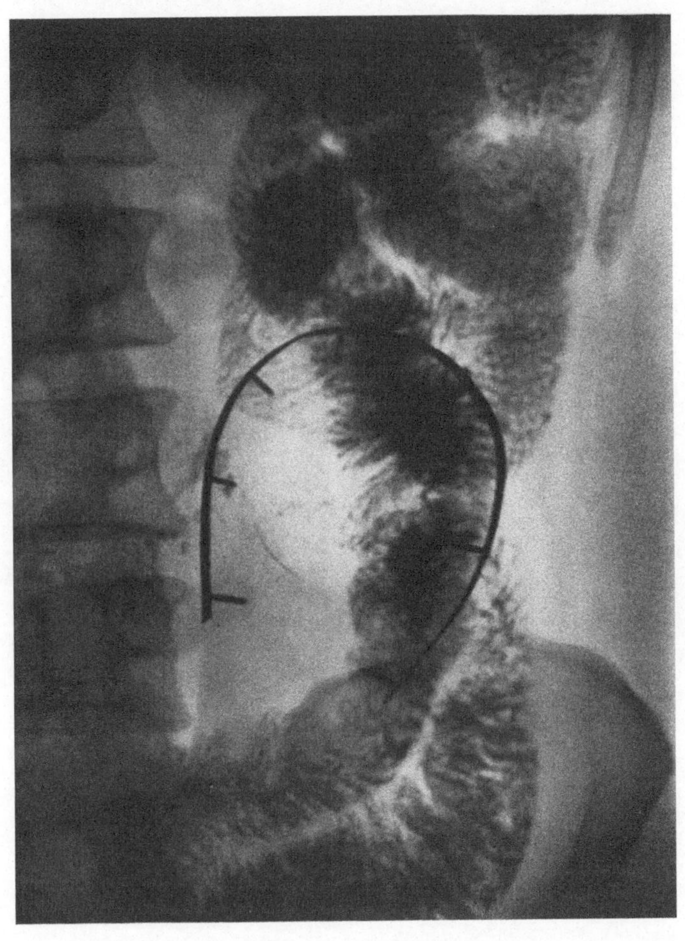

Abb. 9. Normales Dünndarmrelief.

im Stuhl kommt keine praktische Bedeutung zu, da die Untersuchung des Duodenalinhaltes auf Fermente einfacher und verläßlicher ist. Der chemische Blutnachweis im Stuhl bei hämoglobinfreier Kost wurde schon früher ausführlich geschildert (s. S. 40).

Die Röntgenuntersuchung des Darmes besitzt große praktische Bedeutung. Während die Röntgenuntersuchung des Dickdarmes mit Passagekontrolle bei oraler Bariumgabe und mit der Irrigoskopie allgemein üblich ist, wird der Röntgenuntersuchung des Dünndarmes meist weniger Beachtung geschenkt und bei Verdacht auf einen Dünndarmkatarrh nur die Passagezeit im Dünndarm festgestellt und auf die wichtige Darstellung des Schleimhautreliefs häufig verzichtet. Eine Diskussion über die Frage einer rein funktionellen Genese der chronischen Enteritis ohne den Nachweis eines normalen Schleimhautreliefs bei solchen Fällen ist heute nicht mehr zu verantworten. Wir kommen auf diese Frage später noch ausführlich zurück. Im folgenden sollen nun kurz die wichtigsten Möglichkeiten der Röntgenuntersuchung des Darmtraktes besprochen werden. Die Untersuchung des Duodenums und oberen Jejunums erfolgt unmittelbar im Anschluß an die Magenuntersuchung. Die hypertrophische Duodenitis verrät sich durch grobe, kantig ins Lumen vorspringende Falten, die ein zahnradartiges Konturbild ergeben, weiters durch flüchtige Bulbusfüllung und beschleunigte Passage. Divertikel im Duodenum liegen gewöhnlich in der Pars descendens. Im Divertikelstiel sind zarte Längsfalten der Schleimhaut nachweisbar. Stenosen im Bulbusbereich zeigen verschieden hochgradige Einengung des Lumens und einen offenstehenden Pylorus. Bei der tiefen Duodenalstenose kommt noch eine starke Erweiterung des Duodenums oberhalb der Stenose hinzu. Die Untersuchung des oberen Jejunums kann ebenfalls im Anschluß an die Magenuntersuchung vorgenommen werden. Durch Verfolgung des vordringenden Kontrastmittels in viertel- bis halbstündigen Intervallen kann man auch die tieferen Abschnitte des Dünndarmes einschließlich der Passagezeit studieren. Normalerweise beginnt der Übertritt des Kontrastmittels ins Coecum nach zwei bis drei Stunden und ist nach fünf bis sieben Stunden beendet. Erfolgt der Übertritt ins Coecum schon vor zwei Stunden, dann sprechen wir von einer Beschleunigung der Dünndarmpassage. Schon bei diesem Vorgehen kann man in der Regel genügend schöne Schleimhautbilder erhalten und Kaliberschwankungen, Stenosen, Tumoren etc. feststellen. P a n s d o r f empfiehlt, das Kontrastmittel fraktioniert (ein bis zwei Schluck alle zehn bis fünfzehn Minuten) zu geben, um eine gleichmäßige Füllung zu erhalten. Diese Methode ist nach eigenen Erfahrungen sehr zu empfehlen. Die normale Dünndarmschleimhaut zeigt im Jejunum eine ungemein typische, zarte Fiederung, die sich gegen das Ileum zu allmählich verliert und zarten, querverlaufenden Falten Platz macht (Abb. 7, 8, und 9)[26b]. Bei Erkrankungen des Dünndarmes finden sich sehr charakteristische Veränderungen. Bei der akuten und chronischen Enteritis kann die normale Fiederung der Jejunalschleimhaut teilweise oder vollständig fehlen, an ihrer Stelle finden sich grobe, querverlaufende Falten, die wieder das eigenartige Bild einer zahnradartigen Struktur ergeben. Bei vermehrter Sekretion können Niveaubildungen auftreten, die beim Ileus besonders ausgesprochen sind. Durch vermehrte Schleimabsonderung kann eine typische Schummerung zustande kommen. Weiters lassen sich Kaliberschwankungen, Füllungsdefekte bei Tumoren, Stenosen und in seltenen Fällen auch Ascariden und Taenien röntgenologisch nachweisen. P r é v ô t[27] empfiehlt für die Dünndarmuntersuchung folgendes Vorgehen. Er läßt 200 ccm der Kontrastmittelaufschwemmung in einem Zug trinken und anschließend alle zehn bis fünfzehn Minuten ein bis zwei Schluck. Auf diese Weise kann gleichzeitig die Passagezeit im Dünndarm und das Schleimhautrelief beurteilt werden. Bezüglich der morphologischen Röntgenzeichen einer Enteritis unterscheidet der Autor verschiedene Stadien der entzündlichen Schleimhautveränderungen.

1. Stadium. Die feine Fiederung ist undeutlich, die Begrenzung verwachsen, die Füllung weniger kontinuierlich, das Lumen der Schlingen enger.

2. Stadium. Die Schlängelung der einzelnen Falten verschwindet völlig, sie werden gestreckt, quergestellt, verbreitert und steif. Der Tonus des Dünndarmes ist unregelmäßig, die Sekretion vermehrt, die Füllung klecksig.

[26b] Die Röntgenaufnahmen verdanke ich Herrn Dr. H. S t ö f f e l, der auch die pathologischen Fälle (Abb. 10 bis 16) untersucht hat.

[27] P r é v ô t, R.: Ergebnisse röntgenologischer Dünndarmstudien unter besonderer Berücksichtigung der Morphologie: Fortschr. a. d. Geb. d. Röntgenstr. 62, 341 (1940).

3. Stadium. Die Falten werden plump, breit, starr; die Faltentäler auffallend schmal, aber der Faltencharakter meist noch zu erkennen.

4. Stadium. (Fast ausschließlich bei Magenoperierten.) Hochgradigste ödematöse Schwellung der Schleimhaut. Die Faltenzeichnung durch Zuschwellung der Faltentäler verschwunden, nur an den Wandkonturen ist der Faltencharakter an der grobwulstigen Kerbung noch zu ahnen. Kontraktionsneigung.

Die Röntgenuntersuchung des Dickdarmes orientiert uns bei oraler Füllung über die *Darmpassage* über besondere Obstipationstypen und teilweise auch über Stenosen und Tumorbildungen. Die Passagezeiten in den einzelnen Abschnitten des Dickdarmes sind auch normalerweise größeren Schwankungen unterworfen. Sechs bis acht Stunden nach oraler Bariumgabe befindet sich das Kontrastmittel meist in der Gegend der Flexura lienalis, nach zehn Stunden ist das Colon descendens und nach zwanzig Stunden das Rektum gefüllt. Besonders aufschlußreich ist der Kontrasteinlauf *(Irrigoskopie)*, der uns feinere Veränderungen der Schleimhaut, Geschwürsbildungen, Tumoren, Stenosen etc. erkennen läßt. Erkrankungen des Rektums werden besser durch die Digitaluntersuchung und Rektoskopie festgestellt. Bei klinischem Verdacht auf Rektumkarzinom darf man sich mit einem negativen Röntgenbefund nicht zufriedengeben und muß unbedingt eine Digitaluntersuchung vornehmen und nötigenfalls eine Rektoskopie veranlassen.

Allgemeine Richtlinien für die diätetische und medikamentöse Therapie der Darmkrankheiten. Ebenso wie bei den Erkrankungen des Magens steht auch bei den Darmkrankheiten die diätetische Therapie an erster Stelle. Sie muß sich der Art und Lokalisation des krankhaften Prozesses anpassen und läßt sich daher nicht schematisieren. Zunächst ist wichtig, daß alle zellulosehältigen Nahrungsmittel (Obst, Gemüse, schwarzes Mehl und Brot, Schrotmehl und Schrotbrot, Nüsse, Mandeln, Mohn, Pilze und Kartoffeln) die Sekretion des Darmes steigern und mechanisch sowie chemisch durch die Bildung von sauren Gärungsprodukten die Peristaltik anregen. Eine zellulosereiche Diät mit rohen Früchten und Rohgemüse ist daher für die Behandlung der Obstipation wichtig. Bei entzündlichen Erkrankungen des Dünndarmes und proximalen Dickdarmes muß eine zellulosefreie Kost verordnet werden, um die von Haus aus gesteigerte Sekretion und Peristaltik zu beruhigen. Bei Erkrankungen des distalen Kolon und des Mastdarmes kann hingegen die Zellulose ohne Schaden gestattet werden, da bereits im Colon ascendens und der ersten Hälfte des Querkolons die bakterielle Aufschließung derselben und die Resorption der Gärungsprodukte beendet ist. Starke Gewürze, konzentrierter Alkohol müssen als Reizmittel bei erkranktem Darm ausgeschaltet werden. Konzentrierte Zuckerlösungen, besonders der schwerer aufschließbare Milchzucker, wirken abführend, und zwar einerseits durch Begünstigung der Gärungsvorgänge und anderseits durch Mitführung von Lösungswasser in die tieferen Darmabschnitte. In der gleichen Weise wirken Honig (Invertzucker), Mannit, Lävulose und stark gezuckerte Fruchtsäfte, wo bei letzteren die Reizwirkung der Fruchtsäuren auf den Darm hinzukommt. Die Milch kann infolge ihres Gehaltes an Milchzucker abführend wirken. Es gibt besonders milchempfindliche Menschen, die auf Milchzufuhr mit starken Blähungen und Durchfällen reagieren. Durch gleichzeitige Gabe von Calcium carbonicum können diese unangenehmen Erscheinungen durch Bindung der Gärungssäuren beseitigt werden. Bei anderen Menschen wirkt die Milch ausgesprochen stopfend. Saure Milch, Kefir und Joghurt werden bei Dünndarmerkrankung in der Regel schlecht vertragen, woran der Gehalt an Gärungsprodukten und Gärungserregern Schuld sein dürfte. Eine relativ geringe Belastung für den Darm stellen leicht aufschließbare Eiweißstoffe dar. Am leichtesten verdaulich sind die fabriksmäßig hergestellten, aufgeschlossenen Eiweißnährpräparate (Sanatogen, Plasmon, Nutrose u. a.), die selbst bei schweren, chronischen Dünndarmerkrankungen ohne Schaden gegeben werden können. Gut verträglich sind auch in Speisen verkochte Eier in Form von Puddings und Aufläufen oder in Suppen eingerührt. Weiters kommt zartes Fleisch von jungen Tieren (Taube, Huhn, Kalb, junges Wild, Fische), am besten in Hascheeform, in Frage. Ungefähr gleichwertig ist Hirn oder roh geschabte und in Speisen verarbeitete Leber von jungen Tieren. Auch milde Weichkäse (Gervais, Imperial) und Topfen zählen zu den leicht verdaulichen Eiweißnährmitteln. Fett wird von den meisten Darmkranken relativ gut vertragen und von vielen Kranken instinktiv zur Erhöhung des Kaloriengehaltes der Diät in vermehrter Menge herangezogen. Am zuträglichsten sind frische Butter und gutes Olivenöl. Fette mit hohem Schmelzpunkt wie Rindstalg sind für Darmkranke ungeeignet. Am besten verträglich sind die leicht verdaulichen Mehlfrüchte in Form von Suppen und Breien. Hieher gehören Suppen oder Breie von Kindermehlen (Nestle u. a.), durch ein Haarsieb passierte Schleimsuppen von Haferflocken, Reis, Gerste, Tapioka oder Sago, weich gekochte Breie von Reis, Grieß etc. und lockere Puddings und Aufläufe, schließlich Zwieback und gebähtes Weißbrot. Bei leichteren Dünndarmerkrankungen kann man auch bald die wegen ihres C-Vitamingehaltes wertvollen Kartoffeln in Püreeform erlauben. Bei länger dauernder Verabfolgung einer zellulosefreien Kost muß dem Vitaminmangel Rechnung getragen werden und der Diät Preßsaft von Gemüsen oder gesiebte Abkochungen von Gemüse zugefügt werden. Auch Zufuhr besonders von C- und B-Vitaminpräparaten ist angezeigt. Die Darmschonkost wird nach der Ausdehnung und Intensität des krankhaften Prozesses in verschiedenen Abstufungen verordnet. Bei leichteren Erkrankungen des Dünndarmes und proximalen Dickdarmes kommen wir in der Regel mit dem Entzug der Zellulose aus. Bei Milchunverträglichkeit wird die zellulosefreie Kost ohne Milch, bei schwereren Störungen ohne Fleisch, Ei und Käse gegeben. Bei akuten Durchfällen erfolgen weitere Verschärfungen bis zum vorübergehenden vollständigen Hunger. Für Gärungs- und Fäulnisdyspepsien sind besondere diätetische Maßnahmen nötig. Die Gärungserscheinungen können durch Entzug des gärfähigen Materials (Kohlehydrate und Zellulose) und Verabfolgung einer reinen Eiweißkost beseitigt werden. Ist als Ursache der abnormen Gärungsvorgänge, wie sehr häufig, eine Enterotyphlitis vorhanden, dann kommt es bei Verabfolgung einer Eiweißkost nach einer kurz dauernden Besserung meist sehr rasch zum Auftreten von Fäulnisdiarrhöen. Diese sind wesentlich schwieriger zu beheben, da die Ursache der Fäulnisvorgänge weniger in den Eiweißstoffen der Nahrung, sondern vielmehr in der fauligen Zersetzung des entzündlichen, eiweißreichen Darmsekretes gelegen ist. Zur Behandlung von Fäulnisdiarrhöen genügt die Ausschaltung der Eiweißstoffe in der Diät nicht, sondern muß durch Entzug der Zellulose ergänzt werden. Erst bei Behebung des entzündlichen Darmprozesses schwinden die Fäulniserscheinungen. Porges empfiehlt, bei der Gärungsdyspepsie die Kohlehydrate weiter zu erlauben und die Gärungssäuren durch Calcium carbonicum zu neutralisieren, wodurch man die Durchfälle bei diesen Fällen ebenfalls beseitigen kann. Dieser Autor hat auch den

Vorschlag gemacht, bei den Fäulnisdiarrhöen die abnormen Fäulnisvorgänge durch eine künstlich herbeigeführte Gärung zu unterdrücken. Zu diesem Zwecke gibt man dem Kranken zur zellulosefreien Diät 200 g Schwarzbrot und 200 g Kartoffeln im Tag, wodurch infolge Begünstigung der Gärungsvorgänge im Coecum die Fäulnisprozesse unterdrückt werden. Kommt es bei diesem Regime zu Gärungsdurchfällen, so werden diese durch Calcium carbonicum, dreimal ein Eßlöffel täglich, beseitigt. Eine besondere Diätform, die vor allem bei akuten und subakuten Durchfällen manchmal sehr wirksam ist, stellt die Apfeldiät dar. Dabei werden ausschließlich roh geschabte Äpfel in Mengen von 1 bis 2 kg auf den Tag verteilt gegeben. An Stelle der rohen Äpfel können auch die haltbaren Trockenpräparate (Aplona u. a.) in lauwarmem Wasser oder Tee aufgeschwemmt gegeben werden.

Eine entscheidende Bedeutung kommt der Diät für die Behandlung der habituellen Obstipation zu. Alle sekretionssteigernden, schlackenreichen, Gärungsprozesse begünstigenden Nahrungsmittel sind zur diätetischen Behandlung der Stuhlträgheit heranzuziehen. Besonders wirksam sind die derberen Gemüsearten (Kohl, Blumenkohl, Kraut, Hülsenfrüchte) und rohes Obst, Schrotmehl und Schrotbrote verschiedener Zusammensetzung. Auch Nüsse, Mandeln, in Wasser aufgeweichte trockene Pflaumen und Feigen können verwendet werden. Bei mechanisch bedingter Obstipation infolge von Adhäsionen und Stenosen ist die Grobkost kontraindiziert, da sie die Beschwerden vermehrt. Die Überwindung des Hindernisses muß durch Verflüssigung des Stuhles mit Hilfe von bestimmten Abführmitteln angestrebt werden. Auch bei der spastischen Obstipation mit entzündlichen Reizerscheinungen des Darmes muß man häufig wenigstens im Beginn der Behandlung auf eine schlackenreiche Diät verzichten, da sie die Schmerzen der Kranken steigert, und sich mit Gleitmitteln behelfen.

Die medikamentöse Behandlung kann bei voller Ausnützung der Möglichkeiten der diätetischen Therapie als wertvolle Ergänzung der letzteren herangezogen werden. In dem Augenblick, in dem der Arzt aber bei mangelhafter Kenntnis der Diättherapie rein symptomatisch mit Medikamenten behandelt, kann oft mehr Schaden als Nutzen gestiftet werden. Für die Behandlung von Darmkrankheiten stehen uns verschiedene Gruppen von Medikamenten zur Verfügung.

1. Die Stopfmittel kommen bei Durchfall in Anwendung. Das Opium und seine Alkaloide (Morphium, Pantopon, Dicodid, Kodein etc.) sowie die Uzara führen zu einer direkten Hemmung der Darmperistaltik. Diese Wirkung ist beim Opium am stärksten, bei den Opiumalkaloiden schwächer und bei der Uzara am schwächsten ausgesprochen. Bei der Anwendung von Opium bei Darmkrankheiten ist größte Vorsicht und Zurückhaltung angezeigt. Je erfahrener der Arzt ist, desto seltener wird er in die Lage kommen, zur Opiummedikation seine Zuflucht zu nehmen. Wenn überhaupt, soll Opium nur bei akuten Durchfällen zur Anwendung kommen, wenn durch eine vorherige Verabfolgung eines Abführmittels für eine restlose Entfernung zersetzter Nahrungsreste gesorgt wurde. Gibt man Opium vor einer gründlichen Darmentleerung, dann kommt es durch die Zurückhaltung des toxischen Darminhaltes zu schweren Zustandsbildern mit beträchtlicher Vermehrung der subjektiven Beschwerden. Strikte kontraindiziert ist Opium bei Verdacht auf Appendizitis, da infolge der schmerzstillenden Wirkung desselben eine Perforation und Peritonitis leicht übersehen werden kann. Für chronische Durchfallkrankheiten sind Opiumpräparate wegen der Gefahr der Gewöhnung ebenfalls ungeeignet. Hingegen kann bei solchen Fällen Liquor uzarae, dreimal 20 bis 30 Tropfen täglich, versucht werden. Eine zweite Gruppe von Stopfmitteln, die Adstringentien, wirken direkt auf die erkrankte Darmschleimhaut. Hieher gehören die Gerbsäure abspaltenden Präparate (Tannalbin, Tannigen u. a.), Dermatol (Bismutum subgallicum), Bismutum bitannicum, weiters verschiedene Bismut- und Aluminiumpräparate (Bismutum subnitricum, Bismutum subsalicylicum, Alucol). Eine dritte Gruppe, die Adsorbentien, führen zu einer Austrocknung des Stuhles und wirken dadurch antidiarrhöisch. Den Adsorbentien wird auch eine entgiftende Funktion zugeschrieben, durch Adsorption toxischer Stoffe, die auf diese Weise der Resorption entgehen sollen. Zu dieser Gruppe von Medikamenten gehören die verschiedenen Tierkohle- und Bolus-alba-Präparate und deren Kombinationen (Carbolusal, Bolucarbon u. a.), Kieselsäurepräparate (z. B. Carbogel). Auch die Kalkpräparate, besonders kohlensaurer und phosphorsaurer Kalk, wirken ähnlich. Für die Einlaufbehandlung bei Erkrankungen des distalen Kolon und Rektum sind besonders das Dermatol und Mischungen von Tierkohle und Bolus alba im Verhältnis 2 : 1 besonders geeignet.

2. Die Abführmittel werden eingeteilt in solche, die ihre Wirkung hauptsächlich im Dünndarm entfalten (salinische Abführmittel), in Dickdarmabführmittel und Mittel, welche gleichzeitig auf den Dünn- und Dickdarm wirken. Die salinischen Abführmittel (Natrium sulfuricum = Glaubersalz, Magnesium sulfuricum = Bittersalz) ziehen Wasser aus dem Blut an und halten ihr Lösungswasser zurück, wodurch die physiologische Eindickung des Stuhles im Dickdarm verhindert wird und flüssige Stuhlentleerungen auftreten. Die Abführwirkung tritt rascher (schon nach ein bis zwei Stunden) und deutlicher ein, wenn verdünnte Lösungen (ca. 5 %) nüchtern kalt oder lauwarm genommen werden. Gibt man höhere Konzentrationen, so kommt erst im Dünndarm eine Verdünnung durch starke Sekretion zustande, wodurch sich die Wirkung verzögert. Werden diese Mittel in heißem Zustand oder bei vollem Magen gegeben, dann verlassen sie den Magen nur langsam, was zu einer Hemmung oder Aufhebung der Abführwirkung führen kann. Die salinischen Abführmittel haben keine Gewöhnung zur Folge. Sie sind besonders zur Reinigung des Dünndarmes bei akuten alimentären Darmstörungen und wegen der Verflüssigung des Darminhaltes bei Stenosen angezeigt. Man verordnet meist eine Messerspitze bis einen Teelöffel auf $^1/_8$ bis $^1/_4$ l Wasser nüchtern. Auf ihrem Gehalt an Glaubersalz beruht die leicht abführende Wirkung der Quellen von Karlsbad, Marienbad, Franzensbad, Tarasp, Rohitsch u. a. Die Bittersalzquellen (Apenta, Hunyadi-Janos, Franz-Josef-Bitterwasser, Mergentheim, Kissingen usw.) wirken stärker abführend. Von den Glaubersalzquellen Karlsbad und Kissingen sind auch natürliche und künstliche Salze im Handel. Neben dem Magnesium sulfuricum wirken auch andere Magnesiumverbindungen abführend (Magnesia usta, citrica, carbonica, Magnesium perhydrol und peroxydatum). Ähnlich, aber schwächer wie die erwähnten Salze, wirken auch Fruchtsäuren (zitronensaure Alkalien, Tartarus depurat.). Eine analoge Wirkung wie die salinischen Abführmittel besitzen auch konzentrierte Lösungen von Zucker (Milchzucker, Mannit, Lävulose, Honig usw.), die neben der Mitführung des Lösungswassers noch durch Begünstigung von Gärungsvorgängen die Darmtätigkeit anregen.

Die Dickdarmabführmittel (Rheum, Senna, Aloe, Cascara Sagrada, Frangula) wirken durch ihren Gehalt an Antrachinonderivaten. Auch zahlreiche synthetisch hergestellte Abführmittel, wie Isticin, Isacen, Artin, Phenolphthalein u. v. a., wirken vorwiegend auf den Dickdarm. In höherer Dosierung entfalten alle Dickdarmabführmittel eine Reizwirkung auf den Darm und dürfen daher bei Kolitis nicht angewendet werden. Von den auf den gesamten Darm wirkenden Abführmitteln besitzt nur das Rizinusöl praktische Bedeutung. Seine Wirkung setzt im Dünndarm ein, pflanzt sich aber auf den Dickdarm fort. Die übrigen Drastika (Krotonöl, Podophyllin, Koloquinten usw.) rufen entzündliche Veränderungen im Darm hervor, was beim Rizinusöl nicht der Fall ist. Aus Rhamnus-Purshiana-Rinde wird ein subkutan und intravenös injizierbares Präparat, Peristaltin, erzeugt. Weitere injizierbare Präparate, die auf den ganzen Darm wirken, sind das Physostigmin, Prostigmin und Pituitrin sowie das aus Milzextrakt gewonnene Präparat Neo-Hormonal.

Eine weitere Gruppe von Medikamenten begünstigt die Darmentleerung rein mechanisch ohne Abführwirkung. Hieher gehören die Schiebemittel (Agar-Agar, Spezial-Normacol) und die Gleitmittel (Paraffin. liqid. pur., Nujol). Die Schiebemittel sind Pflanzenschleime, die im Darm quellen, die Stuhlmenge vermehren und den Kot weich erhalten. Die Gleitmittel mischen sich mit den Nahrungsresten und erhalten auf diese Weise den Stuhl weich und gleitfähig. Diese Medikamente besitzen keinerlei Reizwirkung auf den Darm und sind daher auch bei spastischer Obstipation mit entzündlichen Veränderungen des Dickdarmes sowie bei der Colica mucosa angezeigt. Durch Kombination der Schiebe- und Gleitmittel mit geringen Mengen von Abführmitteln werden mild wirkende Laxantien erhalten. Bekannt ist das Frangula enthaltende Normacol, die Agarpräparate Agarol mit Phenolphthalein, Regulin mit Cascara Sagrada u. a. Schließlich ist noch zu erwähnen, daß Nikotin und Kaffee peristaltikanregend wirken.

3. Antispasmodica und schmerzstillende Mittel. Zu den krampflösenden Medikamenten gehören die Belladonna- und Papaverinpräparate sowie das Octin und Trasentin. Eine große Menge von Kombinationspräparaten ist im Handel. Zur Schmerzstillung können Antipyretica, besonders das Pyramidon, verwendet werden. Opium und seine Alkaloide sollen nach Möglichkeit vermieden werden, da sie eine oft sehr unerwünschte Darmlähmung zur Folge haben, zum Übersehen von operationsbedürftigen Erkrankungen führen können und immer die Gefahr der Gewöhnung besteht.

4. Medikamente, welche die Aufschließung und Verdauung der Nahrung fördern. Zu dieser Gruppe gehören die Salzsäure-Pepsinpräparate bei Anazidität und die verschiedenen Pankreasfermentpräparate.

5. Die Darmdesinfizientien. Hieher gehören das Yatren und Emetin, welche besonders bei der Amöbenruhr wirksam sind, das Enterovioform, das Atebrin (gegen Lamblien wirksam) und die Sulfonamide, die sich bei der akuten Enterokolitis und bei der Bazillenruhr bewährt haben. Das Sulfaguanidin eignet sich für die Behandlung von Darmkrankheiten besonders, da es aus dem Darm nur wenig resorbiert wird und daher vor allem lokal wirksam ist. Auch die Wurmmittel (Anthelmintika) müssen hier angeführt werden.

6. Die Umstimmungstherapie mit Proteinkörpern und Bluttransfusionen. Besonders wirksam hat sich die Fiebertherapie bei manchen Fällen von Colitis ulcerosa erwiesen.

Spezieller Teil.

Die Duodenitis kann gleichzeitig mit einer Gastritis, bei einer Gastroenteritis, bei einem Ulcus duodeni vorhanden sein oder als eine selbständige Erkrankung auftreten. S c h n e t z[28] hat den Versuch unternommen, auf Grund der vorliegenden Literatur und eigenen Beobachtungen das Symptomenbild der isolierten Duodenitis zu schildern. Die subjektiven Beschwerden decken sich zum Teil weitgehend mit denen einer Gastritis und bestehen in Appetitlosigkeit, Übelkeit, Brechreiz, Aufstoßen, Sodbrennen und Druckgefühl im Epigastrium. Charakteristischer sind bereits Hungerschmerzen in den späten Nachmittagsstunden und in der Nacht, eine Neigung zu hypoglykämischen Erscheinungen und eine Intoleranz gegen Blähspeisen, Süß- und Mehlspeisen, seltener gegen Fett und Fleisch. Manchmal ist auch eine Periodizität der Beschwerden wie beim Ulkus mit Bevorzugung der Frühjahrs- und Herbstzeit vorhanden.

Bei der klinischen Untersuchung findet sich ein Druckschmerz in der Duodenalgegend rechts oberhalb vom Nabel mit entsprechenden H e a d schen Zonen. Eine Abwehrspannung der Muskulatur ist nur bei jenen seltenen Fällen vorhanden, wo der entzündliche Prozeß alle Wandschichten ein-

---

[28] S c h n e t z, H.: Duodenitis. Dtsch. Arch. klin. Med. **182**, 570 (1938).

schließlich der Serosa ergriffen hat (Periduodenitis). Große Bedeutung kommt dem Röntgenbefund für die Diagnose zu. Der Nachweis einer Schleimhautschwellung bei Reliefdarstellung als Ausdruck eines hypertrophischen Katarrhs gilt als direkt beweisendes Symptom. Indirekte Zeichen sind flüchtige Bulbusfüllung, rasche Passage und Erscheinungen von Periduodenitis. Weitere wichtige Befunde liefert die Duodenalsondierung. Vermehrung von Epithelien, Leukozyten, Erythrozyten und Schleim spricht für Duodenitis, wenn Erkrankungen der Gallenblase, des Pankreas und Magens als Quelle dieser Veränderungen ausgeschlossen werden können. Der Nachweis von Kolibazillen, Enterokokken, Staphylo- und Streptokokken sowie von Lamblien und Hefen spricht für Duodenitis. Die fraktionierte Duodenalsondierung nach B e r g e r und H a r t m a n n ergibt häufig eine Vermehrung der Saftmengen und eine Verminderung des Amylasegehaltes, seltener Störungen der Trypsinausscheidung. Die Beteiligung des Inselorgans an dem Krankheitsprozeß äußert sich in niedrigem Nüchternblutzucker, geringer Hyperglykämie nach Dextrose und Adrenalin sowie Verstärkung der alimentären Hypoglykämie. Blutungen mit Teerstühlen kommen bei der Duodenitis erosiva ohne gleichzeitiges Ulkus vor.

Die Diagnose gründet sich auf die subjektiven Beschwerden (Gastritissymptome, Hungerschmerz, hypoglykämische Erscheinungen, Intoleranz für Bläh-, Süß- und Mehlspeisen), den röntgenologischen Nachweis von katarrhalischen Veränderungen der Duodenalschleimhaut, den Nachweis eines abnormen Zellen-, Schleim- und Bakteriengehaltes des Duodenalinhaltes sowie auf Störungen der äußeren und inneren Pankreassekretion. Die Differentialdiagnose hat vor allem das Ulcus duodeni sowie organische, entzündliche Erkrankungen der Gallenblase und des Pankreas auszuschließen.

Die Behandlung besteht in einer reizlosen Magenschondiät, Salzsäure-Pepsinzufuhr bei Anazidität, adstringierenden Teesorten (Kamillen, Centauertee u. a.), Zufuhr von C- und B_1-Vitamin und Pankreon. In hartnäckigen Fällen können auch Spülungen des Duodenums versucht werden. Ähnlich wirken auch die Mineralwasser-Trinkkuren.

Die akute Enteritis tritt isoliert klinisch kaum in Erscheinung. Pathologisch-anatomisch sind akut entzündliche Veränderungen der Dünndarmschleimhaut bei Schwermetallvergiftungen (Hg, As, Pb), bei Verbrennungen und beim anaphylaktischen Schock nachgewiesen worden. Relativ häufig ist hingegen bei der akuten Gastritis gleichzeitig ein akuter Dünndarmkatarrh vorhanden.

Die akute Gastro-Enteritis beginnt plötzlich meist nach dem Genuß verdorbener Nahrungsmitteln mit Übelkeit, Erbrechen, Widerwille gegen Nahrungsaufnahme und Temperatursteigerung. Diese vorwiegend durch die Erkrankung des Magens bedingten Symptome stehen so im Vordergrund, daß die Mitbeteiligung des Dünndarmes an dem entzündlichen Prozeß leicht übersehen werden kann, um so mehr, als Durchfälle bei Freibleiben des Dickdarmes fehlen. Jedoch ist schon das Vorhandensein von Temperatursteigerungen bei dem Symptomenbild einer Gastritis auf eine Miterkrankung des Dünndarmes verdächtig. Als direkte Enteritiszeichen sind Schmerzen um den Nabel herum, Kollern und Gurren im Bauch, Gefühl von Blähung und Flatulenz zu werten. Bei der klinischen Untersuchung findet man einen typischen Dünndarmdruckpunkt links vom Nabel mit einer entsprechenden H e a d schen Zone vorne in diesem Bereich und rückwärts links vom ersten Lendenwirbel. Der Nachweis einer Störung der Nahrungsausnützung im Stuhl, besonders eine Vermehrung von Seifenschollen, Seifenkristallen und Fettsäurenadeln, sichert die Diagnose der Enteritis. Die Röntgenuntersuchung kommt für diese akuten Fälle nicht in Frage, da die Krankheitserscheinungen meist in wenigen Tagen schwinden. Die Differentialdiagnose hat vor allem eine akute allergische Erkrankung auszuschließen, was für die Behandlung besonders wichtig ist (siehe allergische Durchfälle).

Die Behandlung deckt sich im wesentlichen mit der der akuten Gastritis, nur soll im Beginn für eine gründliche Darmentleerung durch ein salinisches Abführmittel oder einen Einlauf gesorgt und die Zufuhr von Milch in den ersten Tagen vermieden werden. Klingen die Enteritiserscheinungen nicht rasch·ab, dann muß durch längere Zeit eine zellulosefreie Darmschonkost verordnet werden.

Darmschonkost.

Verboten: Alle die Sekretion und Motilität erregenden Nahrungs- und Genußmittel.

Alle zellulosehältigen Nahrungsmittel (Gemüse, Hülsenfrüchte, Obst, Kompott, Jam, Marmelade, dunkles Mehl und Brot, Schrotmehl und Schrotbrot, Kartoffeln, Nüsse, Mandeln, Mohn, Pilze).

Zucker in größerer Menge, besonders Milchzucker, Honig. Saure Milch, Joghurt, Kefir.

Fruchtsäfte, besonders von sauren Früchten.

Alle Fette mit hohem Schmelzpunkt, besonders Rinds- und Hammeltalg, Speck, Kunstfett, Margarine sowie stark erhitzte Fette.

Alle Gewürze und größere Mengen von Kochsalz.

Kaffee, Alkohol, Nikotin.

Alle kalten, besonders eisgekühlten Speisen und Getränke.

Erlaubt: Zwieback, Kakes, altes Weißbrot, Schleimsuppen passiert (von Reis, Hafer, Gerste), Tapioka, Mondamin, Kindermehle, Reis, Weizengrieß, Teigwaren, lockere Mehl- und Grießnockerl, Semmelknödel, Biskuit, Pudding, Auflauf von Reis, Grieß etc., fallweise auch Milchspeisen, Trauben- und Rohrzucker in mäßigen Mengen.

Bindegewebsarmes Fleisch von jungen Tieren (Taube, Huhn, Kalb) als Haché oder gekocht, gedünstet, eingemacht. Fettarmes und zartes Fleisch von Fluß- und Seefischen, milde Weichkäse (Gervais, Imperial), Topfen (= fettarmer Quark), Eier weichgekocht, in Suppe eingerührt, als lockere Eierspeise (im Wasserbad zubereitet) oder in Speisen verkocht.

Butter, Olivenöl, fallweise auch reines Schweinefett.

Zur Deckung des Vitaminbedarfes müssen bei längerer Darreichung dieser Diät C- und B-Vitaminpräparate oder Gemüsepreßsaft, fallweise auch Preßsaft von nichtsauren Früchten gegeben werden.

Die akute Gastro-Entero-Kolitis. Am häufigsten kommt die akute Enteritis in Kombination mit einer Kolitis als Enterokolitis bzw. als akute Gastro-Entero-Kolitis zur Beobachtung. Sie beginnt einige Stunden nach einer als Ursache anzuschuldigenden Mahlzeit plötzlich mit Übelkeit, Bauchgrimmen und Durchfällen. Bei manchen Fällen kann auch ein Schüttelfrost und Erbrechen das Krankheitsbild einleiten. Die Leibschmerzen haben den Charakter des Kolikschmerzes, sie sind nicht genau zu lokalisieren und werden durch Erhöhung des Bauchinnendruckes gemildert. Temperatursteigerungen sind fast regelmäßig vorhanden, und bei schwereren Fällen kann auch hohes Fieber bestehen. Die Stuhlentleerungen enthalten anfangs noch geformte Stuhlmassen, werden aber bald flüssig, dunkelbraun und übelriechend. Bei den als Cholera nostras bezeichneten Fällen sind die flüssigen Stühle besonders zahlreich und führen zu schweren Austrocknungserscheinungen mit quälendem Durst, Heiserkeit und Muskelkrämpfen. Im weiteren Verlauf können auch Erscheinungen von Kreislaufkollaps auftreten. Ohne entsprechende Therapie kann es zum Tod durch Kreislaufschwäche kommen.

Die Erkrankung tritt gewöhnlich in der heißen Jahreszeit auf und wird daher auch als Sommerdiarrhöe bezeichnet. Ursächlich kommen verdorbene Nahrungsmittel in Frage, vor allem Fleisch, Wurst, Fische und kalt zubereitete Speisen, wie Mayonnaise, pikante Eier, Kartoffelsalat, Fische in Aspik etc. Bei hoher Außentemperatur sind in diesen Speisen günstige Wachstumsbedingungen für Bakterien gegeben. Für die Auslösung der Erkrankung können Infektionen mit Coli oder Proteus in Frage kommen oder die von den Bakterien gebildeten Produkte. E p p i n g e r hat in verdorbenen Nahrungsmitteln histaminartig wirkende, ungesättigte organische Verbindungen nachgewiesen, die eine seröse Entzündung des Darmtraktes auslösen mit Übertritt von Plasma aus den Kapillaren ins Gewebe. Die Übergänge im klinischen Bild zwischen den Fällen ohne nachweisbaren Erreger und den durch bekannte pathogene Keime (Paratyphusgruppe, Gärtner-Bazillus) hervorgerufenen Infektionskrankheiten sind fließend. Auch Enterokokken, Staphylo-, Streptokokken u. a. wurden als Erreger nachgewiesen. Wenn nach dem Genuß einer Speise mehrere Personen an einer akuten Enterokolitis erkranken, die Erkrankung nicht in wenigen Tagen abklingt, das Fieber anhält, dann muß man immer an eine Paratyphus- oder Gärtner-Bazilleninfektion denken und die nötigen bakteriologischen und serologischen Untersuchungen veranlassen.

Bei der klinischen Untersuchung findet man im Beginn meist den Leib etwas aufgetrieben, weich und diffus druckempfindlich. Bei einzelnen Fällen läßt sich ein Dünndarmdruckpunkt und eine Druckempfindlichkeit im Bereich des Kolons nachweisen. Die Zunge ist gewöhnlich dick belegt, bei schweren Fällen trocken. Der Puls entspricht meist der Temperatur und wird nur bei andauernden, profusen Diarrhöen klein und frequent. Die Stühle enthalten am Beginn reichlich unverdaute Nahrungsreste, reagieren alkalisch und haben Fäulnisgeruch. In den flüssigen Entleerungen findet sich fein verteilter Schleim. Der Harn ist hochgestellt, spärlich und enthält gewöhnlich Spuren von Eiweiß, einige Zylinder sowie reichlich Urobilinogen und Indikan. Unter entsprechender Therapie klingen die Krankheitserscheinungen meist in wenigen Tagen ab und es tritt völlige Heilung ein.

Die Diagnose bereitet keine Schwierigkeiten und wird gewöhnlich schon vom Patienten gestellt. In der Differentialdiagnose sind akute allergische Durchfälle, Vergiftungen besonders mit Arsen, Paratyphus- und Gärtner-Infektionen sowie die Trichinose zu berücksichtigen. Weiters muß der Arzt wissen, daß mitunter eine Appendizitis unter dem Symptomenbild einer akuten Durchfallerkrankung in Erscheinung tritt bzw. sich im Anschluß an eine solche Erkrankung entwickelt. Die infektiösen Darmkrankheiten verraten sich durch die längere Fieberdauer, die gleichzeitige Erkrankung mehrerer Personen und müssen durch bakteriologische und serologische Untersuchungen geklärt werden. Die allergischen Durchfälle können an der Beteiligung der Haut und Schleimhäute erkannt werden. Die Trichinose, die mit hohem Fieber und Durchfällen akut einsetzt, ist für den Kundigen oft schon an dem eigenartigen Gesichtsausdruck (Lidödem wie bei akuter Nephritis, subkonjunktivale Blutungen), den heftigen Muskelschmerzen und der Abschwächung der Sehnenreflexe erkennbar. Der Nachweis einer hochgradigen Eosinophilie im Blut stützt die Diagnose.

Die Behandlung hat die Aufgabe, den pathologischen Darminhalt möglichst vollständig zu entfernen und das erkrankte Organ ruhigzustellen. Zu diesem Zweck ist es üblich, den Kranken ein Abführmittel zu geben und anschließend hungern zu lassen. Man gibt gewöhnlich ein Glas Bitterwasser oder einen Kaffeelöffel Magnesium sulfuricum auf $^{1}/_{4}$ Liter lauwarmes Wasser oder einen Eßlöffel Rizinusöl. Wenn Brechreiz und Erbrechen vorhanden ist, kann auch ein Einlauf mit $^{1}/_{2}$ bis 1 Liter warmem Kamillentee verabfolgt werden. Man ist oft überrascht, welche Mengen an festem Stuhl noch nach Einsetzen der flüssigen Entleerung auf diese Weise herausbefördert werden können. In den ersten 12 bis 24 Stunden verbietet man am besten jede Nahrungsaufnahme. Wenn sich Eßlust einstellt, wird russischer Tee oder Kamillentee, passierte Hafer- oder Reisschleimsuppe, Wasserkakao und Karlsbader Zwieback gestattet. Das mit den Schleimsuppen zugeführte Kochsalz ist zum Ersatz des Salz- und Wasserverlustes wichtig. Bei schweren Fällen mit Erbrechen und profusen Durchfällen muß physiologische Kochsalzlösung subkutan und intravenös in ausreichender Menge gegeben werden, um der fortschreitenden Entwässerung und Demineralisation entgegenzuarbeiten. Durch rechtzeitige und ausreichende Salz- und Flüssigkeitszufuhr kann dem drohenden Kreislaufkollaps vorgebeugt werden und derselbe, wenn er schon aufgetreten ist, behoben werden. Bezüglich der medikamentösen Behandlung kommt der Zufuhr eines Antipyretikums große praktische Bedeutung zu. E p p i n g e r, der diese Medikation empfohlen hat, führt ihre Wirkung auf eine Membrandichtung zurück, die der serösen Entzündung entgegenarbeiten soll. Bemerkenswert ist, daß ich vor mehr als 30 Jahren als junger Arzt von meiner Mutter auf die frappante Wirkung von Aspirin bzw. Pyramidon bei akuten Magen-Darmkatarrhen aufmerksam gemacht wurde. Ich habe diese günstige Wirkung seither am eigenen Körper und bei einer großen Zahl von Kranken immer wieder feststellen können. Meist genügt eine einmalige Gabe von 0,3 Pyramidon oder 0,5 Aspirin, um in kurzer Zeit einen Umschwung im subjektiven Befinden herbeizuführen. Etwa $^1/_2$ bis 1 Stunde nach Einnahme des Medikamentes kommt es zu einem leichten, wohltuenden Schweißausbruch, die vorher kühlen Extremitäten werden warm und der Druck im Kopf sowie das Übelkeitsgefühl verschwinden. E p p i n g e r nimmt an, daß man auf diese Weise auch sekundären Parenchymerkrankungen der Leber vorbeugen könne. Manche Kranke, besonders Kinder, reagieren auf reine Apfeldiät günstig. Man gibt geschälte und rohgeschabte Äpfel ohne Kerne, 1 bis $1^1/_2$ kg auf den ganzen Tag verteilt, ohne sonstige Nahrung. Für diese Behandlung sind auch die fertigen Trockenpräparate (Aplona u. a.) geeignet, die in lauwarmem, ungezuckertem Tee aufgeschwemmt verabfolgt werden. Bei manchen Fällen ist es möglich, die akute Erkrankung durch einen kurzen Sulfonamidstoß mit drei- bis fünfmal zwei Tabletten pro Tag zu kupieren. Ein neues, mit Kohle kombiniertes Sulfaguanidinpräparat stellt das Carboguan dar. Auch Entero-Vioform und Ormalon, dreimal zwei Tabletten täglich, wirkt manchmal günstig. Neben der geschilderten Medikation kommt der Zufuhr der verschiedenen Adsorbentien nur eine untergeordnete Bedeutung zu. Man kann mehrmals täglich einen Kaffeelöffel bis einen Eßlöffel Tierkohle mit Wasser oder Tee, Carbolusal oder Bolucarbon, drei- bis fünfmal zwei Tabletten täglich, oder Adsorgan, mehrmals täglich einen Teelöffel, geben. Bei letzterem Präparat, einem Chlorsilberkieselsäuregel, besteht bei längerer Darreichung die Gefahr der Argyrie, worauf man die Patienten aufmerksam machen muß.

Auch Gerbsäurepräparate (Tannalbin etc.) können verwendet werden.

Bei dem geschilderten Vorgehen schwinden die Durchfälle und die übrigen Krankheitserscheinungen gewöhnlich in ein bis zwei Tagen. Man kann dann die Kost in wenigen Tagen bis zur Normalkost aufbauen. Bei stärkerer Beteiligung des Magens an dem Krankheitsbild muß der Kostaufbau vorsichtiger erfolgen, um der Entwicklung einer chronischen Gastritis vorzubeugen. Wichtig ist, daß man die an die Durchfallperiode häufig anschließende kompensatorische Obstipation nicht mit Abführmitteln bekämpfen darf, da sonst der Darmkatarrh leicht rezidiviert. Meist stellt sich nach zwei bis drei Tagen der Stuhlgang von selbst ein. Wenn dies nicht der Fall ist, kann man mit einem Klysma von $^1/_4$ Liter warmem Kamillentee eine Entleerung herbeiführen. In seltenen Fällen kann sich anschließend an den Durchfall eine hartnäckige und schwere Darmatonie einstellen, die einer besonderen Behandlung bedarf (s. Darmatonie, S. 108, 252). Nicht selten beobachtet man bei ungenügend behandelten Patienten nach dem Abklingen der akuten Erscheinungen eine hartnäckige Kolitis der distalen Darmabschnitte mit stark schleimigen Entleerungen und quälendem Stuhldrang. Die Beschwerden dieser Prokto-Sigmoiditis können gewöhnlich mit ein bis zwei Bolus-Tierkohleeinläufen behoben werden. Man verschreibt Carbo animalis purum 30,0, Bolus alba 15,0 und verwendet die Hälfte dieses Pulvergemisches für einen Einlauf mit $^1/_2$ Liter Wasser von 40° Celsius. Man geht dann praktisch so vor, daß der Kranke zunächst ein Reinigungsklysma mit $^1/_4$ Liter warmem Kamillentee nimmt. Eine halbe bis eine Stunde nachher erfolgt der Bolus-Tierkohleeinlauf. Es ist zweckmäßig, das Pulvergemisch zuerst mit etwas kaltem Wasser zu einem feinen Brei anzurühren und diesen in das Einlaufgefäß zu gießen. Während des Einlaufes liegt der Patient am Rücken, der Bauch soll warm zugedeckt sein. Man läßt langsam einfließen und unterbricht, wenn stärkerer Stuhldrang auftritt, und läßt dann den Kranken tief atmen. Auf diese Weise gelingt es meist leicht, $^1/_2$ Liter Flüssigkeit in den Darm einzuführen. Der Kranke soll den Einlauf möglichst lange zurückhalten. Die Durchfälle hören dann meist schlagartig auf, auch wenn der Einlauf nur ganz kurz zurückgehalten werden konnte. Manchmal ist es nötig, die Prozedur am nächsten oder übernächsten Tag zu wiederholen. In der Diät müssen die die Sekretion und Peristaltik anregenden Stoffe

(Gemüse, Obst etc.) vorübergehend ausgeschaltet werden. Meist ist diese zellulosefreie Diät nur wenige Tage notwendig.

Die allergischen Durchfälle. Eine besondere Form der akuten Enterokolitis stellen die allergischen Durchfälle dar. Bei manchen Menschen kommt es nach dem Genuß von Erdbeeren, Krebsen, Fischen und noch vielen anderen Nahrungsmitteln zu akuten Magen-Darmstörungen mit Erbrechen, Durchfall, verbunden mit Urtikaria, Q u i n c k e schem Ödem, Schnupfen, Bindehautkatarrh und eventuell Kollapserscheinungen. Im Blut und im Stuhl kann bei solchen Fällen eine Eosinophilie nachgewiesen werden. Im Tierexperiment konnte im anaphylaktischen Schock eine Enteritis anaphylactica mit Hämorrhagien festgestellt werden. Beim Menschen wurde röntgenologisch der Dünndarmkatarrh durch Nachweis einer deutlichen Schwellung und Verbreiterung der Schleimhautfalten festgestellt. Die Diagnose ist leicht, wenn eine gleichzeitig vorhandene Urtikaria oder ein Q u i n c k e sches Ödem die allergische Natur der Darmstörung anzeigt. In manchen Fällen können die Kranken das Nahrungsallergen angeben. In Zweifelsfällen kann die prompte Wirkung von Adrenalin bzw. Ephedrin oder Ephetonin die Diagnose ermöglichen. Der Nachweis einer Bluteosinophilie und von Eosinophilen sowie C h a r c o t - L e y d e n schen Kristallen im Stuhl stützt die Diagnose.

Die Behandlung der akuten Störung deckt sich mit der des anaphylaktischen Schocks und besteht in Injektionen von Adrenalin, Ephedrin oder Ephetonin subkutan und Kalziumlösungen intravenös. Zur Verhütung von Rückfällen ist die Ermittlung des Nahrungsallergens und seine Ausschaltung wichtig. Man bedient sich dabei der Eliminationsdiät bzw. der Suchkost, die durch einen langsamen Kostaufbau, beginnend mit ausschließlicher Zufuhr von Traubenzucker, die Allergene ermittelt.

Die chronische Enterokolitis kann sich aus der akuten Form bei ungenügender Behandlung entwickeln oder das Krankheitsbild entsteht schleichend. Wir hören dann von den Kranken, daß sie schon jahre- und jahrzehntelang immer flüssige oder breiige Entleerungen gehabt haben. Manche Patienten geben an, daß die Durchfälle seit einer Ruhrerkrankung aufgetreten sind. Bekannt sind die chronischen Durchfälle bei Anazidität (gastrogene Diarrhöen) und nach Magenoperationen. Bemerkenswert ist, daß manche Kranke trotz der jahrelang bestehenden Durchfälle gut aussehen und auch das Körpergewicht normal oder sogar übernormal sein kann. In der Regel führt aber das Leiden ohne Behandlung zu einer fortschreitenden Abmagerung und zu einer Reihe sekundärer Schädigungen. Fast regelmäßig entwickelt sich bei längerer Dauer der Erkrankung eine Anämie vom hypochromen Typus, seltener auch eine hyperchrome Anämie. Hunter-sche Glossitis wurde beobachtet. Durch Kalkverlust kann es zu beträchtlicher Entkalkung der Knochen und zu Tetanie kommen. Durch Vitaminmangel infolge einseitiger Diät oder Resorptionsstörung im Darm können Hautpigmentierungen und Skorbut auftreten. Die abnorme Durchlässigkeit der geschädigten Dünndarmschleimhaut für Eiweißstoffe und Bakterien kann zu Dermatosen, Ekzemen, Urtikaria, Quincke-schem Ödem sowie Erkrankungen der Gallenblase und Leber Anlaß geben. Auch für rheumatische Erkrankungen (Neuritis, Myalgie, Arthritis) wurde der erkrankte Dünndarm als Fokus angesprochen.

Die subjektiven Beschwerden bestehen in Unruhe und Kollern im Leib, Kolikschmerzen um den Nabel herum, Blähungsgefühl, Flatulenz und Durchfällen. Die Schmerzen treten einige Zeit nach der Nahrungsaufnahme auf, können bei manchen Kranken links oberhalb vom Nabel empfunden werden, was Anlaß zu Verwechslungen mit einem Ulcus ventriculi geben kann. Es fehlt aber die Besserung der Schmerzen nach neuerlicher Nahrungszufuhr und nach Alkalien, wodurch die Abgrenzung gegen Ulkusbeschwerden meist leicht möglich ist. Der Durchfallstuhl ist manchmal nur einmal am Morgen vorhanden, mitunter aber mehrmals täglich nach jeder Nahrungsaufnahme. Häufig wird auch über Hitzewallungen und Blutandrang zum Kopf nach Nahrungsaufnahme, seltener auch über Schwächezustände und Ohnmachtsanwandlungen geklagt. Depressive Verstimmung und Unlust zur Arbeit vervollständigen das Bild.

Bei der klinischen Untersuchung findet man in der Regel einen Dünndarmdruckpunkt und Druckpunkte im Bereich des Dickdarmes, die je nach der Lokalisation und Ausdehnung des entzündlichen Prozesses wechseln. Wichtig ist, sich bei jedem Fall durch eine Ausheberung über die Aziditätsverhältnisse des Magens zu orientieren. Von besonderer Bedeutung ist die Stuhluntersuchung, die man am besten bei Schmidtscher Probekost vornimmt.

Die breiigen oder flüssigen Stühle zeigen immer eine verschieden hochgradige Störung der Nahrungsausnützung und vermehrten Schleimgehalt, der sich durch die starke Beschmutzung der Klosettmuschel und schwere Reinigung derselben bei der Spülung verrät. Ist neben dem Dünndarm nur der proximale Teil des Kolon erkrankt, dann ist der Schleim innig mit dem Stuhl vermischt, bei Beteiligung der distalen Kolonabschnitte wird oberflächlicher, glasiger Schleim gefunden. Die Stühle können Gärungs- oder Fäulniserscheinungen zeigen. Weiters wird man bei der klinischen Untersuchung auf Veränderungen der Zunge, Hautpigmentierungen, Anämie und Erscheinungen von Kalkmangel achten. Bei der Röntgenuntersuchung soll man sich nicht mit der Irrigoskopie und der Bestimmung der Passagezeit im Dünndarm und Dickdarm begnügen, sondern immer auch das Schleimhautrelief des Dünndarmes untersuchen lassen. Man wird dann bei schwereren Fällen immer, bei leichteren Fällen häufig Veränderungen im Dünndarm finden (Verlust der normalen Schleimhautfiederung im Jejunum, Faltenverbreiterung, Schummerung der Schleimhaut, Kaliberschwankungen, gelegentlich auch Niveaubildungen durch starke Sekretvermehrung etc.) und sich auch über die Ausdehnung des krankhaften Prozesses orientieren. In ähnlicher Weise gibt uns die Irrigoskopie Anhaltspunkte über das Ausmaß und die Art der Schleimhautveränderungen, über spastische und atonische Zustände im Kolon etc.

Die Diagnose gründet sich auf das Vorhandensein von Durchfällen, den Nachweis von typischen Druckpunkten, den Stuhlbefund und Röntgenbefund. Die Differentialdiagnose hat vor allem die Darmtuberkulose, die Magen-Kolonfistel und die Sprue auszuschließen, die unter dem Bild einer chronischen Enterokolitis verlaufen können. Temperatursteigerungen sowie ein tastbarer Tumor der Ileocoecalgegend werden auch bei Fehlen einer aktiven Lungentuberkulose den Verdacht auf eine Darmtuberkulose nahelegen, der durch den Nachweis von Tuberkelbazillen im Stuhl erhärtet werden kann. Auch die Röntgenuntersuchung kann mitunter diese schwierige Diagnose ermöglichen. Bei der auf den Dünndarm beschränkten Tuberkulose wird die Diagnose häufig erst bei der Operation gestellt. Die Magen-Kolonfistel findet sich am häufigsten nach einer Gastroenteroanastomose, seltener nach einer Magenresektion, und kann meist schon aus der ungemein charakteristischen Anamnese erkannt werden. Die Kranken geben an, daß sich die Durchfälle ziemlich plötzlich entwickelt haben und daß das Körpergewicht seither rapid abgenommen hat. Durch den Stuhlbefund und die Röntgenuntersuchung, vor allem mit der Irrigoskopie, kann die Diagnose in der Regel gestellt werden. Auf die Besonderheiten der Sprue kommen wir später noch ausführlich zurück.

Die Behandlung hat grundsätzlich bei allen Fällen durch Wochen und Monate die die Sekretion und Motilität erregenden zellulosehältigen Nahrungsmittel (schwarzes Brot und Mehl, Gemüse, Obst, Kompott, Marmelade, Kartoffeln, Nüsse, Mandeln, Mohn, Pilze) auszuschalten. Die feinere Diätetik richtet sich nach dem Stuhlbefund. Bei Gärungsstühlen wird man vorübergehend die stärkehältigen Nahrungsmittel ganz ausschalten oder nur in leichtest verdaulicher Form (Schleimsuppen, Zwieback, weichgekochten und passierten Reis, Kindermehl etc.) in geringer Menge geben. Kommt es bei einer vorwiegenden Eiweißkost zu einem Schwinden der Diarrhöen, so muß man rasch die Kost mit stärkehältigen Nahrungsmitteln aufbauen, da man sonst leicht das Auftreten von Fäulnisdiarrhöen beobachten kann. Bei Fäulnisstühlen geht man auf reine Kohlehydratdiät über. Bei Weiterbestehen der Fäulnisstühle kann man nach dem Vorschlag von P o r g e s die Fäulniserscheinungen durch künstliche Erzeugung einer Coecumgärung unterdrücken. Zu diesem Zwecke gibt man zur zellulosefreien Kost 200 g Kartoffeln und 200 g Schwarzbrot und kann auf diese Weise mitunter die Fäulniserscheinungen beseitigen. Kommt es bei diesem Vorgehen zu Gärungsdiarrhöen, so werden diese durch Calcium carbonicum, dreimal einen Eßlöffel täglich, behoben. Um richtig vorzugehen, ist dauernde Stuhlkontrolle notwendig. Unter der Anleitung des Arztes lernen die Kranken sehr rasch, die hellen, stechend säuerlich riechenden Gärungsstühle von den dunkelbraunen, übelriechenden Fäulnisstühlen zu unterscheiden und die Diät danach einzurichten. Wichtig zu wissen ist, daß manche Kranke Milch nicht vertragen und daher meiden müssen. Dabei kann die Milch in Speisen verkocht, eventuell halb mit Wasser verdünnt, keine Beschwerden verursachen, allein oder mit Tee oder Kakao genommen Durchfälle zur Folge haben. Auch mit der Fettzufuhr ist Vorsicht am Platz. Am besten werden in der Regel gutes Olivenöl und frische Butter vertragen. Stark erhitzte Fette sollen vermieden werden, da sie peristaltikanregend wirken.

Mit Rücksicht auf die Vitaminarmut der Kost muß man C-Vitamin, 2 bis 3 Tabletten pro Tag, und B-Vitamin-Komplexpräparate, wie Betaplex, Becozym, dreimal 1 bis 2 Tabletten täglich, oder Preßsaft von Gemüse und nichtsauren Früchten verabreichen. Auch Zufuhr von Kalkpräparaten kann günstig wirken. Von Darmdesinfizien werden Entero-Vioform, Neo-Vioform und Ormalon, dreimal 1 bis 2 Tabletten täglich, empfohlen. Petschacher[29] hat für die Behandlung der akuten und chronischen Enterokolitis folgendes Vorgehen als besonders wirksam befunden: Peroral Carbantren und rektal Entero-Vioform, 6 bis 8 Tabletten auf 200 ccm Wasser nach einem subaqualen Darmbad jeden 3. bis 4. Tag.

Die Behandlung der chronischen Enterokolitis stellt an die Geduld des Patienten und des Arztes große Ansprüche und erfordert besondere Erfahrung. Auch in veralteten Fällen ist manchmal eine Heilung möglich. Wesentliche Besserung des Zustandes kann man bei richtigem Vorgehen fast immer erreichen. Bei der Mehrzahl der Fälle kommt es aber immer wieder zu Rückfällen. Das Leiden kann, wenn auch sehr selten, unter ständigem Gewichtsverlust zum Tod an irgend einer Komplikation führen.

Einer besonderen Behandlung bedürfen die Folgekrankheiten der chronischen Enterokolitis. Die hypochrome Anämie wird am besten mit Eisenpräparaten behandelt, die hyperchrome Anämie mit Leberpräparaten oder Ventraemon. Bei eisenrefraktären Fällen von hypochromer Anämie muß das Eisen intravenös zugeführt werden oder nach dem Vorschlag von Kapp[30] eine Behandlung mit Nikotinsäureamid (Nicobion) versucht werden. Bei Anazidität ist regelmäßige Säure-Pepsinmedikation von größter Wichtigkeit. Sie kann oft allein die Krankheitserscheinungen beheben. Bei Symptomen von Kalkmangel ist orale und intravenöse Kalziumzufuhr nötig.

Bei Tetanieerscheinungen gibt man A. T. 10, ein bestrahltes Ergosterinprodukt (Kontrolle des Blutkalkspiegels), Parathormone i. m. und Kalzium i. v. Die mitunter vorhandene Glossitis, die zu einem lästigen Zungenbrennen führt, wird durch Leberinjektionen meist günstig beeinflußt.

Die bösartig verlaufende Enterokolitis stellt eine glücklicherweise sehr seltene Form des Leidens dar, die in wenigen Wochen unaufhaltsam zum Tode führt. Der Beginn unterscheidet sich nicht von der gewöhnlichen Enterokolitis, nur

---

[29] Petschacher, L.: Zur Behandlung der akuten und chronischen Enterokolitis mit Entero-Vioform. Med. Klinik 1938, I., S. 645.

[30] Kapp, H.: Über die Bedeutung der chronischen Enteritis. Gastro-Enterologia 70, 65 (1945).

klingen die Durchfälle troß Behandlung nicht ab, es kommt zu einem rapiden Kräfteverfall, der schließlich unter den Erscheinungen der Kreislaufschwäche den Tod zur Folge hat. Ich habe während des Krieges einen derartigen Fall beobachtet, der kurz wiedergegeben werden soll.

Fall Nr. 17: Der 36jährige Mann erkrankte an der rumänischen Front während des Rückzuges an Durchfällen. Er wurde in ein Lazarett aufgenommen, mußte aber nach wenigen Tagen troß seines Leidens zu Fuß weitermarschieren und kam schließlich in einem desolaten Zustand in ein Wiener Lazarett, wo ich ihn als Konsiliarius zu sehen bekam. Er war bereits hochgradig abgemagert, der Puls klein und frequent. Seit Beginn der Erkrankung waren unverändert sechs bis acht flüssige Stuhlentleerungen im Tag vorhanden. Ich veranlaßte die Verlegung in das Speziallazarett, wo der Kranke unter meiner Aufsicht in der sorgfältigsten Weise diätetisch und medikamentös behandelt wurde. Troß Zufuhr von Salzsäure-Pepsin, Cebion intravenös, Nicobion, subkutaner und venöser Kochsalzzufuhr etc. änderte sich an dem Zustand nichts. Auf eine große Bluttransfusion trat vorübergehend eine auffallende subjektive Besserung ein. Die bakteriologischen und serologischen Untersuchungen waren negativ. Es bestand eine mäßige hypochrome Anämie, die Blutsenkung war leicht beschleunigt, die Temperatur um 38°. Troß wiederholter Bluttransfusionen und dauernder Stüßung des Kreislaufes kam der Patient im Verlauf von drei Wochen ad exitum. Bei der Obduktion wurde nur eine ausgedehnte Enterokolitis mit Rötung und Schwellung der Schleimhaut ohne Geschwürsbildung gefunden. Die bakteriologischen Untersuchungen von Darminhalt, Milz- und Herzblut waren negativ. Bemerkenswert ist, daß ein Bruder des Patienten ein Jahr vorher ebenfalls unter den Erscheinungen eines unbeeinflußbaren Durchfalls in einem Hinterlandslazarett zugrunde gegangen war.

Die Sprue (Aphthae tropicae, idiopathische Steatorrhöe) stellt eine Sonderform der chronischen Enterokolitis dar, die zuerst in Südostasien, später auch in gemäßigtem Klima (nichttropische, einheimische Sprue) beobachtet wurde. Sie ist charakterisiert durch massige Fettstühle, Anämie von meist hyperchromem Typus, Hautpigmentierungen, Stomatitis aphthosa oder Hunter sche Glossitis sowie starke Abmagerung. Die Schleimhäute weisen zum Unterschied von der Addison schen Krankheit keine Pigmentierungen auf. Die Stühle sind meist graugelb, schaumig und sauer. Bei der mikroskopischen Untersuchung sind massenhaft Fettseifen und Fettsäurenadeln nachweisbar. Das Röntgenbild des Dünndarmes zeigt beträchtliche entzündliche Veränderungen der Schleimhaut mit starker Faltenschwellung und Erweiterung der Darmschlingen ohne Verkürzung, sogar mit Verlängerung der Passagezeit. Neben der hyperchromen Anämie ist häufig auch eine Leukopenie mit relativer Lymphozytose nachweisbar. Durch die Fettdiarrhöe wird Kalzium im Darm an die freien Fettsäuren gebunden, wodurch beträchtliche Kalziumverluste mit Hypokalzämie und starke Entkalkungen des Skeletts auftreten können. Für diese Störung kann auch eine mangelhafte Resorption des fettlöslichen D-Vitamins von Bedeutung sein. Die Blutzuckerkurve nach Dextrosebelastung zeigt einen flachen Verlauf, was neben der bestehenden Fettresorptionsstörung auch auf eine Störung der Zuckerresorption hinweist.

Die Diagnose deckt sich mit der der chronischen Enterokolitis. Für Sprue sprechen vor allem die massigen Fettstühle und das Fehlen einer beschleunigten Dünndarmpassage bei der Röntgenuntersuchung. Die Differentialdiagnose hat vor allem eine Pankreasinsuffizienz auszuschließen. Letztere wird man an dem Ausfall der Pankreasfunktionsproben (Fermentbestimmung im Duodenalinhalt, Butterbelastung, Diastasebestimmung im Blut und Harn, Bestimmung der atoxylresistenten Lipase im Serum) erkennen.

Zur Behandlung wird eiweißreiche, fett- und kohlehydratarme Diät mit frischen Früchten empfohlen. An Medikamenten kommen Pankreaspräparate, Parathormone und Kalzium, B_2-Vitaminkomplex und Leberinjektionen in Frage. Bei leberrefraktären Fällen wurde über eine günstige Wirkung von Folsäure berichtet. Bei den selteneren hypochromen Eisenmangelanämien ist die Zufuhr von Eisenpräparaten in Injektionsform nötig. Besonders günstige Erfolge wurden in jüngster Zeit vom Vitamin B_{12} angegeben, von dem schon die Injektion von 1 bis 2 Ampullen à 15 Mikrogramm genügen sollen, um einen Umschwung im Krankheitsbild herbeizuführen.

Die endokrin bedingten Durchfälle verlaufen auch unter dem klinischen Bild einer chronischen Enterokolitis. Sie kommen beim Morbus A d d i s o n und bei B a s e d o w fällen zur Beobachtung. Die Durchfälle bei der A d d i s o n schen Krankheit hat man auf ein Überwiegen des Vagus infolge Mangels an Adrenalin zurückgeführt. Die Erklärung der B a s e d o w diarrhöen ist noch unsicher. Die allgemeine Übererregbarkeit im vegetativen Nervensystem könnte zur Erklärung der gehäuften Entleerungen herangezogen werden. Bezüglich der Fettstühle, die bei manchen B a s e d o w kranken beobachtet wurden, verweist H e n n i n g auf die Ähnlichkeit mit der Sprue und vermutet wie bei dieser einen bedingten Mangel eines Teilfaktors des Vitamin-B_2-Komplexes.

Die Behandlung deckt sich mit der der Grundkrankheit.

Bei leichten Hyperthyreosen mit Neigung zu Durchfällen genügt oft eine mehrtägige Zufuhr von dreimal 1,0 g Calcium lacticum oder Calcium gluconicum, um die Diarrhöen zu beheben.

Darmdyspepsien wurden von N o t h n a g e l und S c h m i d t pathologische Verdauungsvorgänge mit Auftreten von abnormer Gärung oder Fäulnis des Darminhaltes bei anatomisch intaktem Darm bezeichnet. Als Ursache der Störung wurde eine konstitutionelle Schwäche der Zelluloseverdauung (A. S c h m i d t), eine ungenügende Diastasewirkung (S t r a s b u r g e r) bzw. eine vermehrte Zufuhr von Gärungserregern mit der Nahrung (v. N o o r d e n) angenommen. Bei der Fäulnisdyspepsie unterscheidet S t r a s b u r g e r zwei Formen, eine primäre, bei der die schlechtverdaute, eiweißhältige Nahrung Anlaß zu vermehrter Fäulnis bildet, und eine sekundäre, bei der die ungenügend ausgenützte Nahrung einen Reiz auf die Darmwand ausübt, der zur Absonderung eines fäulnisfähigen Sekretes führt. P o r g e s nimmt als Ursache der Darmdyspepsien einen Katarrh im Coecum, eine Typhlitis an, die je nach ihrer Schwere einmal zu einer Gärungs-, das andere Mal zu einer Fäulnisdyspepsie führt. Bei leichteren Graden von Typhlitis wird der gärende Darminhalt vor Abschluß des Gärungsprozesses rasch durch den Dickdarm weiterbefördert und erscheint dann als Gärungsstuhl. Bei schwereren Entzündungen kommt es zu so reichlicher Ausscheidung eines eiweißreichen Darmsekretes im Coecum, daß die normale Coecumgärung unterdrückt und in Fäulnis umgewandelt wird. Bei gleichzeitiger Beteiligung des Dünndarmes an dem Krankheitsprozeß (Enterotyphlitis) kann es zu dem klinischen Bild einer Seifendyspepsie kommen. H e n n i n g nimmt als Ursache für alle schwereren Fälle von Gärungs- und Fäulnisdyspepsie eine Enterokolitis an. Während demnach die älteren Autoren die anatomische Intaktheit des Darmtraktes bei den Darmdyspepsien in den Vordergrund stellen und entzündliche Veränderungen der Darmschleimhaut als sekundäre Erscheinung ansehen, geht die moderne Anschauung dahin, die Gärungs- und Fäulnisdyspepsie nur als Symptomenbild zu werten, das immer übergeordneten Faktoren, vor allem entzündlichen Veränderungen der Darmwand, seine Entstehung verdankt. Für den Arzt ergibt sich daraus die wichtige Forderung, bei Vorliegen von Gärungs- oder Fäulnisdiarrhöen bzw. einer Seifendyspepsie diese ursächlichen Faktoren im einzelnen Fall zu klären, was für die

Behandlung und Prognose von besonderer Bedeutung ist. Für die leichtesten Fälle von Gärungsdyspepsie kann im Sinne der älteren Autoren eine einfache Überlastung des Darmes mit besonders gärfähigen Nahrungsmitteln in Frage kommen. Hieher gehören die im Frühsommer nach dem Genuß großer Mengen von unreifem Obst auftretenden Gärungsdurchfälle. Sie erklären sich durch die Zufuhr großer Mengen von gärfähigem Material und die peristaltikerregende Wirkung der reichlich zugeführten Fruchtsäuren. Die Durchfälle schwinden gewöhnlich auch prompt mit dem Wegfall der auslösenden Ursache ohne besondere Therapie. In ähnlicher Weise wirken größere Mengen von frischem Schwarzbrot und gärendem Most, seltener von saurem, heurigem Wein. Auch bei derartigen Fällen wird man, falls man sie gelegentlich zu sehen bekommt, auf das Vorhandensein eines Dünndarmdruckpunktes und von Druckpunkten im Bereich des Kolons achten und mitunter eine vorher latente Enteritis oder Typhlitis fesstellen können. Klingt die Störung bei Weglassen der Schädlichkeit nicht ab, dann wird man außerdem eine Stuhluntersuchung veranlassen und aus dem Vorhandensein von schlechtverdauten Muskelfasern, Stärkeresten und besonders von vermehrten Fettbestandteilen das Vorliegen einer Enteritis erkennen. Bei Fäulnisdurchfällen wird man besonders auf das Vorliegen von Kauschäden sehen und sich über die Azid004tätsverhältnisse des Magens orientieren. Anazide neigen besonders zum Auftreten von Fäulnisdiarrhöen. Hastiges Essen und schlechtes Kauen bei defektem Gebiß begünstigt die Entwicklung der chronischen, anaziden Gastritis und das Auftreten von Fäulnisdurchfällen. Bei normalen Azid004tätsverhältnissen im Magen ist die Ursache von Fäulnisdiarrhöen gewöhnlich in einer Enterokolitis zu suchen. Die klinischen Erscheinungen und die Therapie der Darmdyspepsien wurden bereits im Abschnitt über die chronische Enterokolitis kurz besprochen, sollen aber mit Rücksicht auf die praktische Bedeutung nochmals ausführlich geschildert werden.

Die Gärungsdyspepsie ist durch das Auftreten von sauren, gärenden Stühlen gekennzeichnet. Die Stuhlentleerungen erfolgen zwei- bis dreimal und öfter am Tag, sind breiig, hellbraun gefärbt, schaumig und haben einen stechend säuerlichen Geruch. Die subjektiven Beschwerden sind bei leichteren Fällen gering und bestehen, abgesehen von den öfteren Entleerungen und dem vermehrten Abgang von geruchlosen

Winden, in einem Brennen der Aftergegend, das durch die Reizwirkung der Gärungssäuren auf die Analschleimhaut zustande kommt. Der Appetit ist ungestört und es fehlen auch Allgemeinsymptome. Bei schwereren Fällen besteht eine motorische Unruhe im Leib mit Kolikschmerzen, die besonders nach jeder Nahrungsaufnahme eintreten und vom Abgang von Stuhl und Winden begleitet sind. Bei längerer Dauer des Leidens erscheint mitunter glasiger Schleim im Stuhl, der schließlich blutig tingiert sein kann. Ein gleichzeitig einsetzender quälender Stuhldrang zeigt das Auftreten einer sekundären Prokto-Sigmoiditis an.

Bei der klinischen Untersuchung findet man den Bauch weich und auch bei leichten Fällen meist ein deutliches Plätschergeräusch im Coecum bei Stoßpalpation infolge der Ansammlung von flüssigem Darminhalt und Gas an dieser Stelle. Bei längerer Dauer des Zustandes ist fast regelmäßig auch eine Druckempfindlichkeit der Coecumgegend ohne Défense nachweisbar. Bei schwereren Fällen findet sich außerdem meist ein Dünndarmdruckpunkt. Die Stühle reagieren mit Lackmuspapier sauer und zeigen bei der mikroskopischen Untersuchung im Lugolpräparat reichlich unverdaute, blaugefärbte Stärkereste und die tiefblau gefärbte Granulosaflora, besonders die wie große Hefezellen aussehenden, in Häufchen oder Ketten angeordneten Klostridien. Der Nachweis von Klostridien und jodophilen Bakterien besitzt auch während der Behandlung prognostische Bedeutung, da ihr weiteres Vorhandensein auf mögliche Rückfälle hinweist. Bei Vorliegen einer Enteritis werden auch unverdaute Muskelfasern, Seifenschollen, Seifenkristalle und mitunter besonders reichlich Fettsäurenadeln gefunden, die aus den Seifen in dem sauren Milieu frei werden.

Die Behandlung richtet sich nach der Ursache der Gärungsdyspepsie. Bei den leichtesten Fällen, die durch eine alimentäre Überlastung des Darmes ausgelöst wurden und bei denen Zeichen einer Enteritis oder Typhlitis fehlen, genügt meist die Ausschaltung der Schädlichkeit in der Nahrung, um die Störung zu beheben. Bestehen, wie meist, Zeichen einer Typhlitis ohne Enteritis, dann verordnet man eine zellulose- und kohlehydratfreie Eiweißkost mit mittleren Fettmengen. Dabei schwinden die Durchfälle gewöhnlich schlagartig. Wird der Stuhl im Lugolpräparat frei von jodophilen Keimen gefunden, dann kann man die Diät rasch mit leicht verdaulichen Kohlehydraten in Form von Schleimsuppen, Zwieback und gebähtem Weißgebäck aufbauen. Werden diese Zulagen vertragen, so erfolgt ein weiterer Kostaufbau mit Zugabe von Reis, Grieß, Puddings und Aufläufen. Mit der Bewilligung von zellulosehältigen Nahrungsmitteln muß man in den ersten Wochen nach einem Gärungskatarrh zurückhaltend sein und nur vorsichtig mit Kartoffelpüree, Kompott und passierten Gemüsen beginnen. Man kann auch nach dem Vorschlag von Porges so vorgehen, daß man von Haus aus eine gewisse Menge von leicht verdaulichen Kohlehydraten in der zellulosefreien Diät beläßt und bei Fortbestehen der Gärungserscheinungen durch Zufuhr von dreimal 1 Eßlöffel Calcium carbonicum die Gärungsprodukte neutralisiert und damit die Durchfälle ebenfalls zum Verschwinden bringt. Viel schwieriger ist die Behandlung jener Fälle, bei denen eine chronische Enterokolitis nachweisbar ist. Für diese Fälle ist der rasche Wechsel von Fäulnis- und Gärungserscheinungen besonders charakteristisch. Auf Verordnung einer Eiweißkost kommt es nach einer kurz dauernden Besserung sehr bald zum Auftreten von Fäulnisdiarrhöen, schaltet man auf eine Kohlehydraternährung um, dann erscheinen wieder Gärungsstühle. Das Hauptgewicht bei der Behandlung ist daher auf die Beseitigung des entzündlichen Darmprozesses zu legen durch wochen- und monatelange Verordnung einer zellulosefreien Kost. Im übrigen muß die Diät nach dem Verhalten des Stuhles reguliert werden, wozu man die Kranken anlernen muß. Die medikamentöse Behandlung besteht in der bereits erwähnten Zufuhr von Calcium carbonicum, von Gerbsäurepräparaten (Tannalbin etc.) und von Pankreasfermentpräparaten (Luizym, Kombizym, Festal, Pankreon etc.).

Diät bei Gärungsdurchfällen.

I. Für schwere Fälle.

Verboten: Alle zellulosehältigen Nahrungsmittel (Obst, Kompott, Jam, Marmelade, Gemüse, dunkles Mehl und Brot, Kartoffeln, Nüsse, Mandeln, Mohn, Pilze), alle stärkehältigen Nahrungsmittel und Zucker, Milch, Sahne, Gewürze.

Erlaubt: Fleisch, Ei, Käse, Fett, Fleischsuppe, Luftbrot, Saccharin.

Getränke: Kamillentee, russischer Tee, Mineralwasser.

Nach Aufhören der Durchfälle und Schwinden der Granulosaflora in den Stühlen vorsichtiger Kostaufbau mit leichtverdaulichen Zerealien.

II. Für leichte Fälle.

Verboten: Alle zellulosehältigen Nahrungsmittel (siehe I.).

Erlaubt: Zwieback, gebähtes Weißbrot, Keks, Schleimsuppe, weichgekochter Reis, Mondamin, Sago, Tapioka, Biskuit, Pudding, Auflauf mit Grieß, Reis etc., Milch, Zucker in nicht zu großer Menge, Fleisch, Ei, Käse, Fett.

Getränke: Wie bei I + fallweise säurearmen Rotwein.

Bei Weiterbestehen der Gärungserscheinungen dreimal 1 Eßlöffel Calcium carbonicum.

Die Fäulnisdyspepsie ist durch das Auftreten von alkalischen, übelriechenden Durchfällen gekennzeichnet. Die Stühle sind dünnbreiig oder flüssig, dunkelbraun, von spärlichen Gasblasen durchsetzt. Die subjektiven Beschwerden sind stärker als bei der Gärungsdyspepsie und bestehen in Kolikschmerzen im Bauch und einer oft beträchtlichen Störung des Allgemeinbefindens mit eingenommenem Kopf, Müdigkeit und Appetitlosigkeit infolge vermehrter Resorption von Fäulnisprodukten.

Bei der klinischen Untersuchung findet sich fast regelmäßig ein Druckpunkt im Bereich des Coecums mit Plätschergeräuschen als Zeichen einer Typhlitis und nicht selten auch ein Dünndarmdruckpunkt als Symptom einer Enteritis. Von besonderer Wichtigkeit ist der Nachweis einer Anazidität infolge einer chronischen Gastritis oder bei Fällen mit Magenoperationen. Auf Kauschäden ist besonders zu achten. Im Harn findet sich reichlich Indikan als Folge der vermehrten Resorption von Fäulnisprodukten. Der Stuhl enthält nach Probediät reichlich unverdaute Muskelfasern und bei Vorhandensein einer Enteritis auch reichlich Fettbestandteile.

Die Diagnose kann allein nach dem Aussehen und Geruch des Stuhles gestellt werden. Die Differentialdiagnose hat die vermutliche Ursache der Störung festzustellen. Als Ursache einer Fäulnisdyspepsie kommen eine Typhlitis, eine Enterotyphlitis bzw. Enterokolitis, eine Anazidität bei Gastritis und nach Magenresektion sowie pathologische Veränderungen der Darmwand in Frage, die zur vermehrten Ausscheidung eines eiweißreichen Darmsekretes führen (Darmtuberkulose, Dünndarmkarzinom).

Die Behandlung richtet sich nach der Art des vorliegenden krankhaften Prozesses. Bei Fällen von Anazidität ohne Zeichen einer entzündlichen Veränderung der Darmschleimhaut genügt oft die Zufuhr von Säure-Pepsinpräparaten, um die Durchfälle zu beheben. Bei Vorhandensein eines entzündlichen Prozesses der Darmschleimhaut mit vermehrter Ausscheidung eines fäulnisfähigen Sekretes hat die Behandlung vor allem die Behebung dieses Entzündungsprozesses anzustreben. Zu diesem Zwecke muß eine Darmschonkost (s. S. 164) mit Ausschaltung aller die Sekretion und Motilität erregenden Stoffe so lange verordnet werden, bis der entzündliche Prozeß abgeklungen ist. Dieser Forderung entspricht eine zellulosefreie Diät ohne Gewürze, die vorwiegend aus gut aufgeschlossenen Kohlehydraten besteht. Gegen die Zufuhr mäßiger Mengen von leicht verdaulichen Eiweißstoffen ist nichts einzuwenden, da die Fäulnisprozesse weniger durch die Eiweißstoffe der Nahrung, sondern vor allem durch die faulige Zersetzung des entzündlichen Darmsekretes unterhalten werden. Auf diese Weise erklärt sich auch das Fortbestehen der Fäulnisdiarrhöe bei Fällen von Enterokolitis trotz reiner Kohlehydratdiät. Auf die Möglichkeit, hartnäckige Fäulnisprozesse durch eine künstlich herbeigeführte Coecumgärung zu unterdrücken, haben wir bereits hingewiesen. Oft genügt die tägliche Zugabe von 200 g Kartoffelpüree zur zellulosefreien Kost, um die Fäulnisdiarrhöe zu beheben. Im Vergleich zur diätetischen Behandlung, die bei solchen Fällen allerdings eine große Erfahrung erfordert, tritt die medikamentöse Behandlung an Bedeutung zurück. Auf die Wichtigkeit der Säure-Pepsinzufuhr bei Anazidität haben wir bereits hingewiesen. Gute Dienste leisten manchmal die Gerbsäurepräparate (Tannalbin, Tannigen etc.), die in Mengen von dreimal 1 g täglich gegeben werden können. Reine Tierkohle und Kombinationen mit Bolus (Carbolusal, Bolucarbon etc.) wirken manchmal, besondern bei akuteren Störungen, günstig. Auch Pankreasfermentpräparate können versucht werden.

Diät bei Fäulnisdurchfällen.

I. Für akute, schwere Fälle (meist unter dem Bild einer akuten Enterokolitis).

Tee, Schleimsuppe von Reis, Hafer, Gerste passiert, Wasserkakao, Zwieback.

Nach Schwinden der Fäulniserscheinungen und der Durchfälle ist meist rascher Kostaufbau möglich. Zellulosehältige Nahrungsmittel sollen noch längere Zeit gemieden werden, da sonst leicht Rückfälle auftreten.

II. Für chronische, leichtere Fälle (meist bei chronischer Enterokolitis).

Verboten: Alle zellulosehältigen Nahrungsmittel (siehe oben), bindegewebsreiches Fleisch, harter Käse, Eier, stark erhitzte Fette, Rindstalg, Hammeltalg, Kunstfett, Margarine, Gewürze, fallweise auch Milch und Sahne.

Erlaubt: Zwieback, gebähtes Weißbrot, Keks, Schleimsuppe, abgefettete Fleischsuppe mit Einlage (Reis, Grieß, Sago, Tapioka, Teigwaren, lockere Nockerln), weichgekochter Reis, Semmelknödel, Pudding, Auflauf, bei guter Verträglichkeit auch Milch, Sahne, Milchspeisen. Bindegewebsarmes Fleisch von jungen Tieren (bis etwa 100 g), Weichkäse (bis etwa 30 g), Eier nur in Speisen verkocht. Als Fett frische Butter, Olivenöl.

Bei Anhalten der Fäulnisdiarrhöen kann man durch Zugabe von 200 g Kartoffelpüree, bei Unwirksamkeit durch weitere Zugabe von 200 g altem Schwarzbrot auf dem Wege über eine dadurch bewirkte vermehrte Coecumgärung die pathologischen Fäulnisvorgänge manchmal unterdrücken und die Durchfälle zum Schwinden bringen. Kommt es dabei zu einem Umschlagen in Gärungsdiarrhöen, so werden diese durch dreimal einen Eßlöffel Calcium carbonicum täglich behoben (P o r g e s).

Die Seifendyspepsie ist durch das Auftreten von lehmfarbigen, reichlich Seifenschollen, Seifenkristalle und Fettsäurenadeln enthaltenden Stühlen gekennzeichnet. Die subjektiven Beschwerden decken sich mit denen einer Enteritis bzw. Enterotyphlitis und bestehen in motorischer Unruhe im Leib nach den Mahlzeiten, Kolikschmerzen um den Nabel herum von wechselnder Intensität und gehäuften Stuhlentleerungen.

Bei der klinischen Untersuchung findet man gewöhnlich einen typischen Dünndarmdruckpunkt und eine Druckempfindlichkeit in der Coecumgegend mit Plätschergeräuschen. Bei längerer Dauer des Leidens können sich Anämien und Erscheinungen von Kalkarmut des Skeletts finden. Der charakteristische Stuhlbefund wurde bereits erwähnt.

Die Diagnose ist auf Grund der geschilderten Befunde nicht schwierig. Die Differentialdiagnose hat vor allem eine Pankreasinsuffizienz auszuschließen. Für diese spricht bereits das reichliche Vorhandensein von Neutralfett im Stuhl, gegen dieselbe ein normaler Fermentbefund im Duodenalsekret. Schwieriger kann die Abgrenzung gegen eine einheimische Sprue sein, da diese ebenfalls unter dem Bild einer schweren, chronischen Enterokolitis mit Steatorrhöe verläuft. Für Sprue spricht das Vorhandensein von Hautpigmentierungen, Glossitis, schwerer Anämie, ein flacher Verlauf der Blutzuckerkurve nach Dextrosebelastung und der Nachweis von schweren Veränderungen des Schleimhautreliefs im Dünndarm bei verlängerter Passagezeit.

Die Behandlung besteht in der Verordnung einer zellulosefreien Darmschonkost (s. S. 164) zur Versorgung der Enteritis und in der Verabfolgung von dreimal einen Eßlöffel Calcium carbonicum zur Umwandlung der den Darm reizenden löslichen Seifen in die unschädlichen Kalkseifen. Halten die Durchfälle trotz dieses Regimes weiter an, so zeigt dieses Verhalten an, daß die Umsetzung der löslichen Seifen mit dem kohlensauren Kalk ungenügend erfolgt ist. Durch einen Kunstgriff, die Erzeugung einer vermehrten Coecumgärung, kann man in dem sauren Milieu den ungelösten kohlensauren Kalk in Lösung und damit die Seifen zur Fällung bringen. Zu diesem Zwecke verordnet man zur zellulosefreien Diät noch 200 g Kartoffeln und 200 g Schwarzbrot, wobei es dann meist zu einem Schwinden der Durchfälle kommt (P o r g e s). Bei Vorhandensein von hypochromen Anämien sind Eisenpräparate, eventuell in Kombination mit Nicobion, bei hyperchromen Anämien Leberpräparate und Folsäure zu verordnen. Bei Kalkmangelerscheinungen sind Kalkpräparate und A. T. 10 zu geben.

Die chronische Enteritis (ohne Kolitis) beansprucht wegen ihres relativ häufigen Vorkommens und der noch ungeklärten Pathogenese besonderes Interesse. Die Existenz einer Enteritis ohne Kolitis mit normalem Stuhlgang oder mit Obstipation wurde bereits von N o t h n a g e l angenommen. Praktische Bedeutung hat das Krankheitsbild erst durch die ausführliche Schilderung seiner Symptomatologie durch P o r g e s[81] erlangt.

Die subjektiven Beschwerden bestehen bei ausgesprochenen Fällen in Hitzewallungen, Blutandrang zum Kopf und Schweißausbruch nach den Mahlzeiten. Mitunter wird auch nach dem Essen über Mattigkeit, Schwindelgefühl, Leere im

---

[81] P o r g e s, O.: Darmkrankheiten. Berlin u. Wien: Urban & Schwarzenberg. 1938.

Kopf und Ohnmachtsanwandlungen geklagt, Erscheinungen, die als Dünndarmschock aufzufassen sind. Weiters empfinden manche Kranke kurze Zeit nach dem Essen kolikartige Schmerzen links und oberhalb vom Nabel, die gegen den linken Rippenbogen und gegen den Rücken ausstrahlen können und damit den Verdacht auf das Vorliegen eines Ulcus ventriculi nahelegen. Häufiger wird über eine motorische Unruhe im Leib, Blähungsgefühl und Flatulenz berichtet. Eine Reihe weiterer Beschwerden (Appetitlosigkeit, Übelkeit, Brechreiz, Aufstossen, Epigastralgie), die durch das Darmleiden aktiviert und verstärkt werden, sind auf eine häufig gleichzeitig bestehende Gastritis zu beziehen. Der Stuhl ist normal oder obstipiert und läßt ohne mikroskopische Untersuchung keinen Schluß auf das Vorliegen einer Erkrankung des Darmes zu. Nur bei besonders reichlichem Gehalt an Fettbestandteilen bekommt der Stuhl eine graugelbe, lehmartige Farbe, die den Kundigen auf das Vorliegen einer Enteritis hinweisen kann. Abgesehen von den vasomotorischen Erscheinungen, den gelegentlichen Bauchschmerzen, dem Blähungsgefühl und der Flatulenz, sind die Beschwerden so wenig charakteristisch, daß häufig nur eine begleitende Gastritis erkannt und die Erkrankung des Dünndarmes übersehen wird. P o r g e s macht darauf aufmerksam, daß man bei allen Fällen mit gastritischen Symptomen, die auf eine sorgfältige Diätbehandlung nicht beschwerdefrei werden, auf das Vorliegen einer chronischen Enteritis besonders achten muß.

Bei der klinischen Untersuchung findet sich fast regelmäßig ein Druckpunkt links und etwas oberhalb vom Nabel (Dünndarmdruckpunkt nach P o r g e s), dessen diagnostische Bedeutung ich auf Grund zahlreicher Beobachtungen vollauf bestätigen kann. Es handelt sich dabei nicht um einen Organdruckschmerz, sondern um eine Druckempfindlichkeit der Haut und vor allem der Muskulatur entsprechend einer H e a d schen Zone in dieser Gegend. Der Druckschmerz wird daher auch bei Erheben aus der Rückenlage und gespannter Bauchdecke deutlicher oder oft erst auf diese Weise nachweisbar. Eine analoge H e a d sche Zone ist auch manchmal dorsal links von den untersten Brustwirbeln und besonders links vom ersten Lendenwirbel nachweisbar. Einen Befund von entscheidender Bedeutung liefert uns die mikroskopische Stuhluntersuchung. Es findet sich als typischer Befund bei der chronischen Enteritis eine Vermehrung von Seifenschollen, Seifenkristallen, Fettsäurenadeln und gelegentlich auch von Neutralfett. Dieser charakteristische Stuhlbefund, der für das Vorliegen einer chronischen Enteritis beweisend ist, bedarf einer Erklärung. Bei einer Erkrankung des Dünndarmes ist die Nahrungsausnützung infolge der raschen Passage gestört, es gelangen daher unverdaute Fettbestandteile, Muskelfasern und Stärke in den Dickdarm. Ist dieser nicht erkrankt, so werden die Stärkereste im Coecum, die Fleischreste im Colon transversum durch die bakterielle Nachverdauung zerstört und ihre Spaltprodukte resorbiert. Auch aus dem Dünndarm stammender Schleim unterliegt im Dickdarm einer bakteriellen Zerstörung und ist daher in den Fäzes nicht mehr nachweisbar. Nur die Fettbestandteile können im Dickdarm nicht resorbiert werden und erscheinen daher als einziges Zeichen der Dünndarmerkrankung im Stuhl. Die Beweiskraft eines Nachweises von vermehrten Fettbestandteilen im Stuhl als Ausdruck einer Enteritis erfährt nur dann eine Einschränkung, wenn mit der Nahrung ungewöhnlich große Fettmengen (über 100 g pro Tag) oder schwer aufschließbare Fette von hohem Schmelzpunkt (Rindstalg, Hammeltalg) zugeführt werden. Neben dem Stuhlbefund kommt nach unseren Erfahrungen der Röntgenuntersuchung des Dünndarmes vor allem mit der Methode von P a n s d o r f in der Modifikation von P r é v ô t eine ganz besondere Bedeutung zu. Sie unterrichtet uns nicht nur über die wichtige Passagezeit des Kontrastmittels im Dünndarm, sondern läßt nach dem Verhalten des Schleimhautreliefs auch wichtige Rückschlüsse auf pathologische Schleimhautveränderungen zu. Während bezüglich der Gastritisdiagnose aus dem Verhalten des Schleimhautreliefs gewisse Bedenken gerechtfertigt sind, trifft dies besonders für das Jejunum viel weniger zu. Beim Magen kann bei erhöhtem Tonus oder durch einen besonderen Kontraktionszustand der Muscularis mucosae eine Faltenvergröberung mit Zähnelung der großen Kurvatur bestehen, die von einem entzündlichen Schwellungszustand der Schleimhaut kaum zu unterscheiden sein wird. Beim Dünndarm, speziell beim Jejunum, liegen insoferne andere Verhältnisse vor, als die normale Dünndarmschleimhaut durch das Vorhandensein der Zotten im Röntgenbild eine ungemein zarte, charakteristische Fiederung aufweist (s. Abb. 7, 8 und 9), die bei pathologischen Fällen teilweise oder ganz fehlt und durch querverlaufende, zipfelige oder eckig konturierte Falten ersetzt ist, die manchmal das eigenartige Bild einer zahnradartigen oder ziehharmonikaartigen Struktur ergeben. Die Unterschiede zwischen normal und pathologisch sind so ausgesprochen, daß sie auch vom wenig Geübten auf den ersten Blick zu erkennen sind. Außerdem kommen noch Aufhellungen des Kontrastschattens und Niveaubildungen bei starker Sekretvermehrung, Kaliberschwankungen und Schummerung durch vermehrten Schleimgehalt etc. zur Beobachtung (s. S. 153 bis 155). Die Passagezeit im Dünndarm ist meist beschleunigt, so daß zwei Stunden nach Zufuhr des Kontrastmittels bereits größere Bariummengen im Dickdarm zu finden sind. Die Beschleunigung der Passage tritt nach P o r g e s oft erst dann richtig in Erscheinung, wenn man unmittelbar im Anschluß an das Kontrastmittel eine normale Mahlzeit einnehmen läßt. Nur bei der Sprue kann nach L ü d i n[32] trotz ausgesprochener röntgenologischer Zeichen einer Enteritis eine Verzögerung der Dünndarmpassage vorhanden sein. Außer der Röntgenuntersuchung ist auch die Untersuchung des Magens von Bedeutung, da beim Nachweis einer Anazidität oder einer Sturzentleerung bei Magenresektion wichtige ätiologische Faktoren aufgedeckt werden können.

Die Diagnose gründet sich auf das subjektive Beschwerdebild (Hitzewallungen, Blutandrang zum Kopf, Schweißausbruch, Schwächegefühl nach den Mahlzeiten, Schmerzen um den Nabel herum und im linken Oberbauch, Auftreten von gurrenden Darmgeräuschen nach dem Essen, Blähungsgefühl und Flatulenz), weiters auf den Nachweis einer Störung der Nahrungsausnützung im Stuhl mit Vermehrung der Fettbestandteile und auf den Röntgenbefund mit Beschleunigung der Dünndarmpassage und den charakteristischen Veränderungen des Schleimhautreliefs. Die Differentialdiagnose hat vor allem auf eine gleichzeitig vorhandene Gastritis Rücksicht zu nehmen und das Vorliegen eines Ulcus ventriculi und einer Pankreaserkrankung auszuschließen.

Ein besonderes Interesse kommt der heute noch umstrittenen Pathogenese der chronischen Enteritis zu. P o r g e s gibt an, daß die Ätiologie des Leidens bei vielen Fällen unklar ist und daß es auch nicht bekannt ist, ob Infektionen und Intoxikationen eine Rolle spielen. Er vermutet, daß bei manchen Fällen das Dysenterietoxin auf hämatogenem Wege eine Enteritis hervorruft. Bei anderen Fällen nimmt er eine

---

[32] L ü d i n, M.: Das Röntgenbild des Dünndarmes bei der einheimischen Sprue. Gastro-Enterologia 64, 191 (1940).

alimentäre Überlastung des Dünndarmes durch dauernden
Genuß von verdorbenen oder schwer aufschließbaren Nahrungsmitteln (grobe Gemüse, Rohkost) an und erklärt damit
das häufige Vorkommen chronischer Enteritis bei Vegetariern und Rohköstlern. Ungenügende oder fehlende Magenverdauung bei Anazidität und bei Fällen von Magenresektion und Gastroenteroanastomose werden als weitere Ursachen angeschuldigt. Die Schädigung der Darmschleimhaut bei
alimentärer Überlastung stellt sich dieser Autor auf dem
Umwege über die Begünstigung eines vermehrten Bakterienwachstums vor, wobei die Leibessubstanzen der Bakterien
und ihre Stoffwechselprodukte zu einer Entzündung der
Schleimhaut führen sollen. Während demnach Pörges im
wesentlichen einen entzündlichen Katarrh der Schleimhaut,
eine Enteritis annimmt, lehnen andere Autoren das Vorliegen
einer Entzündung ab und sehen in der „Enteritis“ nur eine
funktionelle Störung ohne anatomische Wandveränderung.
Besonders Lauda[33] ist immer wieder für die funktionelle
Genese der chronischen Enteritis eingetreten. Dieser Autor
begründet seine Anschauung mit der Ablehnung der Beweiskraft der Röntgenbefunde, mit dem Fehlen von eindeutigen
pathologisch-anatomischen Befunden und dem Fehlen von
Entzündungszeichen im Stuhl. Weiters führt Lauda die
zahlreichen Fälle mit Erscheinungen einer chronischen Enteritis nach Bazillenruhr an, bei denen anatomisch nur der
Dickdarm, in seltenen Fällen noch das unterste Ileum erkrankt ist. Er führt diese Fälle auf eine Funktionsschwäche
des Dünndarmes zurück, bei der alle Zeichen einer Entzündung fehlen. Im Sinne einer funktionellen Genese des Leidens sprechen nach diesem Autor auch die schlagartigen Besserungen der Beschwerden bei einem Landaufenthalt, besonders im Gebirge. Eine ähnliche Auffassung vertreten Bohn
und Feyrter[34], die auf Grund ihrer Untersuchungen die
chronische Enteritis als „nervös endokrine Enteropathie“ bezeichnen und schon mit dieser Namensgebung auf das Fehlen
einer entzündlichen Genese des Leidens hinweisen. Nachdem
Masson[35] 1924 das Syndrom der „Appendicite neurogène“
aufgestellt und mit der Wucherung besonderer argentophiler
Epithelzellen und des nervösen Geflechtes der Schleimhaut

---

[33] Lauda, E.: Ausgewählte Kapitel aus der Lehre der Durchfallskrankheiten. Wien. klin. Wschr. 1948, S. 565.
[34] Bohn, H. u. F. Feyrter: Klin. Wschr. 1942, 757.
[35] Masson, P.: Ann. d'Anat. path. I, No 1, 1924.

in Zusammenhang gebracht hat, konnte F e y r t e r im ge-
samten Darmtrakt diese argentophilen, gelben Zellen, ihre
Neigung zur Knospenbildung (Endophytie) und ihre engen
Beziehungen zum Nervengeflecht nachweisen. F e y r t e r
spricht diesem Gelbe-Zellen-Organ eine innersekretorische
Funktion zu und bringt die klinischen Erscheinungen der
nervös endokrinen Enteropathie damit in Zusammenhang.
B o h n gibt neben den von P o r g e s bei der chronischen
Enteritis beschriebenen Symptomen noch folgende Charakteristika des Krankheitsbildes an: Vermehrte motorische
Ansprechbarkeit des Darmes auf Acetylcholin, Pilokarpin
und Nikotin, hochgradige Beschleunigung der Dünndarmpassage, Erscheinungen von Colica mucosa, Gallenwegsdys-
kinesien und Neigung zu Hypoglykämien.

Aus dem bisher Gesagten geht hervor, daß der Arzt in der
Praxis mit rein funktionellen Störungen rechnen muß, die
unter dem Bild einer chronischen Enteritis verlaufen. Auf
Grund unserer eigenen Erfahrungen müssen wir für die Annahme einer nicht entzündlichen Enteropathie den Nachweis
eines normalen Schleimhautreliefs des Dünndarmes verlangen. Bei uns in Wien wurde die Röntgenuntersuchung des
Dünndarmes bisher wenig beachtet, und es ist L a u d a zu-
zustimmen, daß man selten überzeugende Befunde von den
Röntgenologen in die Hand bekommt. Auf diese Weise wird
es auch verständlich, daß ein so hervorragender Kenner der
Darmkrankheiten wie L a u d a die Brauchbarkeit der Röntgenuntersuchung zum Nachweis entzündlicher Schleimhautveränderungen im Dünndarm ablehnt. Ich hatte während des
Krieges an meiner Abteilung im Speziallazarett für Magen-
Darmkrankheiten Gelegenheit, eine große Zahl von Fällen
mit dem Symptomenbild der chronischen Enteritis bzw.
Enterokolitis zu sehen. Das Krankengut setzte sich zu einem
großen Teil aus Fällen mit Enteritiserscheinungen nach
Ruhr, zum Teil aus Anaziden und Fällen mit Magenresektion
zusammen. Die auf meine Veranlassung von Herrn Dr.
S t ö f f e l durchgeführten Röntgenuntersuchungen des Dünndarmes ergaben bei der überwiegenden Mehrzahl der Fälle
eindeutige Veränderungen des Schleimhautreliefs (Faltenvergröberung mit Verlust der normalen Fiederung der Jejunum-
schleimhaut und Bildung eines zahnradartigen Schattenkonturs, Schummerung, Kaliberschwankungen etc.), die auf eine
entzündliche Veränderung der Schleimhaut bezogen werden
mußten. Das für eine Publikation bestimmte, über 80 Fälle

umfassende Krankengut ist leider samt den Krankengeschichten und Röntgenfilmen durch Kriegseinwirkung zerstört worden. Ich habe aber aus diesen Beobachtungen die Überzeugung gewonnen, daß der Röntgenuntersuchung des Dünndarmes, allerdings bei richtiger Technik, eine hohe diagnostische Bedeutung zukommt. Bezüglich der Frage der rein funktionellen Genese der chronischen Enteritis ist zu sagen, daß es derartige Fälle zweifellos geben dürfte, zu ihrem Nachweis aber ein normales Röntgenbild des Dünndarmes gefordert werden muß. Dabei haben schon die älteren Ärzte angenommen, daß sich bei längerer Dauer einer funktionellen Störung sekundär entzündliche Schleimhautveränderungen entwickeln. Einen ähnlichen Standpunkt vertritt B o h n, der drei Stadien der chronischen „Enteritis" unterscheidet. Beim ersten Stadium nimmt er eine rein nervöse Störung der Darmmotilität an, beim zweiten Stadium eine sekundäre Entzündung der Schleimhaut mit den charakteristischen Röntgenveränderungen und ein drittes, schweres Stadium, das dem Bild der einheimischen Sprue entspricht. Der histologische Nachweis einer „Appendicite neurogène" gelegentlich einer Appendektomie wird bei Vorhandensein von Erscheinungen einer chronischen Enteritis das Vorliegen von analogen Veränderungen im Darmtrakt vermuten lassen und die Einordnung solcher Fälle in das Krankheitsbild der „nervös endokrinen Enteropathie" ermöglichen.

Bevor wir auf die Behandlung des Leidens eingehen, wollen wir noch kurz die wichtigsten Folgekrankheiten der chronischen Enteritis besprechen. Ebenso wie bei der chronischen Gastritis kann es zu H u n t e r scher Glossitis und zu Anämien meist von hypochromem Typus kommen. Die abnorme Durchlässigkeit der Schleimhaut für Substanzen, die normalerweise nicht resorbiert werden, kann nach P o r g e s zum Auftreten von Dermatosen, Urtikaria, Ekzem und Q u i n c k e schem Ödem führen. A d l e r s b e r g und F o r s c h n e r haben einen Zusammenhang der Rhinitis vasomotoria mit Enteritis beschrieben. P o r g e s will auch die Cholelithiasis auf dem Boden einer chronischen Enteritis erklären und nimmt an, daß bei diesem Leiden Bakterien durch die erkrankte Schleimhaut in die Zirkulation kommen, in der Leber abgefangen und mit der Galle ausgeschieden werden, wobei sie bei einer Ansiedlung in der Gallenblase zur Steinbildung führen können. In der gleichen Weise ist nach diesem Autor das häufige Vorkommen von Cholelithiasis bei Fällen mit

Magenresektion und Gastroenteroanastomose auf dem Umweg über eine Enteritis aufzufassen. Als weitere Folgekrankheiten können sich besonders bei unzweckmäßiger Ernährung eine Typhlitis und Kolitis einstellen infolge der Überschwemmung des Dickdarmes mit unverdauten Nahrungsresten, die zu sekundären Gärungs- und Fäulnisvorgängen Anlaß geben. Die Mitbeteiligung des Dickdarmes an dem Krankheitsbild verrät sich dann durch die gelegentlich bei der chronischen Enteritis auftretenden Durchfälle.

Die Behandlung besteht in der Ausschaltung aller die Motilität und Sekretion des Darmes erregenden Substanzen in der Nahrung und deckt sich mit der bereits geschilderten Behandlung der chronischen Enterokolitis. Bei den leichteren Fällen genügt meist die Verordnung einer zellulosefreien Kost ohne Gewürze. Die Kohlehydrate sollen in gut aufgeschlossener, leicht verdaulicher Form verabreicht werden. Bei den Eiweißsubstanzen (Fleisch, Ei, Käse) muß ebenfalls auf leichte Verdaulichkeit in der Auswahl und Zubereitung Rücksicht genommen werden. Von Milch kann man, falls keine Unverträglichkeit besteht, reichlich Gebrauch machen. Kartoffeln können bei leichten Fällen bewilligt werden, was für die Vitaminzufuhr wichtig ist. Unter einem derartigen Regime verlieren die Kranken gewöhnlich rasch ihre Beschwerden. Man muß sich dann nur hüten, zu rasch Konzessionen in der Ernährung zu machen. In der Regel muß die zellulosefreie Kost mehrere Monate hindurch verabreicht werden, um eine Heilung des Leidens zu erreichen. Bei Kranken, die Kartoffeln nicht vertragen, muß für entsprechende Vitaminzufuhr durch Zugabe von Gemüsepreßsaft, Fruchtsäften und Abkochungen von Gemüse gesorgt werden. Die medikamentöse Behandlung tritt gegenüber der diätetischen Behandlung an Bedeutung zurück. Porges empfiehlt besonders das Dermatol, das in Mengen von einer Messerspitze eine halbe Stunde vor den Mahlzeiten gegeben wird. Auch Tannalbin und Tannigen sowie Pankreasfermentpräparate können versucht werden. Sehr wichtig ist nach Bensaude die Zufuhr hoher Dosen von Bismutum subnitricum (10 bis 20 g täglich), das in Mengen von 1 bis 4 g mehrmals täglich zu geben ist. Auch C-Vitamin-, B-Vitamin-Komplexpräparate und Kalziumpräparate können auch ohne Vorhandensein von Mangelerscheinungen günstig wirken. Bei stärkeren Kolikschmerzen wirken Atropin- und Papaverinpräparate, Pyramidon und die zahlreichen Kombinationspräparate günstig. Bei

Anazidität müssen Säure-Pepsinpräparate regelmäßig verabfolgt werden. Sehr bewährt haben sich uns Trinkkuren mit Karlsbader Mühlbrunn, $^1/_8$ bis $^1/_4$ l täglich im Wasserbad angewärmt vor dem Frühstück. Natürliche oder künstliche Salzgemische sind als Ersatz nicht geeignet, da es dabei leicht zu Durchfällen kommt. Zur Unterstützung der Behandlung können feuchtwarme Packungen auf den Leib mit Thermophor verwendet werden. Auf die Behandlung der Folgekrankheiten wurde bereits früher (s. chronische Enterokolitis) ausführlich eingegangen.

Zur Erläuterung des bisher Gesagten sollen einige praktische Beispiele angeführt werden.

Fall Nr. 18: Die 44jährige Patientin gibt an, daß sie schon seit der Jugend zeitweise an Durchfällen zu leiden hatte. Vor neun Monaten wurde sie wegen eines chronischen Ulcus duodeni operiert, und seither sind eine ganze Reihe von Beschwerden aufgetreten, die ihr das Leben unerträglich machen. Nach dem Essen kommt es zu unangenehmen Hitzewallungen zum Kopf, Schweißausbruch und großer Schwäche, einige Male ist sie im Anschluß an eine Mahlzeit ohnmächtig geworden. Einige Zeit nach der Nahrungsaufnahme tritt ein Kollern und Gurren im Leib auf, verbunden mit Schmerzen um den Nabel herum. Durchfälle sind jetzt häufiger als vor der Operation vorhanden, und das Körpergewicht hat dauernd abgenommen. Alle bisherigen Behandlungsversuche hatten keinen Erfolg. Die klinische Untersuchung ergab bei der hochgradig abgemagerten Kranken (K. G. 48 kg bei einer Größe von 168 cm) eine mäßige Druckempfindlichkeit im Epigastrium und einen deutlichen Dünndarmdruckpunkt. Der Stuhl war geformt, von leicht saurer Reaktion und zeigte mikroskopisch eine starke Vermehrung von Fettsäure- und Seifennadeln und eine mäßige Vermehrung von Neutralfett. B. S. R. 6/23. Die Röntgenuntersuchung ergab einen mittelgroßen Resektionsstumpf des Magens nach Billroth II mit geringer Faltenschwellung der Schleimhaut und regelrechter, gut durchgängiger Anastomose mit Sturzentleerung. Die oberen Jejunumschlingen waren stark erweitert und zeigten verbreiterte, grobe Falten mit Zahnradstruktur. Die normale Fiederung der Schleimhaut fehlte vollständig (s. Abb. 10).

Im Bereich des Ileums fand sich ein unregelmäßiger Kontrastbelag in Form einer kleinfleckigen Marmorierung als Zeichen eines vermehrten Schleimgehaltes. Eine halbe Stunde p. c. war das Jejunum fast frei von Kontrastmittel, eine Stunde p. c. waren bereits die unteren Ileumschlingen gefüllt und ein Teil des Kontrastmittels ins Colon ascendens vorgedrungen. Auf Grund der vorliegenden Befunde mußte eine schwere chronische Enteritis als wesentlichste Ursache der bestehenden Beschwerden angenommen werden. Die Erkrankung hatte offenbar schon seit der Jugend bestanden und war durch die Magenresektion in verhängnisvoller Weise verschlechtert worden. Die Ohnmachtsanfälle nach den Mahlzeiten waren als Zeichen eines Dünndarmschocks aufzufassen. Der Kranken wurde eine gut aufgeschlossene, zellulosefreie Kost ohne Gewürze und außerdem Salzsäure-Pepsin sowie Festal zu den Mahlzeiten verordnet. Unter diesem Regime besserten sich die subjektiven Beschwerden der Patientin und das Körpergewicht begann langsam anzusteigen. Ein vor-

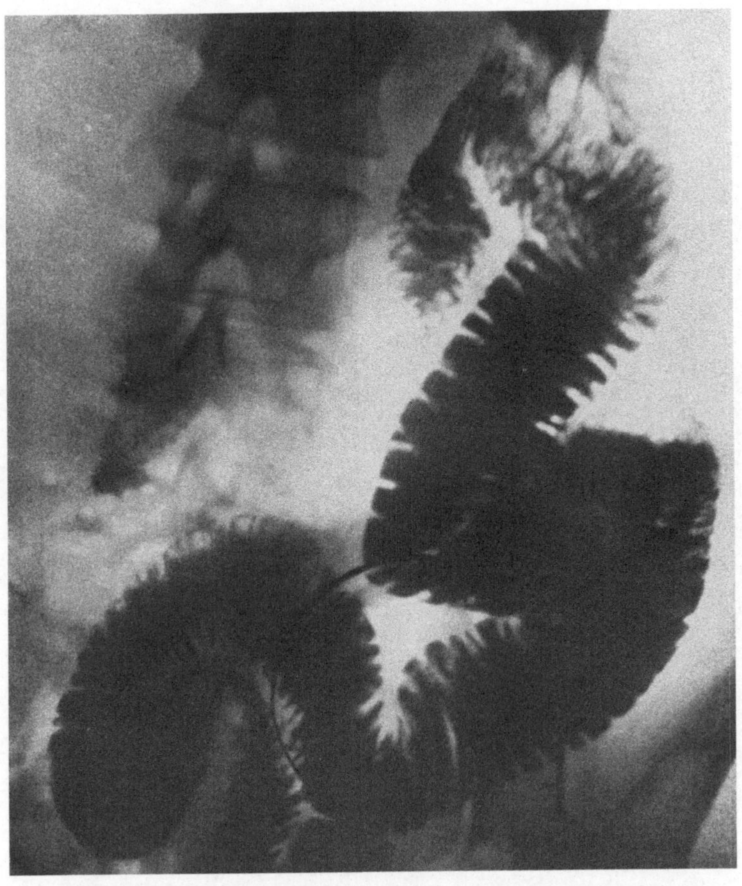

Abb. 10. 5 Minuten p. c. Schwere Veränderungen des Schleimhautreliefs im Bereich des Jejunums. Die normale Fiederung fehlt vollständig, es findet sich eine beträchtliche Faltenvergröberung mit Ausbildung eines zahnradartigen bzw. ziehharmonikaartigen Schattenkonturs im Bereich der erweiterten Schlingen. Klinisch: Zustand nach Magenresektion, schwere chronische Enteritis.

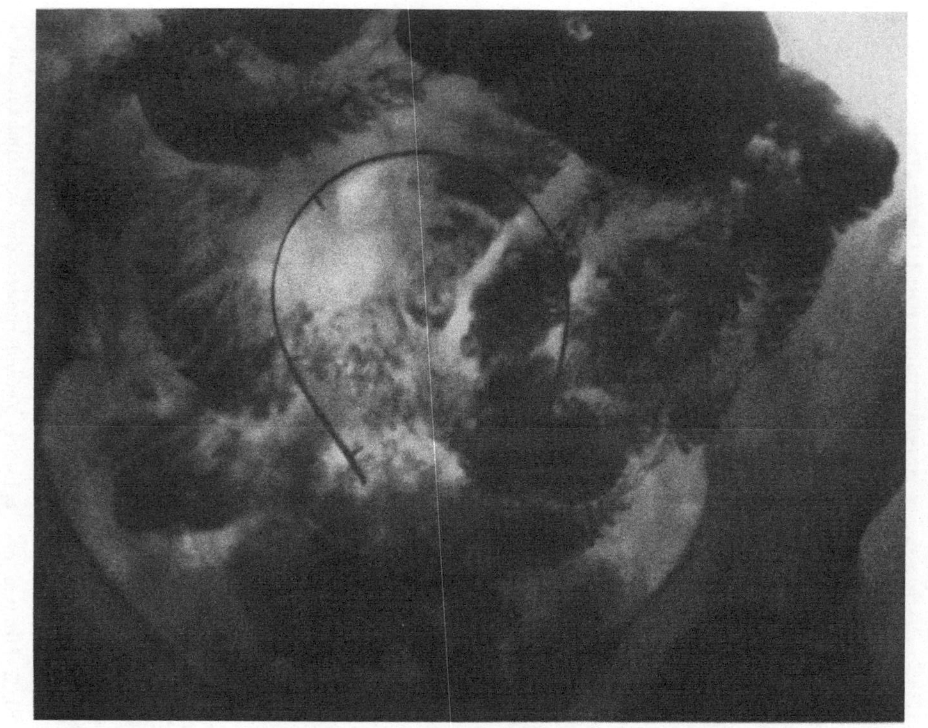

Abb. 11. 40 Minuten p. c. Verlust der normalen Fiederung im Jejunum. Das Schleimhautrelief verwaschen, deutlich vergröbert. Klinisch: Chronische Enteritis + Typhlitis.

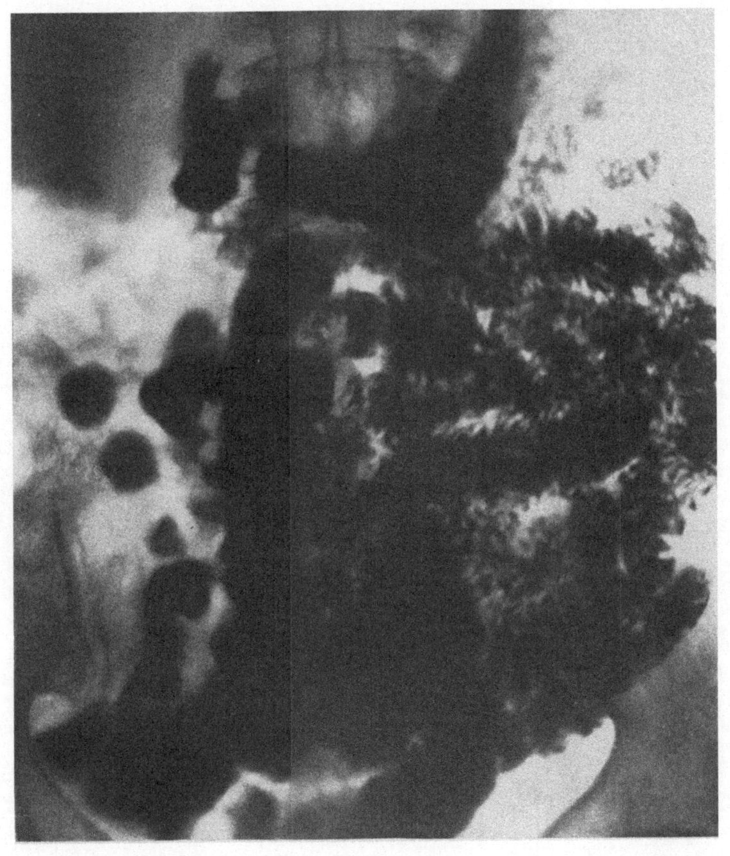

Abb. 12. 50 Minuten p. c. Verwaschene, unregelmäßige und klecksige
Füllung des Jejunums.

sichtiger Versuch, die Diät mit Kartoffelpüree und passierten Gemüsen zu erweitern, führte sofort zu Durchfällen. Im Verlauf von neun Monaten wurde nur eine Gewichtszunahme von 3 kg erreicht. Die Prognose ist bei diesem Fall für die Zukunft nicht sehr günstig, da das anscheinend seit der Jugend bestehende Darmleiden durch die Magenresektion dauernd ungünstig beeinflußt wird.

Fall Nr. 19: Die 61jährige Frau gibt an, daß sie seit einem Jahr zeitweise an Schmerzen im Magen mit Ausstrahlen in die linke Brustseite, Appetitlosigkeit und gelegentlich an Durchfällen leidet. Besonders Gemüse, Obst und Schwarzbrot wird nicht vertragen. Es besteht starkes Blähungsgefühl, vermehrter Abgang von geruchlosen Winden und nach den Mahlzeiten „geht es im Bauch herum", wobei hörbares Gurren auftritt. Das Gewicht hat seit Beginn der Erkrankung stark abgenommen. Bei der Untersuchung findet sich das Gebiß in Ordnung, Lungen und Herz ohne krankhaften Befund. Der Bauch ist leicht meteoristisch aufgetrieben, zeigt einen deutlichen Dünndarmdruckpunkt und eine mäßige Druckempfindlichkeit in der Coecumgegend ohne Défense. Die Ausheberung nach Probefrühstück ergibt eine Hyperazidität (60/80 HCl), aber sonst keinen pathologischen Befund. Der Stuhl ist breiig, von saurer Reaktion, ohne Schleimbeimengung. Bei der mikroskopischen Untersuchung finden sich vereinzelte, schlecht verdaute Muskelfasern, reichlich Fettsäure- und Seifennadeln, spärlich Neutralfett und keine Stärke. Die Röntgenuntersuchung ergibt im Magen keinen krankhaften Befund, aber deutliche Zeichen eines Dünndarmkatarrhs mit Vergröberung der Schleimhautfalten, stellenweise mit Zahnradstruktur und Schummerung. Eineinhalb Stunden p. c. war das Kontrastmittel bereits in das Colon ascendens vorgedrungen (Abb. 11 u. 12).

Auf Grund dieser Befunde wurde eine Enterotyphlitis angenommen und der Patientin eine zellulosefreie Diät mit Festal und Cebion verordnet. Daraufhin schwanden die Beschwerden rasch, der Stuhlgang wurde normal, einmal täglich, und das Körpergewicht stieg im Verlauf von drei Wochen um 2,9 kg an. Bei dem Versuch, Schwarzbrot, Spinat und Obst zu essen, kam es zu Rückfällen, die bei Einhalten der Diätvorschrift in kurzer Zeit verschwanden. Nach Ablauf eines halben Jahres konnte die Kost aufgebaut werden, wobei Kompott, Obst und passierte Gemüse vertragen wurden. Schwarzbrot und grobe Gemüse verursachten aber immer wieder Durchfälle. Bemerkenswert an dem Fall sind auch die von der Kranken in den Magen lokalisierten Schmerzen mit Linksausstrahlung, deren Ursache nicht im Magen, sondern im Dünndarm gelegen war und die mit der erfolgreichen Behandlung des Darmleidens verschwanden.

Fall Nr. 20: Der 43jährige Mann gibt an, seit über zehn Jahren zeitweise an Magenschmerzen zu leiden, die eineinhalb bis zwei Stunden nach dem Essen auftreten. Er hat drei- bis viermal täglich Stuhl, der anfangs geformt und später dünnbreiig ist. Einige Zeit nach den Mahlzeiten verspürt er ein Kollern und Gurren im Leib ohne Schmerzen, wobei manchmal Winde oder Stuhl abgehen. Der Appetit ist ausgezeichnet und das Körpergewicht hat nicht abgenommen. Die Untersuchung ergab bei dem blühend aussehenden, gut genährten Kranken einen mäßigen Druckschmerz rechts oberhalb vom Nabel ohne Défense und einen deutlichen Dünndarmdruckpunkt entsprechend Head schen Zonen dieser Gegenden. Der übrige klinische Befund war negativ. Die Ausheberung nach Probefrühstück zeigte normale Säurewerte (40/60 HCl) und geringe Schleimvermehrung. Der Stuhl war breiig, von saurer Reaktion und enthielt oberflächlich liegende Schleimflöckchen. Mikroskopisch fand sich eine deutliche Vermehrung von Fettsäure- und Seifennadeln. Die Röntgenuntersuchung ergab einen hochgelegenen, hypertonen Magen mit mäßiger Vergröberung des Schleimhautreliefs, im Anfangsteil des Jejunums annähernd normale Schleimhaut, im mittleren Jejunum Faltenvergröberung, stellenweise mit deutlicher Zahnradstruktur, im Ileum ebenfalls mäßige Faltenvergröberung mit stellenweise fleckiger Marmorierung. Eine Stunde p. c. befand sich der Kontrastbrei größtenteils im Ileum, ein Teil war aber bereits ins Ascendens und Transversum vorgedrungen. Zwei Stunden p. c. waren Teile des Kontrastmittels auch im Colon descendens nachweisbar. Im Kolon war vermehrte und vertiefte Segmentierung (Abb. 13 und 14) vorhanden.

Auf Grund der erhobenen Befunde wurde eine Gastritis acida und eine chronische Enterokolitis angenommen und dem Kranken eine zellulosefreie Diät verordnet. Die Magenbeschwerden wurden nicht eigens versorgt, da anzunehmen war, daß die Gastritiserscheinungen durch das Dünndarmleiden aktiviert und unterhalten worden waren. Unter diesem Regime wurde der Kranke in wenigen Tagen schmerzfrei, der Stuhlgang erfolgte nur mehr ein- bis zweimal täglich, die Stühle waren dickbreiig bis geformt, ohne Schleimbeimengung. Als unerwünschte Nebenwirkung der Behandlung stellte sich eine rasche Gewichtszunahme ein, die durch einen Entzug des Zuckers in der Kost wieder behoben werden konnte.

Fall Nr. 21: Der 41jährige Kranke wurde vor vier Jahren wegen eines Gallenblasenleidens operiert, wobei zahlreiche Steine entfernt wurden. Er leidet häufig an Migräne und zeitweise an Nesselausschlag. Seit vielen Jahren besteht eine Neigung zu Durchfällen, in der Zwischenzeit sind nur ein bis zwei breiige oder geformte Stühle vorhanden. Während einer Durchfallattacke hatte der Kranke einen heftigen Kolikanfall mit Ausstrahlen des Schmerzes in die rechte Schulter. Sonst klagte er noch über Magenschmerzen nach gewürzten Speisen und Blähungsgefühl. Der Appetit ist gut, das Körpergewicht hat nicht abgenommen. Bei der Untersuchung fand sich bei dem kräftigen, gut genährten Patienten bis auf einen deutlichen Dünndarmdruckpunkt kein nennenswerter krankhafter Befund. Die Säurewerte nach Probefrühstück waren leicht erhöht (50/70 HCl), der Blutbefund normal, Serum Bilirubin 0,6 mg%, Weltmann bis Röhrchen VIII, Takata 90 mg%. Im dickbreiigen Stuhl nach S c h m i d t scher Probekost waren reichlich Fettsäurenadeln und Seifenkristalle, spärlich Muskelfasern und Neutralfett vorhanden. Die Röntgenuntersuchung ergab Zeichen eines Katarrhs im Bereich des oberen und mittleren Jejunums bei normaler Passagezeit. Auf Grund der Vorgeschichte und der erhobenen Befunde wurde eine chronische Enteritis und eine neuerliche Steinbildung in den Gallenwegen angenommen. Dem Kranken wurde eine zellulosefreie, fettarme Diät und eine häusliche Trinkkur mit Karlsbader Mühlbrunn empfohlen. Dabei schwanden die subjektiven Beschwerden vollständig, die Stühle waren dauernd normal, und im Verlauf von drei Monaten konnte die Kost wieder aufgebaut werden, so daß der Patient schließlich auch Obst und Gemüse vertrug.

Fall Nr. 22: Der 60jährige Kranke gab an, schon seit Jahren an Ulkusbeschwerden zu leiden. Es wurde auch röntgenologisch einmal ein Ulcus duodeni nachgewiesen. Auf eine ambulante Diätkur sind die Beschwerden verschwunden. In der letzten Zeit haben sich wieder unerträgliche bohrende Schmerzen in der Magengrube eingestellt, so daß der Patient glaubt, wieder ein Geschwür zu haben. Auf genaues Befragen läßt sich erheben, daß die Schmerzen an sich nicht so heftig sind, sondern nur die stundenlange Dauer unerträglich empfunden wird. Die Schmerzen haben auch keine fixe Bindung an die Mahlzeiten, werden durch Nahrungszufuhr und säurebindende Medikamente nicht beeinflußt, verschwinden aber prompt bei ruhiger Rückenlage und werden durch Bewegung verschlechtert. Außerdem klagt der Patient über eine Unruhe im Leib nach den Mahlzeiten, hörbares Gurren, Blähungsgefühl und Flatulenz. Der Stuhl ist normal, einmal täglich, der Appetit meist ungestört, das Körpergewicht hat nur wenig abgenommen. Die klinische Untersuchung ergibt bei dem ängstlichen und nervösen Kranken einen normalen Ernährungszustand und im Bereich des Abdomens eine zirkumskripte Klopfempfindlichkeit in der Medianlinie, zwei Querfinger unterhalb vom Proc. xiphoideus, einen mäßigen Druckschmerz rechts oberhalb vom Nabel ohne Défense sowie einen deutlichen Dünndarmdruckpunkt. Bei der fraktionierten Ausheberung finden sich leicht erhöhte Säurewerte. Im geformten Stuhl ist eine deutliche Vermehrung der Fettbestandteile vorhanden. Die Röntgenuntersuchung ergibt im Magen einen vermehrten Tonus und Hyperperistaltik sowie Zeichen von Duodenitis. Im Jejunum ist die normale Fiederung der Schleimhaut stellenweise erhalten, stellenweise ist aber eine deutliche Faltenvergröberung mit Ausbildung einer Zahnradstruktur vorhanden. Ähnliche Veränderungen sind auch im Ileum nachweisbar. Zwei Stunden p. c. ist der Bariumbrei bis zum oberen Deszendens vorgedrungen. Auf Grund dieser Befunde wurde eine Gastritis acida und eine chronische Enteritis angenommen. Der Dauerschmerz im Epigastrium, der sich nur bei ruhiger Rückenlage besserte, wurde als typische Epigastralgie aufgefaßt. Auf die Verordnung einer zellulosefreien Diät besserten sich die Beschwerden und verschwanden im Verlauf von einigen Monaten vollständig, so daß der Patient wieder Gemüse und Obst vertragen konnte. Im weiteren Verlauf kam es allerdings zu Rückfällen der Gastritis und auch der Enteritis.

Fall Nr. 23: Die 45jährige Frau erkrankte vor sechs Jahren an Durchfällen und leidet seither mit kurzen Unterbrechungen immer wieder an Magenbeschwerden mit Aufstoßen, Appetitlosigkeit und Schmerzen unabhängig von der Nahrungsaufnahme. Außerdem sind Schmerzen im Bauch vorwiegend links und unten sowie im Rücken vorhanden. Im Anschluß an die Durchfallperiode im Beginn war durch einige Jahre ein Wechsel von Durchfall und Verstopfung vorhanden, in der letzten Zeit besteht eine hartnäckige Obstipation. Bei der Untersuchung fanden sich bei der mageren Patientin eine schlaffe Bauchmuskulatur mit Rektusdiastase, Zeichen von Enteroptose, starkes Magenplätschern, eine lokalisierte Klopfempfindlichkeit in der Medianlinie knapp unterhalb vom Proc. xiphoideus entsprechend einer Epigastralgie sowie ein deutlicher Dünndarmdruckpunkt. Säurewerte nach Probefrühstück 40/60, mäßige Schleimvermehrung. Stuhl alkalisch, keine Störung der Nahrungsausnützung! Im Harn leichte Indikanvermehrung. Die Röntgenuntersuchung ergab im Magen Zeichen von Ptose, Hypotonie und Gastritis, eine Duodenitis und beträchtliche Enteritis. Besonders auffallend war neben einer verzögerten Magenentleerung eine Hypotonie des Dünndarmes mit verlangsamter Passage. Drei Stunden p. c. war das Ileum noch nicht zur Gänze gefüllt (s. Abb. 15 u. 16).

Die Irrigoskopie ergab außer einem Tiefstand der Flexuren keinen krankhaften Befund. Blutbefund: E = 4,230.000, Sahli 81%, F. I. = 0,95, L = 6,050.

Auf Grund der erhobenen Befunde wurde als Ursache der Beschwerden eine Enteroptose, eine chronische Gastritis und Duodenitis sowie eine chronische Enteritis angenommen. Zur Behandlung wurde eine zellulosefreie Darmschonkost mit Flüssigkeitsbeschränkung und öfteren kleinen Mahlzeiten, C- und B-Vitamin in Form von dreimal ein Kaffeelöffel Becevitol und ein Bauchmieder verordnet. Die atonische Obstipation war nur durch Abführmittel (Chambardtee) zu bekämpfen. Dabei trat eine deutliche Besserung der Beschwerden ein. Beim Versuch, die Kost mit Gemüse und Schwarzbrot zu erweitern, kam es sofort zu einem Wiederauftreten der Magen- und Bauchschmerzen.

Die Besonderheit des Falles liegt in dem Vorhandensein von ausgesprochenen röntgenologischen Zeichen einer Enteritis bei Fehlen einer Störung der Nahrungsausnützung im Stuhl sowie in der verlangsamten Passage im Dünndarm. Bisher wurden mit Recht die Störung der Nahrungsausnützung (L a u d a) und die beschleunigte Passage im Dünndarm (P o r g e s) als Kardinalsymptome einer Enteritis angesehen. Bei dem vorliegenden Fall ist aber an dem Vorhandensein einer entzündlichen Schleimhautveränderung im Dünndarm trotz des Fehlens dieser beiden Symptome nicht zu zweifeln. Für die Richtigkeit dieser Anschauung spricht der Nachweis eines Dünndarmdruckpunktes, die Empfindlichkeit der Kranken gegenüber Zufuhr von Zellulose sowie der eindeutige Röntgenbefund. Das Fehlen einer Störung der Nahrungsausnützung läßt sich zwanglos durch die verlangsamte Dünndarmpassage erklären. Die Hypotonie und verlangsamte Passage im Dünndarm ist als Teilsymptom einer auch den Magen und Dickdarm, also den ganzen Darmtrakt betreffenden Störung im Rahmen der Enteroptose aufzufassen. Der mitgeteilte Fall stellt ein Unikum dar. Lediglich bei der Sprue ist eine verlangsamte Dünndarmpassage bei gleichzeitigen schweren Veränderungen des Schleimhautreliefs beschrieben worden (L ü d i n). Bei diesen Fällen findet sich aber immer neben anderen Störungen eine ausgesprochene Steatorrhöe. Bei der Sprue kann auch die schlechte Ausnützung des Fettes nicht wie bei den übrigen Enteritisfällen mit einer Beschleunigung der Dünndarmpassage zusammenhängen und wird auf eine übergeordnete Resorptionsstörung bezogen, die nicht nur das Fett, sondern auch den Zucker betrifft, und ist vielleicht auf einen Mangel an B_2-Vitamin und Nebennierenrindenhormon zurückzuführen.

Die Crohnsche Ileitis terminalis ist eine äußerst seltene, entzündliche infiltrative Erkrankung des untersten Ileums, die unter dem Bild einer akuten Appendizitis oder häufiger unter den Erscheinungen einer chronischen Enterokolitis mit Durchfällen, Kolikschmerzen, Anämie und Abmagerung verläuft. Durch Übergreifen der Entzündung auf das Peritoneum kann es zu Abszeß- und Fistelbildung kommen. Die Ätiologie des Leidens ist unbekannt.

Die Diagnose gründet sich auf den Nachweis eines druckempfindlichen, wurstförmigen Tumors im rechten Unterbauch medial vom Coecum und den charakteristischen Röntgenbefund. Dieser ergibt in typischen Fällen eine glatt begrenzte, schnurförmige Verengung im Bereich des untersten Ileum. Die Behandlung ist eine rein chirurgische und besteht in der Ausschaltung oder Resektion des erkrankten Darmteiles, wodurch völlige Heilung erzielt werden kann.

Das Dünndarmkarzinom stellt eine sehr seltene und schwer erkennbare Erkrankung dar. So lange es nicht zum Zerfall des Tumors gekommen ist, können Krankheitserscheinungen völlig fehlen, wodurch sich das Leiden dem Nachweis entzieht. Nur sekundäre Symptome, wie Stenoseerscheinungen oder ein Darmverschluß durch eine Invagination, können auf das Vorliegen einer Darmerkrankung hinweisen. Ist es zu einem Zerfall des Tumors gekommen, dann können Erscheinungen einer Fäulnisdyspepsie bestehen und gelegentlich durch eine Röntgenuntersuchung die Diagnose gestellt werden. Ein Beispiel soll die Schwierigkeit der Diagnose erläutern.

Fall Nr. 24: Der 52jährige, nervöse Kranke suchte mich erstmals in der Ambulanz eines Kriegslazarettes wegen Magenbeschwerden auf. Unter der Annahme einer Gastritis acida wurde Entzug der Säurelocker und Zweistundenernährung verordnet, worauf sich die Beschwerden besserten. Ich sah den Patienten erst eineinhalb Jahre später im Speziallazarett für Magen-Darmkrankheiten wieder. Wie aus der mitgebrachten Krankengeschichte hervorging, war er einige Monate wegen schmerzhafter Zustände im Bauch an einer internen Abteilung gelegen, wo man trotz mehrmaliger Röntgenuntersuchung und Rektoskopie keinen krankhaften Befund erheben konnte. Die Blutsenkung war immer normal, ebenso die chemische Untersuchung des Stuhles auf Blut. Da der Patient andauernd behauptet hatte, ein Karzinom im Bauch zu haben, war er schließlich zur Beobachtung auf eine psychiatrische Abteilung verlegt worden. Dort wurde die Möglichkeit von fixierten Ideen zugegeben, aber zu deren Annahme die sichere Ausschaltung einer organischen Erkrankung gefordert. Die Erhebung der Anamnese gestaltete sich äußerst schwierig, da der Kranke ununterbrochen von seinem „Karzinom" redete und kaum zu fixieren war. Es ließ sich schließlich folgendes feststellen: Seit etwa einem Jahr waren zeitweise anfallsweise kolikartige Schmerzen im Bauch aufgetreten, die sich in der letzten Zeit häuften und immer mit einer Verhaltung von Stuhl und Winden einhergingen. Während der Anfälle war auch mitunter Erbrechen vorhanden. In der Zwischenzeit fühlte er sich leidlich wohl und konnte auch mit Appetit essen. Das Körpergewicht hatte um einige Kilogramm abgenommen. Die Untersuchung des Abdomens ergab keinen krankhaften Befund. Unter der Annahme von passageren Ileusattacken gab ich den Auftrag, mich beim nächsten Anfall zu rufen. Am folgenden Tag konnte ich dann im Anfall einen walzenförmigen, weichen Tumor in der Coecumgegend tasten, der am ehesten einer ileocoecalen Invagination entsprach. Bei der Operation fand man als Ursache derselben ein zwei Schilling großes, nicht exulzeriertes Karzinom des untersten Ileum. Die Operation konnte radikal durchgeführt werden, da sich die regionären Drüsen makroskopisch und histologisch als frei erwiesen.

Auf die übrigen malignen und die benignen Tumoren des Dünndarmes sowie auf die sehr seltene Syphilis gehen wir nicht näher ein, da ihre Diagnose nur durch chirurgische Komplikationen (Stenoseerscheinungen, Ileus oder Perforation) oder gelegentlich durch die Röntgenuntersuchung möglich ist. Ein weiterer Ausbau der Röntgenuntersuchung des Dünndarmes, die bisher vielfach vernachlässigt wurde, wird uns in der schwierigen Diagnostik der Dünndarmtumoren weiterbringen.

Die Divertikel des Dünndarms. Zum Abschluß wollen wir noch kurz auf die Divertikel des Dünndarms eingehen. Von einer gewissen praktischen Bedeutung sind die Divertikel des Duodenums, die sich besonders in der Pars descendens duodeni finden. Sie verlaufen meist symptomlos, können aber gelegentlich zu ulkusartigen Beschwerden Anlaß geben. Ihr Nachweis ist nur durch die Röntgenuntersuchung möglich. Mehrtägige Restfüllung in einem Divertikel spricht für chronisch entzündliche Veränderungen.

Das Meckelsche Divertikel, eine angeborene, 10 bis 20 cm lange Ausstülpung der Wand des Ileum, ist klinisch nicht erkennbar und tritt gelegentlich durch eine Darmblutung oder einen Darmverschluß infolge einer Invagination in Erscheinung. Ein einschlägiger Fall[36] soll dies erläutern.

Fall Nr. 25: Die 25jährige Patientin klagte seit zwei Jahren über Schmerzen in der Magengegend und zeitweise über ein Gefühl von Schwere und Wundsein im Bauch, besonders nach Genuß schwerer Speisen. Sie wurde vom Hausarzt als magenleidend behandelt. Die jetzige Erkrankung begann wieder mit einem solchen Schweregefühl im Bauch,

---

[36] Depisch, F.: Ein Fall von Invagination eines Meckelschen Divertikels mit nachfolgender Dünndarminvagination. Wien. klin. Wschr. 1921, 20: 240.

plötzlich stellten sich aber heftige krampfartige Bauchschmerzen ein, die schließlich von Erbrechen gefolgt waren. Die Kranke wurde mit der Diagnose Appendizitis eingewiesen. Bei der Untersuchung fand sich das Abdomen nicht wesentlich gebläht, ohne nennenswerte Bauchdeckenspannung, die Appendixgegend war nicht druckempfindlich, es bestand nur geringer Druckschmerz im Epigastrium. Die rektale Untersuchung ergab die Ampulle leer, Puls 72, Temperatur 37,6⁰. Seit Beginn der Erkrankung war kein Abgang von Stuhl und Winden erfolgt. Die Patientin kam mit der Diagnose Ileus zur Operation, bei der eine Dünndarminvagination gefunden wurde, ausgehend von einem ca. 4 cm langen Meckelschen Divertikel, an dessen blindem Ende ein über kirschkerngroßer Schleimhautpolyp ins Lumen hineinragte. Es wurde eine Darmresektion ausgeführt und die Patientin nach 14 Tagen geheilt entlassen.

Die Darmtuberkulose tritt am häufigsten im Gefolge einer aktiven Lungentuberkulose auf, sie kann aber auch bei alten, inaktiven Lungenprozessen in Erscheinung treten. Es ist wichtig, darauf hinzuweisen, daß nicht nur die Endstadien der Lungentuberkulose durch eine Darmtuberkulose kompliziert sein können, sondern die Erkrankung des Darmes schon sehr frühzeitig, bei noch frischen Lungenprozessen, auftreten kann oder sogar der Erkrankung der Lungen vorausgeht. Nach B ö h m[87] ist besonders bei exsudativen Erkrankungen der Lunge auch in den Frühstadien und bei exsudativen Exazerbationen alter Prozesse mit hoher Wahrscheinlichkeit mit einem baldigen Auftreten einer geschwürigen Darmtuberkulose zu rechnen. Die ungünstige Beeinflussung des Lungenprozesses bei gleichzeitiger Erkrankung des Darmes läßt die möglichst frühzeitige Erkennung und Behandlung der Darmtuberkulose dringend erscheinen. Die Erkrankung tritt in Form von Geschwürsbildung und in Form von Wandinfiltrationen in Erscheinung. Die bevorzugte Lokalisation ist das unterste Ileum und das Coecum. Mitunter ist der Dünndarm allein erkrankt. Auch das Sigma und Rektum können befallen sein. Bei der hyperplastischen Form kommt es zu tastbaren Tumorbildungen, die meist in der Coecumgegend lokalisiert sind, aber auch im Bereich des Aszendens, des Sigma und Rektum vorkommen.

Die subjektiven Beschwerden sind bei beginnenden Erkrankungen gering oder fehlen vollkommen. Bei vorgeschrittenen Fällen werden unregelmäßige Temperatursteigerungen, Leibschmerzen, eine Neigung zu Obstipation und Durchfällen sowie starke Abmagerung selten vermißt.

---

[87] B ö h m, F. Probleme der Darmtuberkulose. Wien: Springer-Verlag. 1949.

Die klinischen Befunde sind bis auf den Röntgenbefund und den eventuellen Nachweis von Tuberkelbazillen im Stuhl (nur bei nichtoffener Lungentuberkulose verwertbar) wenig charakteristisch. Bezüglich des Nachweises von Tuberkelbazillen ist es wichtig, zu wissen, daß im Stuhl auch säurefeste Saprophyten vorkommen können. Direkte Befunde können nur bei der Tuberkulose des Enddarmes mit Hilfe der Rektoskopie und beim Vorhandensein von typischen Fisteln in der Analgegend erhoben werden. Lokalisierter Druckschmerz im Bauch, ein leichter Meteorismus, ein tastbarer Tumor besonders in der Coecumgegend können im Verein mit einem entsprechenden Lungenbefund den Verdacht auf eine Darmtuberkulose nahelegen. Auch der Stuhlbefund ist nicht charakteristisch. Es können Gärungs- und Fäulnisstühle mit Störung der Nahrungsausnützung vorhanden sein, wie wir sie auch bei nichtspezifischen Darmerkrankungen vorfinden. Okkulte Blutung ist häufig nachweisbar, ebenso eine stark positive Indikanreaktion im Harn. Nach B ö h m soll der Katalaseprobe im Stuhl noch am ehesten diagnostische Bedeutung zukommen. „Zu 2 ccm Fäzessuspension von 1:10 kommen 2 ccm einer durch Einstellen in heißes Wasser flüssiggemachten Lösung von 5 % Sapo calinus. Nachdem die Flüssigkeit vorsichtig, um jede Schaumbildung zu vermeiden, durchgemischt wurde, kommen noch 2 ccm einer 10%igen Wasserstoffsuperoxydlösung hinzu. Nach abermaligem, zur Verhütung der Schaumbildung vorsichtigem Durchmischen wird die Höhe des entstandenen Schaumes nach 10 Min. abgelesen. Bei Verwendung der üblichen Reagenzgläser vom Ausmaße 160 : 20 mm sind Schaumschichten von über 30 mm als pathologisch zu bewerten."

Die wertvollsten Befunde liefert uns die Röntgenuntersuchung. Mit Hilfe einer subtilen, allerdings mühevollen Technik lassen sich, wie B ö h m an vier autoptisch kontrollierten Fällen gezeigt hat, auch beginnende tuberkulöse Veränderungen der Ileocoecalgegend bereits vermuten. Es ist dabei notwendig, die Füllung der untersten Ileumschlinge und den Übertritt des Kontrastmittels ins Coecum genau zu verfolgen. Schon bei ganz geringfügigen anatomischen Befunden tritt in der prallgefüllten und erweiterten terminalen Ileumschlinge ein Breistopp auf, der 15 bis 20 Min. anhält. Es erfolgt kein Übertritt des Kontrastmittels ins Coecum. Die B a u h i n i sche Klappe ist durch das Barium strichförmig gekennzeichnet. Nach diesem Zeitraum tritt Barium ins

Coecum über, der Klappenkanal bleibt aber dabei immer bloß strichförmig sichtbar und erweitert sich nur selten vorübergehend auf 3 bis 4 mm. Nach etwa einer Stunde schwinden diese offenbar spastischen Erscheinungen im Bereich der Valvula und prävalvulären Region und machen normalen Verhältnissen Platz. Diese indirekten Röntgenzeichen sind für spezifische Veränderungen nicht beweisend, können aber im Verein mit dem gesamten klinischen Bild, wie die Beobachtungen von B ö h m zeigen, die Frühdiagnose tuberkulöser Veränderungen der Ileocoecalregion ermöglichen. Bei vorgeschrittenen Fällen finden sich diese Zeichen wohl auch in den Anfangsstadien, werden aber bald von den schwereren Veränderungen überlagert. Es treten dann Zeichen von Geschwürsbildung, grobe Höckerung der Schleimhaut, Pseudopolypenbildung, inhomogene Füllung, Füllungsausfall im Coecum — Aszendens bei oraler Breigabe (Stierlin-Phänomen) etc. auf. Nicht selten lassen sich die Geschwüre nicht direkt nachweisen, sondern können nur auf Grund von indirekten Zeichen erschlossen werden. Z i m m e r[38] beschreibt unter dem Namen „Luftschlangensymptom" ein solches Zeichen, das für die ulzeröse Dünndarmtuberkulose charakteristisch sein soll. Es handelt sich dabei um stark gasgeblähte, hufeisenförmig gekrümmte und aufgestellte Darmschlingen, an deren Einkerbungen die Geschwüre sitzen, wie autoptische Kontrollen gezeigt haben.

Die Diagnose einer Darmtuberkulose ist besonders in den Anfangsstadien schwierig, kann aber bei Berücksichtigung des gesamten klinischen Bildes und Heranziehung aller Hilfsuntersuchungen heute in der Regel mit einiger Sicherheit gestellt werden. Ein Mißverhältnis zwischen dem vorhandenen Lungenbefund und der Schwere des Allgemeinzustandes, das schlechte Ansprechen des Lungenbefundes auf die Behandlung ist immer auf das Vorliegen einer komplizierenden Darmtuberkulose verdächtig. Bei inaktivem Lungenbefund wird eine hartnäckige, therapieresistente Enterokolitis mit unregelmäßigen Temperatursteigerungen und schlechtem Allgemeinzustand an die Möglichkeit einer Darmtuberkulose denken lassen. Mitunter wird das Auftreten einer sonst nicht erklärbaren Obstipation bei einem Lungenkranken auf eine komplizierende Darmerkrankung hinweisen. Die Vermutungs-

---

[38] Z i m m e r, E. A.: Die Röntgenologie des Dünndarmes. Gastro-Enterologia 70, 113 (1945).

diagnose kann durch einen positiven Tastbefund, durch den Nachweis einer okkulten Blutung und von Tuberkelbazillen im Stuhl, eine positive Katalaseprobe, eine stark positive Indikanreaktion im Harn und einen entsprechenden Röntgenbefund weitgehend gesichert werden. In der Differentialdiagnose ist vor allem die nichtspezifische Enterokolitis, die Ileitis terminalis, das Karzinom und die Aktinomykose zu berücksichtigen. Der Nachweis einer Anazidität, ein entsprechender Röntgenbefund und die prompte Wirkung einer diätetischen und medikamentösen Therapie wird für das Vorliegen einer nichtspezifischen Erkrankung sprechen. Das Vorhandensein eines tastbaren, walzenförmigen Tumors medial vom Coecum und eine schnurförmige Einengung des unteren Ileum bei der Röntgenuntersuchung wird die seltene Diagnose einer Ileitis terminalis nahelegen. Das Darmkarzinom ist nur im Rahmen des gesamten klinischen Bildes und bei Vorliegen eines typischen Röntgenbefundes abgrenzbar. Die Darmaktinomykose, die sich, ebenso wie die Tuberkulose, häufig in der Ileocoecalgegend findet, wird an der bretthorten Infiltration der Bauchdecken und beim Vorhandensein von Fisteln an dem Nachweis der charakteristischen Drusen erkennbar sein.

Die Behandlung bestand früher in einer symptomatischen Versorgung der Darmbeschwerden mit dem Ziel, den Ernährungszustand zu bessern, in Klimakuren und Röntgenbestrahlungen. Bei Unwirksamkeit dieser Therapie besteht die Möglichkeit, bei nicht zu ausgedehnten Prozessen durch eine Resektion des erkrankten Darmteiles Heilung zu erzielen. Über eine günstige Beeinflussung der Beschwerden wurde auch durch fortlaufende Lufteinblasungen in die Bauchhöhle berichtet. Die Chancen der internen Therapie sind seit der Entdeckung des Streptomycins und Einführung von Pas-Cilag in die Behandlung tuberkulöser Erkrankungen wesentlich verbessert worden. Besonders Pas, eine p-Aminosalizylsäure, soll bei peroraler Gabe von 10 bis 14 g (20 bis 28 Tabletten à 0,5) täglich durch drei bis sechs Wochen sehr günstige Erfolge erzielen.

Die Schwierigkeiten der Diagnose einer Darmtuberkulose soll der folgende Fall zeigen.

Fall Nr. 26: Die 37jährige Patientin wird vom Hausarzt wegen ihres unbeeinflußbaren Darmleidens und der dauernden Abmagerung zur Klärung der Diagnose zugewiesen. Seit über zwei Jahren waren fast ständig zwei bis drei dünnbreiige oder flüssige Durchfallstühle von üblem

Geruch vorhanden, es bestanden zeitweise kolikartige Schmerzen besonders in der rechten Bauchseite und Temperatursteigerungen bis 38,5°. Das Körpergewicht hatte trotz bester Ernährungsverhältnisse dauernd abgenommen. Bei der klinischen Untersuchung fand sich bei der bereits beträchtlich abgemagerten Kranken eine mäßige hypochrome Anämie, an den Lungen klinisch und röntgenologisch keine aktiven Veränderungen, bei der Ausheberung nach Probefrühstück leicht hypazide Säurewerte und im Stuhl die Zeichen einer chronischen Enterokolitis mit deutlicher Störung der Nahrungsausnützung und Fäulniserscheinungen. Bei der Untersuchung des Abdomens zeigte sich der Mittelbauch mäßig meteoristisch gebläht, rechts vom Nabel war ein deutlicher Druckschmerz vorhanden und zeitweise in dieser Gegend eine undeutliche, weiche Resistenz tastbar. Außerdem war ein Dünndarmdruckpunkt vorhanden. Die Röntgenuntersuchung ergab infolge schlechter Technik des Untersuchers völlig unbrauchbare Bilder und konnte für die Diagnosestellung nicht herangezogen werden. Wiederholte Untersuchungen des Stuhles auf Tuberkelbazillen waren auch bei Verwendung eines Anreicherungsverfahrens immer negativ. Trotz symptomatischer diätetischer und medikamentöser Behandlung (Streptomycin und Pas-Cilag waren noch nicht vorhanden) besserte sich der Zustand nicht. Unter der klinischen Annahme einer Dünndarmtuberkulose wurde der Patientin eine Probelaparatomie vorgeschlagen, bei der sich fast im ganzen Dünndarm bis hoch hinauf ins Jejunum typische quergestellte tuberkulöse Geschwüre fanden. Mit Rücksicht auf die Ausdehnung des krankhaften Prozesses mußte von einer Darmresektion Abstand genommen werden. Es wurde nun eine Serie von Röntgenbestrahlungen verabfolgt und die Patientin in ungebessertem Zustand entlassen. Weitere Nachrichten fehlen, da kurz nach der Entlassung der zweite Weltkrieg ausgebrochen war.

Erkrankungen des Dickdarmes. Die akute Entzündung der Dickdarmschleimhaut tritt in der Regel im Rahmen einer Erkrankung des gesamten Darmtraktes als akute Gastro-Entero-Kolitis oder Enterokolitis auf und wurde in dem einschlägigen Kapitel bereits geschildert. Wir haben auch schon erwähnt, daß nach Abklingen der akuten Erscheinungen bei unzweckmäßiger Behandlung nicht selten eine Kolitis bestehen bleibt, die den Kranken zum Arzt führt. Die Wiederkehr des Appetits und das Fehlen von gröberen Störungen der Nahrungsausnützung im Stuhl zeigt uns dann an, daß die Erkrankung des Magens und Dünndarmes bereits abgeklungen ist und die subjektiven Beschwerden nur auf eine *Colitis catarrhalis* zurückzuführen sind.

Colitis catarrhalis. Die entzündlichen Veränderungen können den ganzen Dickdarm betreffen oder auf einzelne Abschnitte desselben beschränkt sein. Besonders bevorzugt sind das Coecum und die distalen Kolonpartien, das Sigma und Rektum (s. S. 209, 225, 228). Die subjektiven Beschwerden der Kranken bestehen in Kolikschmerzen, die sich besonders vor und nach der Stuhlentleerung einstellen, und bei Beteiligung des Rektum in einem quälenden Stuhldrang.

Die Ätiologie ist bei den Fällen, die sich im Anschluß an eine akute Magen-Darmerkrankung entwickelt haben, klar auf der Hand liegend. Bei anderen Kranken geht der Durchfallperiode eine längere Zeit mit spastischer Obstipation voraus, wo man annehmen kann, daß die gestauten harten Kotmassen zu einer mechanischen Reizung der Darmwand geführt haben.

Bei der klinischen Untersuchung findet man den Dickdarm je nach der Ausdehnung des krankhaften Prozesses druckempfindlich mit entsprechenden H e a d schen Zonen. Die Stühle sind breiig bis flüssig und zeigen meist oberflächliche, glasige Schleimbeimengungen. Die Digitaluntersuchung ergibt in der Regel keinen gröberen Befund, läßt aber ein tiefsitzendes Karzinom ausschließen. Bei der Rektoskopie wird die Schleimhaut nur leicht gerötet gefunden ohne Geschwürsbildungen. Bei der Irrigoskopie findet man das Schleimhautrelief nicht wesentlich verändert, sondern nur verschieden ausgedehnte, spastische Zustände im Bereich des Kolons.

Die Diagnose ist meist auf Grund der Anamnese und des Stuhlbefundes zu stellen. Zur Sicherung derselben und zur Feststellung der Ausdehnung des krankhaften Prozesses ist die Digitaluntersuchung, die Rektoskopie und Irrigoskopie notwendig. Die Digitaluntersuchung sollte besonders bei älteren Menschen mit Erscheinungen einer Kolitis nie unterlassen werden, damit nicht ein Rektumkarzinom übersehen wird. Das gleiche gilt bei negativem Tastbefund für die Rektoskopie, mit der wir höhergelegene Karzinome nachweisen können. In der Differentialdiagnose sind vor allem das Karzinom, die chronische Amöbenruhr und die Tuberkulose zu berücksichtigen. Bei allen Fällen, die auf die Behandlung nicht ansprechen, wird man die gesamten diagnostischen Hilfsmittel heranziehen müssen, um die genannten Erkrankungen auszuschließen.

Die Behandlung besteht in der Verordnung einer leicht resorbierbaren, zellulosearmen oder zellulosefreien Darmschonkost und in der Verabfolgung von Bolus-Tierkohleeinläufen (s. S. 169). Die schleimigen Durchfälle hören dann oft schon nach einem solchen Einlauf schlagartig auf. Eine eventuell anschließend auftretende kompensatorische Obstipation darf nicht mit Abführmitteln bekämpft werden, da sonst leicht

Rückfälle des Darmkatarrhs auftreten. Wenn im Verlauf von zwei bis drei Tagen kein Stuhlgang erfolgt, kann man durch ein Klysma mit $^1/_4$ l warmem Kamillentee eine Entleerung herbeiführen. Mit dem zunehmenden Kostaufbau regelt sich der Stuhlgang meist in kurzer Zeit von selbst. Bei Kranken, bei denen vor der Durchfallperiode eine spastische Obstipation vorhanden war, wird man auf diese besonders Rücksicht nehmen müssen.

Die Colica mucosa (Myxoneurosis intestinalis pseudomembranacea) stellt eine anfallsartig auftretende Erkrankung des Dickdarmes dar, die durch heftige Kolikschmerzen und Abgang von Schleimmembranen gekennzeichnet ist. Das Leiden findet sich besonders häufig bei jüngeren neuropathischen Frauen. Entzündliche Veränderungen des Darmes fehlen in der Regel, können sich aber als sekundäre Erscheinung einstellen. Die Ätiologie ist nicht eindeutig geklärt. Für einen Teil der Fälle scheint die allergische Natur des Leidens festzustehen. Als nutritive Allergene kommen Milch, Eier, Gemüse, Fette und Darmbakterien in Frage. Im Sinne einer allergischen Erkrankung spricht das häufige Vorkommen einer Bluteosinophilie und der Nachweis von eosinophilen Zellen und Charcot-Leydenschen Kristallen in den Schleimmembranen. Im gleichen Sinne spricht der prompte therapeutische Erfolg beim Weglassen der als Allergene erkannten Nahrungsmittel. Strümpell hat die Colica mucosa als „Asthma des Darmes" bezeichnet. Bohn macht auf das Vorkommen von Colica mucosa bei dem von ihm gemeinsam mit Feyrter beschriebenen Syndrom der „nervös endokrinen Enteropathie" aufmerksam. Der histologische Nachweis einer Appendicite neurogène gelegentlich einer Appendektomie bei solchen Fällen könnte im Sinne der Bohnschen Auffassung sprechen. Einen von den bisherigen Anschauungen abweichenden Standpunkt nimmt Porges ein, der das Leiden als eine durch Transversostase bedingte Transversumkolitis auffaßt und in der tatsächlich sehr häufigen spastischen Obstipation bei diesen Kranken den ursächlichen Faktor erblickt. Der günstige therapeutische Erfolg einer gegen die Obstipation gerichteten Behandlung spricht nach Porges für die Richtigkeit seiner Auffassung.

Die subjektiven Beschwerden bestehen in anfallsweise auftretenden, manchmal äußerst heftigen Kolikschmerzen, die besonders in der linken Bauchseite empfunden werden. Die Schmerzen können kurzdauernd sein, mitunter aber auch tagelang anhalten. Erst mit dem Abgang des Schleimes endet der Anfall. Während des Anfalles können auch Magenbeschwerden (Sodbrennen, Aufstoßen, Epigastralgie etc.) vorhanden sein.

Bei der klinischen Untersuchung findet man den Bauch gewöhnlich weich und nicht aufgetrieben. Das Colon transversum, die Flexura lienalis und das Colon descendens lassen sich meist in Form eines kontrahierten, druckempfindlichen Stranges tasten. Der Puls ist bei leichten Anfällen nicht verändert, kann aber bei schweren Fällen klein und frequent werden. Die Diagnose ist leicht, wenn es bereits zum Abgang der Schleimmembranen gekommen ist oder der Kranke berichtet, daß bei früheren Anfällen die Entleerung von Schleim den Zustand beendet hat. Fehlen diese Anhaltspunkte, dann kann die Diagnose, besonders bei schweren Fällen, schwierig sein. In der Differentialdiagnose ist vor allem eine linksseitige Nierensteinkolik und ein Darmverschluß auszuschalten. Der nervöse Habitus der Kranken, der weiche Bauch, der Nachweis des druckempfindlichen, kontrahierten Kolons wird in der Regel die richtige Diagnose ermöglichen und die Kranken vor unnötigen chirurgischen Eingriffen bewahren.

Die Behandlung hat die Aufgabe, durch Bettruhe, Wärmeapplikation und vorsichtige Massage den Krampfzustand im Dickdarm zu beheben. Medikamentös können Belladonna-Papaverin-Suppositorien und ähnliche Präparate mit Pyramidon kombiniert gegeben werden. Bei Verdacht auf eine allergische Genese können Ephedrin- oder Ephetonininjektionen versucht werden. Außerdem wird man trachten, durch eine Suchkost die Nahrungsallergene zu ermitteln. Die Diät wird im Anfall eine zellulosefreie Darmschonkost sein. Anschließend gibt man eine schlackenreiche Kost, um die häufig vorhandene spastische Obstipation zu beheben. Wird die Grobkost nicht vertragen, dann kehrt man zur zellulosefreien Diät zurück und gibt zwei- bis dreimal täglich einen Eßlöffel Paraffin. liquid. pur., um eine Verhärtung des Stuhles zu verhüten. Mitunter muß man aber dieser Diät noch Kartoffeln und 100 bis 200 g Grahambrot zulegen, um den Stuhlgang zu regeln. Luftveränderung, besonders ein Höhenaufenthalt, mäßige sportliche Betätigung können die Behandlung wesentlich unterstützen. Auch Bellergalkuren können von Nutzen sein.

Die Colitis ulcerosa stellt eine chronische, zu Rezidiven neigende Erkrankung des Dickdarmes dar, die durch Ge-

schwürsbildungen und schleimig eitrige und blutige Durchfälle gekennzeichnet ist. Bei den leichteren Fällen ist die Erkrankung nur auf die distalen Kolonabschnitte (Deszendens,
Sigma und Rektum) beschränkt, bei den schweren Fällen
kann der ganze Dickdarm befallen sein. Temperatursteigerungen sind häufig vorhanden. Das Körpergewicht nimmt bei den
schwereren Fällen stark ab und es entwickelt sich eine verschieden hochgradige hypochrome Anämie.

Die Ätiologie des Leidens ist trotz zahlreicher Untersuchungen bis heute noch nicht geklärt.

Die subjektiven Beschwerden bestehen in häufigen Durchfällen, in einem quälenden Stuhldrang, fortschreitender Abmagerung und schwerer Störung des Allgemeinbefindens.

Bei der klinischen Untersuchung findet man die von der
Erkrankung befallenen Abschnitte des Darmes druckempfindlich mit entsprechenden H e a d schen Zonen. Bei Peri-
kolitis tritt eine lokale Défense auf. Die eindrucksvollsten
Befunde liefert uns die makroskopische Begutachtung der
Stühle, die Digitaluntersuchung sowie die Rektoskopie und
Irrigoskopie. Bei der Digitaluntersuchung findet man den
Sphinktertonus vermehrt, die Schleimhaut ist samtartig geschwollen, mitunter granuliert und infolge der Schleimauflagerungen schlüpfrig. Polypenbildungen und Stenosen können leicht nachgewiesen werden. Für die Rektoskopie sollen
die Kranken mit 20 Tropfen Tct. opii vorbereitet werden,
da die Untersuchung besonders schmerzhaft ist. Die Schleimhaut ist düsterrot verfärbt, geschwollen, oft fein granuliert
und blutet bei der leichtesten Berührung. Die Ulzerationen
sind unregelmäßig begrenzt und bezüglich Größe, Zahl und
Tiefe sehr wechselnd. Nach der Abheilung der Geschwüre finden sich zarte Narben. Die Irrigoskopie unterrichtet uns vor
allem über die Schwere und Ausdehnung der krankhaften
Veränderungen.

Die Diagnose ist auf Grund der subjektiven Beschwerden
und der Beschaffenheit der Stühle bereits möglich und wird
durch den rektoskopischen Befund und die Röntgenuntersuchung gesichert.

Die Differentialdiagnose hat bei den akuten Erkrankungen
vor allem die Bazillen- und Amöbenruhr sowie die Colitis
mercurialis zu berücksichtigen und durch eine sorgfältige
Anamnese sowie durch bakteriologische und serologische
Untersuchungen auszuschließen. Bei den chronischen Fällen
muß besonders auf die Amöbendysenterie und ein Rektum-

karzinom geachtet werden. Die Amöbenruhr wird durch den Nachweis von vegetativen Formen oder Zysten, in Zweifelsfällen durch die günstige Wirkung einer spezifischen Therapie, das Rektumkarzinom durch die Digitaluntersuchung oder Rektoskopie ausgeschaltet werden.

Als Komplikationen der Colitis ulcerosa können perikolitische und periproktale Infiltrate und Abszesse mit Fistelbildungen sowie Stenosen auftreten.

Die Behandlung ist ebenso wie die Ätiologie des Leidens noch umstritten. Leichte Fälle können allein durch Bettruhe, Wärmeapplikation und Diät zur Abheilung kommen. Die Art der Diät wird sich nach der Ausdehnung des Prozesses richten. Bei Erkrankung des ganzen Dickdarmes wird man eine zellulosefreie, leicht resorbierbare Darmschonkost geben. Sind nur die untersten Kolonabschnitte befallen, dann kann man Kompott und passiertes Gemüse gestatten. Von den übrigen Behandlungsmethoden erwähnen wir vor allem die Fiebertherapie, die Bluttransfusion, die Behandlung mit Eigenblutinjektionen, mit Vitaminen, mit Sulfonamiden und die chirurgische Therapie. Von allen den erwähnten Behandlungsmethoden ist zu sagen, daß sie bei einzelnen Fällen ausgezeichnete Resultate ergeben können, bei anderen Fällen aber wieder vollständig versagen. Bei leichteren, auf das Rektum und Sigma beschränkten Fällen konnte ich während des Krieges mit der von L a u d a empfohlenen Fieberbehandlung besonders gute Resultate erzielen. Verwendet wurde Pyrifer intravenös, beginnend mit $^1/_2$ ccm Dosierung I und entsprechender Steigerung der Dosis je nach der Fieberreaktion. Meist genügten drei Fieberstöße in drei- bis viertägigen Intervallen, um die Geschwüre zur Abheilung zu bringen. Diese Behandlung kann daher für nicht kachektische leichtere Fälle, bei denen die Erkrankung auf die untersten Kolonabschnitte beschränkt ist, besonders empfohlen werden. Aber auch bei schwereren Fällen kann man mit der Fiebertherapie oft überraschende Besserungen und Heilungen erzielen. Bluttransfusionen sind vor allem bei kachektischen und stark anämischen Kranken angezeigt, bei denen die Hebung des Allgemeinzustandes die Anwendung anderer Behandlungsversuche ermöglicht. Für die Vitaminbehandlung werden Hefepräparate, Leberinjektionen, Zufuhr von B-Vitaminkomplex und besonders für stark blutende Fälle C-, K- und P-Vitamin empfohlen.

Mařatka hat bei Fällen von hämorrhagischer Kolitis ohne Ulzerationen, die er als Anfangsstadien der Colitis ulcerosa ansieht, mit täglichen intravenösen Injektionen von Citrine „Roche" (insgesamt zehn bis zwanzig Injektionen) gute therapeutische Erfolge erzielt. Bei den vorgeschrittenen Fällen mit nachweisbaren Geschwüren war diese Behandlung wirkungslos. Einen Fortschritt in der Behandlung hat die Verwendung von Sulfonamiden gebracht. Besonders das Sulfoguanidin und Sulfosuccidin, die infolge ihrer schlechten Resorbierbarkeit vor allem im Darm zur Wirkung kommen, haben sich bei manchen Fällen bewährt. Man gibt davon täglich fünfmal zwei Tabletten oder besser wie bei der Pneumoniebehandlung vierstündig zwei Tabletten einschließlich der Nacht. L a u d a empfiehlt außerdem, zweimal täglich ein Mikroklysma mit je 4 g des Medikamentes zu verabfolgen. Der Vollständigkeit halber muß noch erwähnt werden, daß bei kritischer klinischer Beobachtung eindeutige Erfolge durch Psychotherapie beobachtet wurden, die bei diesem grob organischen Leiden von besonderem Interesse sind. Die Bewertung von therapeutischen Erfolgen bei der Colitis ulcerosa ist aber schwierig, da Spontanremissionen vorkommen und Milieuwechsel, Bettruhe, Diät und Wärme allein von günstiger Wirkung sein können. Bei Versagen der internen Therapie, rasch fortschreitendem Kräfteverfall und septischem Fieber kommt eine operative Ausschaltung des erkrankten Darmes in Frage, die manchmal lebensrettend wirken kann. Die Kolostomie muß proximal vom Beginn des krankhaften Prozesses angelegt werden und soll eine Ausschaltung gesunder Darmteile vermeiden. Um Rückfälle zu verhindern, muß die Kolostomie ein bis zwei Jahre erhalten werden. Abgesehen von der psychischen Belastung der Kranken, führt die Darmausschaltung nicht selten zum Auftreten von multiplen narbigen Stenosen, weshalb die Indikation zum chirurgischen Vorgehen sehr gewissenhaft gestellt werden muß.

Die Typhlitis ist eine relativ häufige, entzündliche Erkrankung des Coecums, der wegen ihrer Beziehungen zur chronischen Appendizitis praktische Bedeutung zukommt. Ein Teil der Fälle, die als chronische Appendizitis diagnostiziert werden, ist als Typhlitis aufzufassen. Das gleiche gilt von Fällen, die nach der Appendektomie weiter Beschwerden haben. Die Funktion des Coecum als Gärkessel disponiert diesen Darmabschnitt besonders zum Auftreten von entzündlichen Schleimhautveränderungen. Als Ursache einer Typhlitis kann die Überlastung des Coecum mit gärfähigem Material durch überreichlichen Genuß von Obst und Grobgemüse in Frage kommen. Bei einer Obstipation vom Aszendenstypus kommt es zu einer Stauung von Stuhl im Coecum mit der Möglichkeit von abnormen Zersetzungsprozessen und einer mechanischen Reizung der Schleimhaut. Schließlich kann bei einer Enteritis durch Übertritt von großen Mengen unverdauter Nahrungsreste eine Typhlitis entstehen (Enterotyphlitis). Wenn gärfähige Nahrungsreste durch Steigerung der Peristaltik vor Abschluß des Gärungsprozesses in distale Kolonabschnitte gelangen, kann die Motilitätssteigerung auch auf diese Darmabschnitte übergreifen und durch Entleerung von gärendem Stuhl das Bild der Gärungsdyspepsie entstehen. Tritt im Coecum durch vermehrte Ausscheidung eines entzündlichen Darmsekretes eine pathologische Fäulnis auf, so können Fäulnisdiarrhöen zustande kommen.

Die subjektiven Beschwerden können geringfügig sein oder fehlen, wenn der krankhafte Prozeß auf die Schleimhaut beschränkt ist und sekundäre Gärungs- und Fäulnisdurchfälle fehlen. Bei vermehrter Resorption von Fäulnisprodukten kann über Müdigkeit, eingenommenen Kopf und Kopfschmerzen geklagt werden. Auch gastritisartige Magenbeschwerden können vorhanden sein. Bei der klinischen Untersuchung findet man einen Druckschmerz in der Coecumgegend ohne Défense, der durch eine H e a d sche Zone bedingt ist. Lassen wir den Kranken die Bauchmuskulatur durch Erheben aus der Rückenlage anspannen, dann wird der Druckschmerz deutlicher oder überhaupt nur so nachweisbar. Auch dorsale Hyperästhesiezonen können vorhanden sein. Durch Stoßpalpation lassen sich in der Regel Plätschergeräusche erzeugen. Mitunter kann man das Coecum, besonders bei Obstipationsfällen, als wurstförmige Resistenz tasten.

Die Diagnose ist in der Regel nicht schwierig. In der Differentialdiagnose ist vor allem die Appendizitis zu berücksichtigen. Das Fehlen von Temperatursteigerungen, auch bei rektaler Messung und einer lokalen Défense, wird gegen eine akute Entzündung des Wurmfortsatzes sprechen. Eine chronische katarrhalische Entzündung der Appendix wird man am ehesten durch die Röntgenuntersuchung ausschließen können. Normale Füllung derselben bei der Untersuchung nach C z e p a spricht gegen, fehlende oder unvollständige Füllung für chronische Appendizitis. Werden solche Fälle auf Grund eines positiven Röntgenbefundes operiert, so findet man nicht selten den Wurmfortsatz makroskopisch normal und bei der histologischen Untersuchung die typischen Zeichen der „Appendicite neurogène".

Die Behandlung besteht in der Verordnung einer zellulosefreien Diät, unter der sich gewöhnlich in kurzer Zeit die subjektiven Beschwerden und die Druckempfindlichkeit der Coecumgegend verlieren. Bei gleichzeitiger Obstipation wird man Paraffinöl und nötigenfalls ein leichtes salinisches Abführmittel geben müssen. Bei Gärungs- und Fäulnisdurchfällen muß die Diät entsprechend geregelt werden, wie dies in den einschlägigen Kapiteln (s. S. 178, 181) besprochen wurde. Zwei Beispiele sollen zur Erläuterung folgen.

Fall Nr. 27: Die 33jährige Patientin gibt an, daß sie seit zwei Wochen an Magenbeschwerden mit Druckgefühl, Aufstoßen und Sodbrennen leidet. Außerdem ist es in den letzten Tagen zwei- bis dreimal täglich zur Entleerung von breiigen Stühlen gekommen. Der Appetit ist nicht gestört, nur besteht eine auffallende Müdigkeit. Bei der Untersuchung findet sich eine deutliche Druckempfindlichkeit der Coecumgegend ohne Défense, die durch eine H e a d sche Zone dieser Gegend bedingt ist. Bei Stoßpalpation lassen sich spärlich Plätschergeräusche nachweisen. Rechts von den mittleren Lendenwirbeln ist ebenfalls eine Hyperästhesiezone vorhanden. Im Bereich des Magens und Dünndarms ließ sich kein krankhafter Befund erheben. Der Stuhl war breiig, hellbraun gefärbt, von saurer Reaktion und stechend säuerlichem Geruch. Eine mikroskopische Untersuchung des Stuhles konnte nicht vorgenommen werden. Auf Befragen gab die Patientin nachträglich an, daß sie in der letzten Zeit sehr reichlich Obst gegessen hatte, die Beschwerden aber trotz Einschränkung des Obstgenusses nicht geschwunden seien. Auf Grund der erhobenen Befunde wurde eine durch den reichlichen Obstgenuß ausgelöste katarrhalische Typhlitis und eine leichte Gärungsdyspepsie angenommen und der Patientin eine zellulosefreie Diät verordnet. Daraufhin schwanden die subjektiven Beschwerden in wenigen Tagen, die Stühle wurden normal und die Druckempfindlichkeit der Coecumgegend war nicht mehr nachweisbar. Eine anschließende leichte Obstipation wurde anfangs durch Paraffinöl, später durch den rasch erfolgenden Kostaufbau behoben. Nach drei Wochen konnte die Kranke gemischte Kost wieder ohne Beschwerden vertragen.

Fall Nr. 28: Die 25jährige Frau gibt an, seit einem halben Jahr an Magendrücken, Brechreiz und Verstopfung zu leiden. Sie führt die Beschwerden auf einen reichlichen Genuß von Süßigkeiten zurück. Bei der klinischen Untersuchung fand sich bei der zarten und mageren Frau ein deutlicher Druckschmerz in der Blinddarmgegend ohne Défense, entsprechend einer H e a d schen Zone. Bei Stoßpalpation war deutliches Plätschern in der Coecumgegend feststellbar. Die Aushebberung nach Probefrühstück ergab normale Säurewerte (30/40 HCl) und geringe Schleimvermehrung. Der Stuhl war geformt, von alkalischer Reaktion und zeigte keine Störung der Nahrungsausnützung. Auf Grund der vorliegenden Befunde wurde eine chronische Typhlitis mit sekundären Magenbeschwerden angenommen. Um eine Beteiligung der Appendix an dem Krankheitsbild auszuschließen, wurde eine Röntgenuntersuchung vorgenommen. Der

Wurmfortsatz war bei dreimaliger Untersuchung nach C z e p a nicht darstellbar, weshalb eine chronische Appendizitis nicht ausgeschlossen werden
konnte. Da man bei derartigen Fällen mitunter nach der Appendektomie
ein förmliches Aufblühen beobachtete, wurde die Operation empfohlen.
Der Wurmfortsatz zeigte makroskopisch keine gröbere Veränderung, bei
der histologischen Untersuchung fand sich das typische Bild einer „Appendicite neurogène" mit Wucherung des Nervengewebes und bindegewebiger Obliteration des Lumens. Die erhoffte Besserung der Beschwerden
und eine Gewichtszunahme blieben nach der Operation aus. Es wurde
daher unter Aufrechterhaltung der ursprünglichen Diagnose einer chronischen Typhlitis eine zellulosefreie Diät verordnet. Dabei schwanden die
subjektiven Beschwerden rasch und vollständig. Eine nun auftretende
hartnäckige Obstipation konnte durch zwei Eßlöffel Paraffin. liquid. pur.
täglich behoben werden. Beim Versuch, die Kost durch Kompott und
passierte Gemüse aufzubauen, trat ein Rückfall auf, der unter zellulosefreier Kost beseitigt werden konnte.

Die Perityphlitis kann sich aus der einfachen Schleimhautentzündung des Coecums durch Fortschreiten des entzündlichen Prozesses bis auf den Serosaüberzug entwickeln. Als
Folgekrankheiten können Adhäsionen, entzündliche Infiltrate
und Abszesse in gleicher Weise wie bei der Appendizitis auftreten.

Die subjektiven Beschwerden bestehen in verschieden heftigen Schmerzen in der Blinddarmgegend, die sich besonders
einige Stunden nach der Nahrungsaufnahme, beim Übertritt
des Chymus ins Coecum und bei Erschütterung des Körpers
beim Laufen, Husten, Nießen etc. einstellen bzw. verstärkt
werden. Körperliche Ruhe bessert den Schmerz oder bringt
ihn zum Verschwinden. Weiters sind meist auch gastritisartige
Magenbeschwerden vorhanden. Bei der klinischen Untersuchung findet man einen deutlichen Organdruckschmerz in
der Coecumgegend und meist auch eine leichte Défense im
rechten Unterbauch. Der Druckschmerz wird bei Anspannung der Bauchdecken geringer und läßt sich auf diese Weise
von einer bloßen H e a d schen Zone, wie sie bei der einfachen katarrhalischen Typhlitis vorhanden ist, leicht unterscheiden. Mitunter kann man das Coecum als druckempfindlichen, verdickten Strang tasten. Die für eine Appendizitis
mit Beteiligung des Peritonealüberzuges charakteristischen
Zeichen (nach K ü s t e r, B l u m b e r g, R o v s i n g) können positiv sein. Temperatursteigerungen sind häufig vorhanden. Bei Fehlen von Diarrhöen kann der Stuhlbefund normal
sein. Im Harn findet sich meist als Zeichen einer vermehrten
Coecumfäulnis eine stark positive Indikanreaktion als Ausdruck einer vermehrten Resorption von Indol und eine positive M i l l o n sche Probe infolge eines vermehrten Gehaltes

an Phenol und aromatischen Oxysäuren. Der Nachweis einer Anazidität oder eines Dünndarmdruckpunktes kann uns Anhaltspunkte für die Ätiologie der Typhlitis liefern.

Die Diagnose gründet sich auf die charakteristischen subjektiven Beschwerden und den Nachweis eines Organdruckschmerzes in der Coecumgegend. Bei Kranken, die bereits appendektomiert wurden, wird die Diagnosestellung in der Regel auf keine besonderen Schwierigkeiten stoßen. Die Differentialdiagnose hat vor allem die Appendizitis und die Tuberkulose des Coecum zu berücksichtigen, wenn wir von der äußerst seltenen Lues und Aktinomykose absehen. Die Differenzierung der Perityphlitis von der Appendizitis ist weder nach dem subjektiven Beschwerdebild noch nach dem klinischen Befund möglich, was nicht nur wegen der räumlichen Nachbarschaft, sondern auch durch die häufige gleichzeitige Erkrankung beider Organe verständlich ist. Auch die Abgrenzung gegenüber einer Tuberkulose des Coecum kann auf große Schwierigkeiten stoßen, wenn nicht ein charakteristischer Röntgenbefund oder ein eventueller Nachweis von Tuberkelbazillen im Stuhl die Diagnose ermöglicht.

Die Behandlung hat die Aufgabe, den erkrankten Darmabschnitt möglichst ruhig zu stellen. Zu diesem Zwecke ist weitgehende körperliche Schonung bis zur Bettruhe und eine entsprechende Diät notwendig. Die Kost muß leicht aufschließbar und zellulosefrei sein. Bei primärer Obstipation oder bei Auftreten einer solchen im Verlauf der Diätbehandlung muß Paraffinöl und im Bedarfsfall ein leichtes salinisches Abführmittel gegeben werden. Zur Unterstützung der Behandlung können lokale Hautreize mit Schmierseife, Kapsikumpflaster und die Wärmebehandlung mit feuchten Packungen, Thermophor, Diathermie und Kurzwellenbestrahlung herangezogen werden. Bei perityphlitischen Infiltraten und Abszessen tritt die chirurgische Behandlung in ihre Rechte. Ein Beispiel zur Erläuterung.

Fall Nr. 29: Die 44jährige Kranke gibt an, seit zwölf Jahren an ständigen Schmerzen in der rechten Unterbauchgegend zu leiden, die besonders nach schwerer körperlicher Arbeit sehr unangenehm werden. Vor einem Jahr wurde auf Grund eines positiven Röntgenbefundes eine Appendektomie vorgenommen. Drei bis vier Monate nachher fühlte sich die Patientin besser. Nach einer schweren körperlichen Arbeit (Ausräumen einer Senkgrube) stellten sich die Schmerzen wieder ein und waren eher stärker als vor der Operation. Der Stuhlgang erfolgt meist plötzlich, einmal täglich, und ist von stärkeren Schmerzen gefolgt. Die Kranke fühlt sich sehr müde und klagt über eingenommenen Kopf. Der Appetit ist nicht gestört, das Körpergewicht hat nicht nennenswert abgenommen. Bei

der klinischen Untersuchung fand sich ein deutlicher Druckschmerz in der
Blinddarmgegend, der bei Anspannung der Bauchdecken schwächer
wurde, also einem Organdruckschmerz entsprach. Das Blumbergsche
und Rovsingsche Zeichen waren positiv. Dorsal ließ sich rechts von
den unteren Lendenwirbeln eine Headsche Zone nachweisen. Im Bereich des übrigen Bauchraumes war kein krankhafter Befund zu erheben.
Die Ausheberung ergab normale Säurewerte. Der Stuhl war breiig, von
alkalischer Reaktion, frei von Schleim und Blut und zeigte keine Störung
der Nahrungsausnützung. Im Harn war Indikan stark vermehrt. Der
gynäkologische Befund war o. B. Auf Grund der charakteristischen Beschwerden und der erhobenen Befunde wurde eine chronische Typhlitis
und Perityphlitis angenommen und der Patientin eine zellulosefreie Diät,
möglichste körperliche Schonung und feuchtwarme Packungen mit Thermophor auf die Blinddarmgegend empfohlen. Dabei kam es in den folgenden Wochen zu einer weitgehenden Rückbildung der Beschwerden und
zu einer deutlichen Verminderung der Druckschmerzhaftigkeit der Coecumgegend. Nach einer schweren körperlichen Arbeit (Wassertragen im
Schrebergarten) trat ein Rückfall auf, der sich bei neuerlichem Einhalten der Verordnung zurückbildete.

Die bei der Patientin im Anschluß an die Appendektomie
aufgetretene Remission der Beschwerden bedarf einer geson-
derten Besprechung. Porges führt das auch von ihm beobachtete vorübergehende Schwinden der Beschwerden nach
Appendektomie bei solchen Kranken auf die Behebung einer
vorher bestehenden Obstipation zurück und glaubt, daß das
spätere Auftreten eines Rezidivs mit einem Wiederauftreten
der Verstopfung zusammenhängt. Diese Erklärung kann für
unseren Fall nicht zutreffen, da bei der Kranken keine Obstipation vorhanden war. Es ist vielmehr anzunehmen, daß
die körperliche und diätetische Schonung nach der Operation
sowie der durch die Laparatomie gesetzte Gewebsreiz die Remission bewirkt haben.

Die akute Appendizitis stellt eine bakterielle Entzündung
des Wurmfortsatzes dar, der mit Rücksicht auf die möglichen
lebensbedrohenden Komplikationen größte praktische Bedeutung zukommt. Die Erkrankung tritt am häufigsten zwischen dem 10. und 30. Lebensjahr auf und ist beim Klein-
kind und im Greisenalter selten. Das männliche Geschlecht
ist häufiger betroffen als das weibliche. Nach den Untersuchungen Aschoffs beginnt die Entzündung in der Schleimhaut, wobei es zu einem Epitheldefekt kommt, der mit einem
fibrinöseitrigen Exsudat bedeckt ist. In der Mukosa und Submukosa findet sich eine leukozytäre Infiltration (Stadium I).
Im weiteren Verlauf kann es innerhalb von 24 Stunden zu
einer phlegmonösen Entzündung der ganzen Wand kommen
(Stadium II). Während sich beim ersten Stadium die Ver-

änderungen vollkommen zurückbilden können, führt das zweite Stadium nach der Abheilung zu narbigen Veränderungen und eventuell zur Atresie des Wurmfortsatzes. Schreitet der krankhafte Prozeß weiter, dann entwickeln sich tiefgreifende Geschwüre in der Wand der Appendix und Abszesse, infolge Durchwanderung von Bakterien oder Perforation der Geschwüre und Abszesse kommt es zu einer lokalen Peritonitis, die in eine diffuse Peritonitis übergehen kann. Schließlich kann der Wurmfortsatz gangränös werden, wobei sich bei Vorhandensein peritonealer Verklebungen ein lokaler Abszeß bildet, in dessem Inneren der zerfallene Wurmfortsatz liegt. Der Zeitraum, in dem sich diese Entwicklung von der Appendicitis simplex bis zum gangränösen Zerfall abspielt, ist bei den einzelnen Fällen sehr verschieden und schwankt von mehreren Stunden bis einigen Tagen.

Die Ätiologie des Leidens ist trotz zahlreicher Untersuchungen bis heute nicht völlig geklärt. Am meisten Wahrscheinlichkeit hat der von A s c h o f f vertretene enterogene Entstehungsweg für sich, wobei die besonderen anatomischen Verhältnisse die Neigung des Wurmfortsatzes zu Entzündungen begünstigen. In dem langen und engen Schlauch können schon leichte entzündliche Veränderungen zu einer Stauung des Inhaltes und auf diesem Wege zu einer Virulenzsteigerung der vorhandenen Bakterien führen. Auf diese Weise wird auch der von Entzündungen anderer Darmabschnitte so verschiedene, rasche und bösartige Verlauf der Appendizitis verständlich.

Die subjektiven Beschwerden bestehen bei typischen Fällen in plötzlich auftretenden Schmerzen in der Coecumgegend, die gegen den Schenkel, die rechte Leistengegend und den rechten Hoden ausstrahlen können und beim Husten, Nießen und Pressen verstärkt werden, weiters in Übelkeit, Brechreiz und Erbrechen sowie leichten Temperatursteigerungen. Mitunter wird der appendizitische Anfall durch heftige Kolikschmerzen um den Nabel herum eingeleitet, in deren Verlauf kein Abgang von Stuhl und Winden erfolgt. Nicht selten geht der Appendizitis eine akute Enterokolitis voraus, die nach ihrem Abklingen von lokalisierten Schmerzen in der Blinddarmgegend gefolgt ist. Die Schmerzen sind bei manchen Kranken sehr gering oder fehlen vollständig, so daß der Arzt erst nach erfolgter Perforation beim Auftreten von hohem Fieber gerufen wird.

Bei der klinischen Untersuchung ist als wichtigster Befund ein Druckschmerz am McBurneyschen Punkt (äußeres Drittel bzw. Mitte der Verbindungslinie vom Nabel zur Spina iliaca ant. sup.) mit deutlicher Défense musculaire dieser Gegend nachzuweisen. Als weitere Symptome gelten das Küstersche Zeichen (Abschwächung der inspiratorischen Vorwölbung des Bauches auf der rechten Seite), das Blumbergsche Zeichen (Auftreten eines Schmerzes in der Coecumgegend beim plötzlichen Nachlassen eines mit der flachen Hand auf den Bauch ausgeübten Druckes) und das Rovsingsche Zeichen (Auftreten eines lokalen Schmerzes bei Erzeugung einer Drucksteigerung im Coecum durch Auspressen des Deszendensinhaltes nach oben). Schließlich kann beim Heben des im Kniegelenk gestreckten Beines durch Anspannung des Psoas ein Schmerz entstehen, der besonders bei gleichzeitigem Palpieren in der Coecumgegend deutlich wird, da auf diese Weise die Eingeweide der untersuchenden Hand entgegengedrückt werden. Bei retrocoecaler Lage des Wurmfortsatzes kann ein Druck in die rechte Flanke einen deutlichen Schmerz auslösen. Bei Verlagerung gegen das kleine Becken ist der stärkste Druckschmerz unterhalb des McBurneyschen Punktes oder er fehlt bei Untersuchung von außen vollständig. Bei rektaler oder vaginaler Untersuchung kann man dann eine druckschmerzhafte Stelle an der rechten seitlichen Beckenwand nachweisen, weshalb bei unklaren, auf Appendizitis verdächtigen Fälle die Austastung des Beckens nie unterlassen werden darf. Bei langem, nach oben geschlagenem Wurmfortsatz kann auch eine Druckempfindlichkeit in der Gallenblasengegend vorhanden sein, was mitunter zu Verwechslungen mit einer akuten Cholezystitis Anlaß gibt. Bei Lageanomalien des Coecums kann der Druckschmerz an ganz ungewöhnlichen Stellen, in der Milzgegend oder sogar im linken Unterbauch, vorhanden sein, wodurch die Diagnose sehr erschwert oder ohne Operation unmöglich sein kann. Als weitere objektive Symptome gelten Temperatursteigerung, Pulsbeschleunigung und Leukozytose. Die Erhöhung der Körpertemperatur ist bei unkomplizierten Fällen meist geringfügig und oft nur bei rektaler Messung nachweisbar. Als charakteristisch gilt eine abnorm hohe Differenz zwischen der Axillar- und Rektaltemperatur, die über das normale Ausmaß von $0,5^\circ$ hinaus beträchtlich auf 1° und darüber vermehrt sein kann. Bei Perforation der Appendix und Entwicklung eines Abszesses steigt die Temperatur rasch auf hohe Fieberwerte an. Die Pulsfrequenz ist bei der Appendicitis simplex nur wenig beschleunigt, steigt aber mit dem Fortschreiten des entzündlichen Prozesses ständig an, weshalb der Kontrolle des Pulses für die Entscheidung, ob operiert werden muß oder abgewartet werden kann, größte Bedeutung zukommt. Eine verschieden hochgradige Leukozytose mit Linksverschiebung ist bei allen schwereren Fällen als Regel anzusehen. Bei leichten Fällen kann sie fehlen. Schwerer Allgemeinzustand und Fehlen einer Leukozytose spricht für mangelhafte Abwehrreaktion des Organismus oder toxische Schädigung des Knochenmarkes und ist als prognostisch ungünstiges Zeichen zu werten. Von einer gewissen Bedeutung kann auch die Bestimmung der Blutsenkung sein. Bei unkomplizierter Appendizitis sind die Werte meist im Bereich der Norm und werden erst bei Perforation und Abszeßbildung erhöht, was zur Abgrenzung einer Adnexentzündung herangezogen werden kann, bei der in der Regel eine Senkungsbeschleunigung vorhanden ist.

Die Diagnose ist bei typischen Fällen nicht schwierig und gründet sich auf das subjektive Beschwerdebild (Schmerzen im rechten Unterbauch, Übelkeit, Brechreiz, Erbrechen) und den Nachweis eines Organdruckschmerzes am M c B u r n e y - schen Punkt mit deutlicher Abwehrspannung der Muskulatur. Schwieriger ist die Diagnose bei retrocoecal hochgeschlagenem Wurmfortsatz, da dann der Druckschmerz an typischer Stelle sehr gering sein kann. Der Nachweis eines deutlichen Flankendruckschmerzes wird im Verein mit den subjektiven Beschwerden in der Regel die Diagnose ermöglichen. Eine weitere Schwierigkeit ergibt sich bei Verlagerung des Wurmfortsatzes ins Becken und tiefer Coecumlage. Bei derartigen Fällen kann eine Druckempfindlichkeit des Bauches von außen vollständig fehlen. Nur bei bimanueller Austastung des Beckens in Rückenlage kann man dann an der rechten seitlichen Beckenwand eine deutliche Druckschmerzhaftigkeit oder ein Infiltrat nachweisen. Diese Art der Untersuchung ist auch bei Männern zu empfehlen, wenn man bei Untersuchung in Seitenlage keinen krankhaften Befund feststellen kann (s. Fall Nr. 33).

Die Differentialdiagnose hat vor allem eine akute Cholezystitis, eine Adnexitis bei Frauen, eine Pyelitis, eine ileocoecale Invagination und schließlich eine Erkrankung der rechten Lunge zu berücksichtigen. Bei der Cholezystitis ist der stärkste Druckschmerz meist knapp unterhalb des Rippenbogens in der Mamillarlinie vorhanden, geringe Erschütterung des Rippenbogens löst Schmerzen aus, die H e a dsche Zone am Rücken ist seitlich von den unteren Brustwirbeln nachweisbar. Schwieriger kann die Differentialdiagnose bei Eingeweidesenkung mit starker kaudaler Verlagerung der Gallenblase sein, ebenso bei langem, nach aufwärts geschlagenem Wurmfortsatz. Bei letzteren Fällen ist aber der stärkste Druckschmerz doch am M c B u r n e yschen Punkt und in der rechten Flanke vorhanden, wenn auch entlang dem Colon ascendens eine Druckempfindlichkeit bis gegen die Leber hin bestehen kann. Die Abgrenzung einer akuten Adnexentzündung wird mitunter schwierig sein. Ein entsprechender gynäkologischer Befund sowie der Nachweis einer Senkungsbeschleunigung wird aber in der Regel doch die Diagnose einer Adnexitis ermöglichen. Die Pyelitis wird man an dem lokalen Druckschmerz des Nierenfeldes am Rücken, dem hohen Fieber mit initialem Schüttelfrost, einem entsprechenden Harnbefund und dem Fehlen einer deutlichen Défense im rechten Unterbauch erkennen. Eine ileocoecale Invagination kann das Symptomenbild der akuten Appendizitis weitgehend nachahmen, so daß die richtige Diagnose meist erst bei der Operation gestellt wird. Die im Vordergrund stehenden Erscheinungen des Darmverschlusses, der Nachweis eines länglichen, weichen Tumors in der Ileocoecalgegend, das Fehlen einer Temperatursteigerung und Leukozytose können die richtige Diagnose möglich machen. Von praktischer Bedeutung ist die bekannte Tatsache, daß eine Pneumonie des rechten Unterlappens die Symptome der akuten Appendizitis vortäuschen kann. Die Schmerzen werden bei manchen solchen Fällen in die rechte Bauchseite lokalisiert, es findet sich ein Druckschmerz rechts vom Nabel mit einer Abwehrspannung der Muskulatur (Pseudoappendicitis pneumonica). Es sollte daher bei Erhebung eines auf Appendizitis verdächtigen Abdominalbefundes die Untersuchung der rechten Lunge nie unterlassen werden. Die typische oberflächliche und beschleunigte Atmung, das Zurückbleiben der rechten Lungenseite, eine deutliche Zyanose, das hohe Fieber mit einem eventuellen initialen Schüttelfrost sowie der Perkussions- und Auskultationsbefund werden die richtige Diagnose wohl immer ermöglichen. Schließlich sei noch daran erinnert, daß man einige Stunden nach einer Ulkusperforation einen Abdominalbefund vorfinden kann, der das Bild einer Appendixperforation mit lokaler Peritonitis vortäuscht. Die stärkste Druckempfindlichkeit ist dann nicht im Bereich der Perforationsstelle, sondern im rechten Unterbauch vorhanden, was sich durch eine Senkung des ausgetretenen Mageninhaltes in diese Gegend mit Entwicklung einer lokalen Peritonitis erklärt. Eine sorgfältige Erhebung der Anamnese wird in der Regel die richtige Diagnose stellen lassen. Der Ulkusperforation gehen meist typische Magenbeschwerden voraus, weiters ist der Durchbruch des Geschwüres durch den plötzlichen, stichartigen Schmerz im Oberbauch mit nachfolgendem schwerstem Krankheitsgefühl eindeutig gekennzeichnet.

Verlauf und Komplikationen. Die akute Appendizitis kann sich im Verlauf einiger Tage spontan zurückbilden oder es entwickeln sich in verschieden raschem Tempo die einzelnen Stadien der Entzündung bis zum Durchbruch mit lokaler Abszeßbildung oder allgemeiner Peritonitis. Durch Fortschreiten der Infektion nach oben und unten kann sich ein subphrenischer oder ein Douglasabszeß entwickeln. Neben der diffusen Peritonitis stellen die eitrige Thrombophlebitis der Mesenterialvenen und der Beckenvenen die gefürchtetsten Komplikationen dar. Kommt es im Verlauf einer Appendizitis zum Auftreten von Schüttelfrösten und Entwicklung einer Gelbsucht, so kann man daraus auf die Entstehung von multiplen Leberabszessen schließen, die von einer eitrigen Thrombophlebitis ausgehen (s. Fall Nr. 34). Bei Erkrankung der Beckenvenen können multiple Lungeninfarkte mit Abszeßbildungen auftreten.

Die Behandlung der akuten Appendizitis ist grundsätzlich eine chirurgische und soll nach Möglichkeit in den ersten 24 Stunden nach Beginn der Erkrankung erfolgen (Frühoperation). Auch nach 48 Stunden sind die Aussichten auf einen glatten Heilungsverlauf bei der Operation meist noch sehr günstig. In späteren Stadien der Erkrankung muß die Entscheidung, ob operiert oder abgewartet werden soll, immer dem Chirurgen überlassen werden. Es kann dann mitunter zweckmäßig sein, die Erkrankung unter Bettruhe und Diät abklingen zu lassen und den Kranken sechs bis acht Wochen später, im kalten Stadium, operieren zu lassen. Ist es zur Perforation und Abszeßbildung gekommen, dann muß der Abszeß drainiert werden. Die Entscheidung, ob gleichzeitig appendektomiert oder die Appendektomie erst im kalten Stadium vorgenommen wird, ist dem Chirurgen zu überlassen. Bei eitriger Thrombophlebitis sollte immer versucht werden, die erkrankten Venen zu unterbinden, da besonders die Fälle mit Entwicklung eines Ikterus als Zeichen einer Bildung von Leberabszessen früher immer letal endeten. Wieweit solche Kranke bei einer frühzeitig einsetzenden Sulfonamid- und Penicillinbehandlung zu retten sind, muß abgewartet werden. Die Behandlung der diffusen Peritonitis, des subphrenischen und Douglasabszesses, gehört in das Gebiet der Chirurgie und soll daher hier nicht erörtert werden. Die konservative Behandlung kommt nur für jene Fälle in Frage. Für diese Fälle ist es wichtig, zu wissen, daß in der Revers verlangen!) oder bei denen eine strikte Kontraindikation gegen den Eingriff besteht. Als Gegenanzeigen kommen komplizierende Erkrankungen, besonders die Hämophilie, schwere Kreislaufdekompensation, Nephritis u. a. in Frage. Für diese Fälle ist es wichtig, zu wissen, daß in der Regel der appendizitische Anfall bei strenger Bettruhe, Teediät und lokalen Dunstumschlägen in wenigen Tagen abklingt. Bei leichten Fällen kann neben Tee auch Schleimsuppe und Zwieback gegeben werden. Abführmittel sind zu vermeiden, und nötigenfalls kann durch ein Klysma mit $^1/_4$ l warmem Kamillentee eine Stuhlentleerung herbeigeführt werden. Strikte kontraindiziert sind Opium- und Morphiumpräparate, da sie das Fortschreiten des entzündlichen Prozesses verschleiern können. Unter der geschilderten konservativen Behandlung schwinden die Schmerzen gewöhnlich nach 24 Stunden, die Temperatur wird rasch normal und auch die Druckempfindlichkeit der Blinddarmgegend bildet sich schrittweise zurück. Die strenge Diät wird gewöhnlich drei Tage gegeben unter ständiger Kontrolle des Zustandes. Nach diesem Zeitpunkt kann man bei günstigem Verlauf in der Regel die Kost rasch aufbauen, wobei nur zellulosehältige Nahrungsmittel zunächst noch vermieden werden sollen. Bei manchen Menschen kommt es nämlich schon nach dem Genuß von Kompott und passierten Gemüsen zu leichten Rückfällen mit Schmerzen und geringen Temperatursteigerungen, die bei Weglassen der Zellulose wieder rasch abklingen (s. Fall Nr. 31). Zur Erläuterung folgen einige praktische Beispiele.

Fall Nr. 30: Der neunzehnjährige Mann erkrankt in der Nacht plötzlich mit Übelkeit, Erbrechen und Schmerzen im rechten Unterbauch. Er glaubt, sich am Abend vorher mit einer Wurst den Magen verdorben zu haben. Die übrigen Mitglieder der Familie, die ebenfalls von der Wurst gegessen hatten, sind gesund geblieben. Bei der Untersuchung am nächsten Morgen, sechs Stunden nach Beginn der Krankheitserscheinungen, fand sich ein deutlicher Organdruckschmerz am McBurneyschen Punkt mit einer Défense dieser Gegend. Die Temperatur betrug axillar 37,2°, rektal 38,3°. Der Puls war kräftig, Frequenz 84, die Zunge belegt. An den Lungen kein krankhafter Befund. Der Patient kam mittags mit der Diagnose akute Appendizitis zur Operation, wobei der Wurmfortsatz stark gerötet mit den Zeichen einer frischen Entzündung gefunden wurde. Der postoperative Verlauf war glatt.

Fall Nr. 31: Der 43jährige Kollege erkrankt ebenfalls in der Nacht mit heftigen Kolikschmerzen um den Nabel herum, die bis in die Morgenstunden anhalten. Ein heißer Thermophor verstärkt die Schmerzen. Während der Kolik erfolgt kein Abgang von Stuhl und Winden. Nach Aufhören der Schmerzen bleibt ein dumpfes Wehgefühl im rechten Unterbauch zurück, das bei ruhiger Rückenlage kaum, beim Aufrichten und Husten deutlicher empfunden wird. Temperatur axillar 37°, rektal 37,8°. Puls 78, Zunge leicht belegt, Lungenbefund o. B. Die Untersuchung des Abdomens ergibt den typischen Befund einer akuten Appendizitis mit mäßigem Druckschmerz und deutlicher Défense in der Appendixgegend. Die Druckschmerzhaftigkeit reicht nach oben entlang des Colon ascendens bis knapp unter die Leber, ist aber am McBurneyschen Punkt am stärksten ausgesprochen. Auf Grund dieses Befundes wird ein retrocoecal hochgeschlagener Wurmfortsatz angenommen. Der Kollege kann sich aus äußeren Gründen nicht operieren lassen und versucht eine konservative Behandlung. Bei Bettruhe, Tee und Schleimsuppendiät bilden sich die Krankheitserscheinungen im Verlauf von 4 Tagen zurück. In den folgenden Monaten besteht eine Intoleranz für zellulosehältige Nahrungsmittel. Schon nach Genuß von passiertem Gemüse tritt am folgenden Tag eine leichte Schmerzempfindung in der Appendixgegend auf mit geringer Temperatursteigerung. Bei Weglassen der Zellulose bilden sich diese leichten Rezidivattacken rasch zurück. Zwei Jahre später trat in der heißen Jahreszeit nach einem auswärts eingenommenen Abendessen mit Genuß von kaltem Bier eine akute Enterokolitis auf. Am ersten Krankheitstag waren fünf flüssige Entleerungen vorhanden. Bis zum Abend sistierten die Durchfälle unter einer Diät mit Tee, Schleimsuppe und Zwieback. In der folgenden Nacht setzten, wie beim ersten Anfall, wieder heftige Kolikschmerzen um den Nabel herum ein, die erst in den Morgenstunden aufhörten. Die Untersuchung ergab wieder den eindeutigen Befund einer akuten Appendizitis bei einer Druckempfindlichkeit geringen Grades des ganzen Dickdarmes. Da bis zum Nachmittag, trotz vollständiger Nahrungskarenz, die Temperatur von 37,1° bis 37,5°, der Puls von 78 bis 90 anstieg, wurde die Operation vorgenommen. Der Wurmfortsatz fand sich, entsprechend der klinischen Annahme, retrocoecal gelegen bis unter die Leber reichend, beträchtlich geschwollen und düsterrot verfärbt. Der postoperative Verlauf war komplikationslos.

Fall Nr. 32: Der 24jährige Patient suchte mich auf der Durchreise in der Sprechstunde auf und gab an, daß er vor einigen Tagen an einem akuten Magen-Darmkatarrh erkrankt sei und sich seither, trotz Aufhören der Durchfälle, sehr elend und schwach fühle. Bauchschmerzen waren nur am Beginn der Erkrankung vorhanden. Der Patient machte einen schwerkranken Eindruck, und die Untersuchung ergab den überraschenden Befund eines großen periappendizitischen Abszesses. Im Bereich des rechten Unterbauches bestand eine sichtbare Vorwölbung der Bauchwand, in deren Bereich man einen faustgroßen, fluktuierenden Tumor tasten konnte. Temperatur 39⁰, Puls 102. Bei der sofort vorgenommenen Operation wurde der Abszeß eröffnet und eine große Menge von stinkendem Eiter entleert. Am Grund der Abszeßhöhle fand sich der gangränöse Wurmfortsatz, der technisch leicht entfernt werden konnte. Der postoperative Verlauf war ungestört.

Fall Nr. 33: Der 37jährige Mann wird vom Hausarzt mit der Diagnose Malaria?—Sepsis? eingewiesen. Seit drei Tagen sind tägliche Schüttelfröste mit Temperaturanstieg bis 40⁰ vorhanden, ohne daß der Arzt einen krankhaften Befund erheben konnte. Die klinische Untersuchung ergibt im wesentlichen ebenfalls negative Befunde. Im Blut findet sich eine neutrophile Leukozytose mit Linksverschiebung, aber kein Anhaltspunkt für eine Malaria, die Milz ist perkutorisch vergrößert, aber nicht tastbar. Die rektale Untersuchung in Seitenlage ergibt ebenfalls keinen krankhaften Befund. Erst bei bimanueller Austastung des Beckens in Rückenlage findet sich an der rechten seitlichen Beckenwand hoch oben ein druckschmerzhaftes Infiltrat. Es wurde ein lokaler Abszeß, ausgehend von einem ins Becken verlagerten, perforierten Wurmfortsatz, angenommen, mit Entwicklung einer eitrigen Thrombophlebitis. Der Kranke wurde an die chirurgische Abteilung verlegt, wo man bei der Operation einen an der Spitze perforierten Wurmfortsatz und einen kaum nußgroßen Abszeß fand. Der Kranke konnte vier Wochen später geheilt entlassen werden. Bemerkenswert an dem Fall ist, daß der Patient niemals Schmerzen in der Blinddarmgegend hatte und die Untersuchung des Bauchraumes von außen keinerlei krankhaften, auf eine Appendizitis verdächtigen Befund erheben ließ. Nur die bimanuelle Austastung des Beckens ermöglichte die richtige Diagnose.

Fall Nr. 34: Der 32jährige Patient erkrankte auf der Fahrt nach Wien unter den Erscheinungen eines Brechdurchfalles, der sich einige Stunden nach dem Genuß von Wiener Würstchen in einem Bahnhofrestaurant eingestellt hatte. Der Kranke hielt zu Hause Bettruhe ein, es traten aber nach einigen Tagen Schüttelfröste mit hohem Fieber auf und es entwickelte sich eine Gelbsucht. Eine Woche nach Beginn der Erkrankung erfolgte die Anstaltsaufnahme. Es fand sich ein deutlicher Ikterus der Haut und Skleren. Die Untersuchung der Lungen ergab einen auffallenden Hochstand des rechten Zwerchfelles, am Herzen war kein krankhafter Befund zu erheben. Der Bauch war weich, nirgends druckschmerzhaft, die Leber nicht vergrößert, die Milz eben unter dem Rippenbogen tastbar. Rektalbefund o. B. Im dunkel verfärbten Harn fanden sich neben Bilirubin reichlich Urobilin und Urobilinogen sowie geringe Mengen von Eiweiß. Der Stuhl war während der ganzen Dauer der Beobachtung nie acholisch, sondern immer dunkelbraun gefärbt. Auf Grund der vorliegenden Befunde wurde ein Eiterherd im rechten Hypochondrium angenommen und eine subphrenische Punktion vorgenommen, die ergebnislos verlief. Der beigezogene Chirurg lehnte die Annahme eines Leberabszesses mit Rücksicht auf die normale Lage des unteren Leberrandes ab. Der Kranke kam in einigen Wochen unter ständigen Schüttelfrösten und Zunahme des Ikterus ad exitum. Sulfonamide und Penicillin standen damals nicht zur Verfügung. Bei der Obduktion fand sich in einem Schwartengewebe ein haselnußgroßer Abszeß in der Blinddarmgegend, ausgehend von einer Appendixperforation, sowie eine Thrombophlebitis der abführenden Venen. Die Leber war an der Thoraxwand adhärent, vergrößert und von zahllosen Abszessen verschiedener Größe durchsetzt. Retrospektiv war das Krankheitsbild so aufzuklären, daß der Kranke

unter dem Bild eines akuten Brechdurchfalles oder im Anschluß an diesen
eine Appendizitis mitmachte, die zur Perforation, Abszeßbildung und
Entwicklung einer Thrombophlebitis mit metastatischen Leberabszessen
führte. Die Vergrößerung der Leber war infolge der Verwachsungen am
Rippenbogen nicht nach unten, sondern unter Hochdrängung des Zwerchfelles nach oben erfolgt.

Ich habe seither eine ganze Reihe von Fällen pro consilio
gesehen, bei denen sich im Anschluß an eine meist in einem
späten Stadium vorgenommene Appendektomie Schüttelfröste und Ikterus eingestellt hatten. Bei Kenntnis des Syndroms ist die Diagnose einer eitrigen Phlebitis von Mesenterialvenen mit Entwicklung von metastatischen Leberabszessen ohne Schwierigkeit zu stellen.

Die chronische Appendizitis. Jeder in der Praxis tätige
Arzt kennt die durchaus nicht seltenen Fälle, die meist
wegen Magenbeschwerden, Appetitlosigkeit, Gewichtsabnahme, Obstipation oder Durchfallneigung zur Beratung
kommen, bei denen sich bei der Untersuchung ein konstan-
ter und deutlicher Druckschmerz in der Appendixgegend bei
sonst negativem Befund findet. Die übliche Diagnose lautet
dann: „chronische, katarrhalische Appendizitis." Es besteht
nun kein Zweifel, daß dem geschilderten Zustandsbild durchaus nicht immer eine chronische Entzündung des Wurmfortsatzes zugrunde liegt. Wenn sich die Beschwerden im
Anschluß an eine akute Appendizitis eingestellt haben und
zeitweise auch Schmerzen im rechten Unterbauch vorhanden sind, wird die Annahme einer chronischen Entzündung
der Appendix meist richtig sein. Bei Fehlen einer typischen
Vorgeschichte kann wohl auch eine chronische Appendizitis
vorliegen, meist handelt es sich dann aber um eine Typhlitis
mit oder ohne Beteiligung des Wurmfortsatzes an dem entzündlichen Prozeß. Die Unterscheidung der beiden Krank-
heitszustände besitzt insofern große praktische Bedeutung,
als bei der chronischen Appendizitis die Entfernung des
Wurmfortsatzes die Beschwerden oft schlagartig behebt,
während bei der chronischen Typhlitis die Beschwerden
nach der Operation weiterbestehen oder nach einigen Monaten wieder auftreten. Wir sind auf die Schwierigkeiten
der Differentialdiagnose bereits bei der Besprechung der
Typhlitis eingegangen, wollen aber mit Rücksicht auf die
praktische Wichtigkeit den einschlägigen Fragenkomplex
nochmals erörtern.

Was zunächst die auf die Schleimhaut beschränkte, chronische Entzündung des Wurmfortsatzes betrifft, so bestehen

bei dieser keine Schmerzen in der Blinddarmgegend. Die subjektiven Beschwerden beziehen sich auf die sekundären Erscheinungen von Seiten des Magens, auf eine eventuell vorhandene Obstipation oder eine Neigung zu Durchfällen. Bei der klinischen Untersuchung findet man einen Druckschmerz in der Appendixgegend, der durch eine H e a d sche Zone bedingt ist. Beim Anspannen der Bauchmuskulatur wird der Druckschmerz deutlicher oder überhaupt erst so nachweisbar. Bei der Röntgenuntersuchung mit Barium-Bittersalzgemisch ist der Wurmfortsatz bei dreimaliger Untersuchung nicht darstellbar oder er zeigt eine unvollständige Füllung.

Bei Vorliegen eines positiven Röntgenbefundes wird man bei Fehlen einer Kontraindikation solchen Kranken die Appendektomie empfehlen und bei einem Teil der Fälle damit völlige Beschwerdefreiheit erreichen. Trotz des positiven Röntgenbefundes kann man aber bei der Operation gelegentlich einen normalen Wurmfortsatz vorfinden oder histologisch das Bild der Appendicite neurogène, wobei dann die subjektiven Beschwerden nach dem Eingriff unverändert weiterbestehen können. Es ist wichtig, die Kranken auf diese Möglichkeit aufmerksam zu machen, um späteren Vorwürfen und Enttäuschungen vorzubeugen. Meist ist dem Zustandsbild dann doch eine Typhlitis zugrunde gelegen. Für eine Typhlitis spricht der Nachweis von deutlichen Plätschergeräuschen in der Coecumgegend bei Stoßpalpation sowie die Neigung zu Gärungs- und Fäulnisdiarrhöen. Bei derartigen Fällen kann man auch, bei Vorliegen eines positiven Röntgenbefundes der Appendix, eine Behandlung mit zellulosefreier Kost und Paraffinöl versuchen. Verschwinden darauf die Krankheitserscheinungen, so kann man dem Kranken die Operation ersparen oder sich erst nach einer längeren Beobachtung zu dem Eingriff entschließen. Die chronische Appendizitis mit Beteiligung des Serosaüberzuges an dem entzündlichen Prozeß ist klinisch von der Perityphlitis nicht zu unterscheiden. Diese Fälle klagen über Schmerzen in der Blinddarmgegend, die durch körperliche Bewegung, Erschütterung des Körpers etc. verstärkt werden. Sekundäre Magenbeschwerden, Obstipation und Durchfallneigung sind häufig vorhanden. Auch Temperatursteigerungen fehlen selten.

Bei der klinischen Untersuchung findet man einen Organdruckschmerz in der Blinddarmgegend, der bei Anspannen der Bauchmuskeln schwächer wird oder verschwindet. Das

B l u m b e r g sche und R o v s i n g sche Zeichen sowie eine lokale Défense können vorhanden sein. Ein positiver Röntgenbefund der Appendix wird für die Beteiligung des Wurmfortsatzes an dem Krankheitsbild sprechen. Bei derartigen Fällen wird man auch ohne Röntgenuntersuchung grundsätzlich zur Operation raten, da die Patienten gewöhnlich selbst danach verlangen und die Verantwortung für ein konservatives Vorgehen zu groß ist. Treten einige Zeit nach der Appendektomie die alten Beschwerden wieder auf, dann ist die Diagnose einer Typhlitis bzw. Perityphlitis klar und das Leiden muß nach dem Grundsatz der Ruhigstellung des Organs mit Bettruhe, Diät und Wärmezufuhr behandelt werden.

Die Sigmoiditis stellt eine relativ häufige entzündliche Erkrankung der Schleimhaut des Colon sigmoideum dar, die sich meist als Folge einer Obstipation einstellt. Schon normalerweise sammelt sich der Kot im Sigma an und verweilt dort stundenlang, bis der Übertritt ins Rektum erfolgt. Bei Menschen mit Obstipation kommt es mitunter durch das längere Verweilen harter Stuhlmassen im Sigma zu einer mechanischen Schädigung der Schleimhaut und zur Entzündung. Eine Sigmoiditis kann auch als Resterscheinung nach einer akuten Enterokolitis zur Beobachtung kommen. Gelegentlich kann auch eine entzündliche Erkrankung des Rektums nach oben fortschreiten. Schließlich können wiederholte Einläufe mit Seife oder anderen darmreizenden Substanzen eine Entzündung der Rektum- und Sigmaschleimhaut zur Folge haben.

Die subjektiven Beschwerden bei der auf die Schleimhaut beschränkten Sigmoiditis sind gering. Die Kranken klagen nur über ihre Obstipation und berichten eventuell, daß sie oberflächliche Schleimhautauflagerungen beim Stuhl bemerkt haben.

Bei der klinischen Untersuchung findet man eine Druckempfindlichkeit links oberhalb der Symphyse entsprechend einer H e a d schen Zone dieser Gegend, gelegentlich auch eine H e a d sche Zone links von den untersten Lendenwirbeln. Das Sigma kann mitunter als kontrahierter Strang, mit harten Stuhlknollen gefüllt, getastet werden. Bei der Irrigoskopie werden vermehrte Spasmen im Sigma ohne gröbere Veränderungen des Schleimhautreliefs gefunden. Die endoskopische Untersuchung stößt wegen der Neigung zu Spasmen meist auf Schwierigkeiten und ergibt eine Rötung und Schwellung der Schleimhaut. Die Diagnose ist besonders bei

Vorliegen einer chronischen Obstipation auf Grund des Tastbefundes leicht zu stellen. E p p i n g e r hat bei spastischer Obstipation beim Nachweis einer Druckempfindlichkeit im linken Unterbauch scherzhaft von einer „Appendicitis sinistra" als Zeichen einer Sigmoiditis gesprochen. Schwierigkeiten in der Differentialdiagnose bestehen nicht. Die Behandlung hat die Aufgabe, die meist ursächliche Obstipation zu bekämpfen. Zu diesem Zwecke verordnet man eine schlakkenreiche Kost und Paraffinöl, um eine Verhärtung des Stuhles zu verhüten. Mit der Stuhlregelung verschwindet die Druckempfindlichkeit im linken Unterbauch gewöhnlich rasch und auch die oberflächlichen Schleimbeimengungen im Stuhl hören auf. Bei Kranken, bei denen die Sigmoiditis als Restbefund einer akuten Enterokolitis in Erscheinung getreten ist, kann man die Krankheitserscheinungen gewöhnlich mit ein bis zwei Bolus-Tierkohleeinläufen beseitigen (s. akute Enterokolitis). Bei gleichzeitiger Proktitis ist vor allem diese entsprechend zu behandeln.

Die Perisigmoiditis. Bei Fortschreiten der Entzündung auf die übrigen Wandschichten einschließlich des Serosaüberzuges entsteht das Symptomenbild der Perisigmoiditis. Die subjektiven Beschwerden bestehen in Schmerzen wechselnder Intensität im linken Unterbauch, die durch Bewegung des Körpers verstärkt werden, weiters in Fieber, Durchfall oder Verstopfung, gelegentlich in sekundären Magenbeschwerden und Störung des Allgemeinbefindens.

Bei der klinischen Untersuchung tastet man das Sigma als verbreiterten, druckempfindlichen Strang. Die Druckschmerzhaftigkeit wird als Zeichen eines Organdruckschmerzes beim Anspannen der Bauchdecken geringer. Bei fieberhaften Fällen ist meist eine Leukozytose mit Linksverschiebung vorhanden. Die Stühle können geformt, kleinkalibrig sein mit oberflächlichen Schleimauflagerungen. Mitunter sind Durchfälle mit Abgang auch von blutigem Schleim vorhanden. Die Rektoskopie ist wegen Schmerzen und Spasmen oft unmöglich und zeigt bei genügend weitem Vordringen des Rohres eine geschwollene und gerötete, leicht blutende Schleimhaut. Manchmal sind oberflächliche Geschwüre vorhanden. Die Irrigoskopie ergibt eine Verengung des Lumens, die so hochgradig sein kann, daß Verwechslungen mit einer Karzinomstenose vorkommen können.

Die Perisigmoiditis kann sich bei entsprechender Behandlung zurückbilden, es können aber auch Komplikationen in

Form von perikolitischen Infiltraten und Abszessen auftreten. Die Infiltrate können derb und uneben sein, wodurch die Unterscheidung von einem Sigmakarzinom besonders schwierig werden kann. Die Diagnose der unkomplizierten Perisigmoiditis gründet sich auf die subjektiven Beschwerden und den Nachweis eines Organdruckschmerzes in der Sigmagegend. Die Diagnose kann durch den rektoskopischen Befund und die Röntgenuntersuchung gesichert werden. Perikolitische Infiltrate und Abszesse sind an dem Auftreten einer diffusen, druckschmerzhaften Resistenz, eventuell mit Fluktuation in der Sigmagegend unter starkem Temperaturanstieg, erkennbar. Die Differentialdiagnose hat vor allem die Divertikulitis zu berücksichtigen. Bei der Röntgenuntersuchung sind die Divertikel als erbsen- bis haselnußgroße Ausstülpungen der Darmwand leicht erkennbar. Bei der tumorbildenden Form der Perisigmoiditis kann die Unterscheidung von einem Sigmakarzinom troß Heranziehung aller Hilfsuntersuchungen oft unmöglich sein. Solche Fälle werden nicht selten unter der Diagnose eines Karzinoms operiert, wobei erst der histologische Befund die entzündliche Natur des Tumors aufklärt.

Die Behandlung besteht bei der gewöhnlich akut einseßenden Erkrankung in Bettruhe, lokaler Wärmeapplikation und in der Verordnung einer leicht aufschließbaren, zellulosearmen Darmschonkost. Medikamentös ist die Zufuhr von Paraffinöl zur Verhütung einer Verhärtung des Stuhles angezeigt. Bei stärkeren Schmerzen können Pyramidonpräparate in Kombination mit Belladonna gegeben werden. Ein Versuch mit Sulfoguanidin, fünfmal zwei Tabletten täglich, ist angezeigt. Fälle mit perikolitischen Infiltraten und Abszessen sind der chirurgischen Beobachtung und Behandlung zuzuführen.

Die Divertikulose und Divertikulitis des Dickdarmes. Divertikelbildungen im Dickdarm finden sich vorwiegend im höheren Lebensalter, bei Männern wesentlich häufiger als bei Frauen. Das Sigma und Colon descendens sind besonders bevorzugt. Es handelt sich dabei um falsche Divertikel, da die Ausstülpung nicht die ganze Darmwand betrifft, sondern der Divertikelsack nur von Schleimhaut und dem Serosaüberzug gebildet wird. Die unkomplizierte Divertikulose des Dickdarmes macht klinisch keine Erscheinungen und wird nur gelegentlich als Nebenbefund bei einer Röntgenuntersuchung festgestellt. Im Röntgenbild erscheinen die Divertikel als rundliche Ausstülpungen der Darmwand von verschiedener Größe. Eine Behandlung ist bei der einfachen Divertikulose nur so weit nötig, als man eine vorhandene Obstipation bekämpfen muß, um einer Entzündung der Divertikel vorzubeugen. Stauungen von Kot im Divertikelsack begünstigen das Auftreten von Entzündungen im Divertikel.

Die Divertikulitis macht klinisch die Erscheinungen einer Kolitis des betroffenen Darmabschnittes und ist von dieser nur durch den Röntgenbefund zu unterscheiden. Die subjektiven Beschwerden bestehen bei der meist vorhandenen Beteiligung des Serosaüberzuges in Schmerzen in der linken Bauchseite, Schleimabgang beim Stuhl und gewöhnlich auch in Durchfällen. Sekundäre Magenbeschwerden und Temperatursteigerungen können vorhanden sein.

Die Diagnose gründet sich auf den Nachweis eines Druckschmerzes im Bereich des erkrankten Kolonabschnittes, der bei bloßer Beteiligung der Schleimhaut einer H e a d schen Zone, bei Beteiligung des Serosaüberzuges einem Organdruckschmerz entspricht, und auf den typischen Röntgenbefund. Die Divertikulitis kann zu sehr ernsten Komplikationen Anlaß geben. Perikolitische Infiltrate und Abszesse, gelegentlich auch schwere Blutungen können sich einstellen. Die Differentialdiagnose gegenüber einem Karzinom kann bei Fällen mit entzündlichen Tumoren schwierig oder unmöglich sein.

Die Behandlung besteht bei den unkomplizierten Fällen in der Stuhlregelung, in regelmäßiger Zufuhr von zwei bis drei Eßlöffeln Paraffinöl täglich und in Wärmeapplikation. Vorsichtige Darmreinigung durch Mikroklysmen mit Kamillentee, physiologischer Kochsalzlösung mit nachfolgender Zufuhr einer Dermatolsuspension (1 bis 2 g auf 100 ccm physiologischer Kochsalzlösung) können die Behandlung besonders bei Kranken mit Durchfällen unterstützen. Perikolitische Infiltrate und Abszesse sind chirurgisch zu behandeln.

Die Proktitis kann als Teilerscheinung einer Kolitis oder nicht selten auch als selbständige Erkrankung in Erscheinung treten. Ätiologisch kommen Verletzungen durch Fremdkörper, Schädigung der Schleimhaut bei proktogener Obstipation und durch reizende Einläufe (Seife), von Hämorrhoiden ausgehende Entzündungen u. a. in Frage. Neben dieser unspezifischen Erkrankung gibt es auch eine spezifische Proktitis bei Gonorrhöe, Lues, Tuberkulose, Amöbenruhr, Bazillenruhr und Lymphogranuloma inguinale.

Die subjektiven Beschwerden, die an Intensität sehr wechselnd sein können, bestehen in Schmerzen in der Mastdarmgegend mit Ausstrahlen gegen die Blase, den Damm und in die Schenkel, weiters in einem quälenden Stuhldrang mit häufigen Entleerungen von Schleim, Eiter und Blut. Durch die Entwicklung von perianalen Ekzemen können Jucken und Brennen in der Aftergegend das Beschwerdebild vervollständigen. Bei leichteren, chronischen Erkrankungen ist der Allgemeinzustand kaum gestört, bei akuten und schwereren Fällen kommen die Kranken aber durch den ständigen Stuhldrang und die Störung der Nachtruhe oft sehr herunter.

Die klinische Untersuchung beginnt mit der Inspektion der Analgegend in Knie-Ellenbogenlage. Wir können dabei ein perianales Ekzem, Fistelöffnungen von nach außen durchgebrochenen periproktalen Abszessen und Hämorrhoiden nachweisen. Bei der anschließenden Digitaluntersuchung stellen wir innere Hämorrhoiden, Polypen, Stenosen, Tumoren fest und orientieren uns über die Beschaffenheit der Schleimhaut. Diese ist gewöhnlich samtartig geschwollen, manchmal granuliert und durch Sekret und Schleim besonders schlüpfrig. Vervollständigt wird die Untersuchung durch die Prokto- bzw. Rektoskopie. Man findet dann die Schleimhaut meist düsterrot verfärbt, geschwollen, leicht blutend, mit Schleim und Eiter bedeckt. Mitunter lassen sich oberflächliche Geschwüre feststellen. Vor Beendigung der Untersuchung wird Sekret zur mikroskopischen und bakteriologischen Untersuchung entnommen.

Die Diagnose gründet sich auf das charakteristische subjektive Beschwerdebild und den Befund der Digitaluntersuchung und Rektoskopie. Die Differentialdiagnose hat vor allem die spezifischen Entzündungen auszuschließen. Für die gonorrhöische Proktitis sind die auffallend geringen subjektiven Beschwerden und die Neigung zu Komplikationen besonders charakteristisch. Die Müller-Oppenheimsche Komplementbindungsreaktion kann die Diagnose klären. Zur Feststellung einer luetischen Erkrankung und des Lymphogranuloma inguinale sind die Wassermannsche Reaktion und die Freische Probe heranzuziehen. Die Tuberkulose des Mastdarmes tritt gewöhnlich als Teilerscheinung einer allgemeinen Darmtuberkulose auf und verrät sich bei der Rektoskopie durch den Nachweis von scharfrandig begrenzten, tiefen Geschwüren. Das Rektumkarzinom, das unter den Erscheinungen einer Proktitis verlaufen kann, ist bei der

Digitaluntersuchung und Rektoskopie leicht zu erkennen. Bei der Amöbenruhr sind tiefgreifende Geschwüre mit unterminierten Rändern vorhanden, und die Diagnose kann durch den Nachweis von vegetativen Formen oder Zysten, mitunter erst durch den Erfolg einer spezifischen Behandlung, geklärt werden. Die Bazillenruhr wird durch den Nachweis der Erreger und den positiven Ausfall der Agglutinationsproben erkannt.

Die Proktitis kann zu unangenehmen Komplikationen führen. Periproktale Infiltrate und Abszesse sowie Stenosenbildungen kommen vor. Die Abszesse können in den Darm, die Blase oder nach außen in die Umgebung des Anus durchbrechen und zu Fistelbildungen Anlaß geben.

Die Behandlung der unkomplizierten Proktitis hat zunächst die Aufgabe, durch eine entsprechende Diät eine Verhärtung des Stuhles zu verhüten. Obstipationsfälle werden daher auf eine schlackenreiche Kost gesetzt und erhalten außerdem zweimal einen Eßlöffel Paraffinöl täglich. Bei Neigung zu Durchfällen muß man aber ebenso wie bei der Kolitis die Zellulose in der Kost entziehen und gegen die Stuhlverhärtung Paraffinöl verordnen. Abführmittel müssen nach Möglichkeit vermieden werden, da sie zu einer Reizung der Schleimhaut führen. Weiters muß für eine Reinigung der Ampulle von Stuhl, Sekret und Schleim gesorgt werden. Zu diesem Zwecke empfehlen sich Spülungen mit indifferenten Flüssigkeiten (Kamillentee, physiologische Kochsalzlösung). Für die Spülungen kann man, analog der Magenspülung, einen Trichter verwenden, der durch ein Verbindungsstück mit dem Darmrohr verbunden ist. Man soll nie mehr als $^1/_8$ l einfließen lassen und durch rechtzeitiges Senken des Trichters für die vollständige Entleerung der Flüssigkeit sorgen. Die Spülungen können bei schwerem Tenesmus zweimal täglich vorgenommen werden. Mit zunehmender Besserung wird nur einmal täglich, schließlich nur jeden zweiten und dritten Tag gespült. Anschließend an die Spülung kann man ein Mikroklysma mit 50 bis 100 g warmem Olivenöl, in dem ein bis zwei Messerspitzen Dermatol aufgeschwemmt sind, verabfolgen. Das Dermatol kann auch mit dem Pulverbläser durch das Proktoskop direkt auf die Schleimhaut verstäubt werden. An Stelle von Dermatol kann man auch Yatren für die Behandlung verwenden, und zwar Klysmen mit vier Tabletten auf 200 ccm Wasser nach vorheriger Darmreinigung. Auch

Sulfonamidklysmen in 1- bis 3%iger Konzentration wirken manchmal günstig. Für die chronischen hypersekretorischen Fälle empfiehlt H e n n i n g das Touchieren der Schleimhaut, nach vorheriger Reinigung mit einem feuchten Wattetupfer, mit Argentum nitricum, beginnend mit einer Verdünnung von 1 : 1000 und ansteigend bis zu einer Verdünnung von 1 : 100, zweimal in der Woche. Bei diesen Fällen können auch Tanninspülungen versucht werden (Acid. tannicum, von 0,1 % bis 1 % bei guter Verträglichkeit steigend). Bei akuten Fällen mit starken Schmerzen und dauerndem Stuhldrang ist die vorübergehende Ruhigstellung des Darmes mit Opium oft nicht zu umgehen. In dieser Zeit soll eine schlackenlose, flüssig-breiige Diät gegeben werden. Der eingedickte und verhärtete Stuhl kann dann nach vorheriger Erweichung durch ein Ölklysma mit einem Kamilleneinlauf von $^1/_4$ bis $^1/_2$ l entleert werden. Bei der ulzerösen Proktitis ist eine Fieberbehandlung mit Pyrifer in gleicher Weise wie bei der Colitis ulcerosa angezeigt und führt oft schon nach ein bis zwei Injektionen zu einer Abheilung der Geschwüre. Unterstützend können sich B-Vitamininjektionen (Becozym) und bei Kranken mit Blutungsneigung Injektionen von C-, P- und K-Vitamin sowie Bluttransfusionen auswirken. Die Behandlung der Proktitis erfordert von Seite des Patienten und des Arztes große Geduld, führt aber selbst bei veralteten Fällen in einigen Wochen oder Monaten meist zu einer Heilung des Leidens. Rückfälle kommen allerdings häufig vor, besonders bei ungenügender Behandlung einer ursächlichen Obstipation oder eines Hämorrhoidalleidens. Bei Fällen mit periproktalen Infiltraten und Abszessen sowie mit Fistelbildungen ist chirurgische Beobachtung und Behandlung nötig.

Das Hämorrhoidalleiden stellt eine Zivilisationskrankheit dar, die sich besonders häufig bei Männern findet. Es handelt sich dabei um variköse Erweiterungen der Hömorrhoidalvenen, die sich außerhalb des Sphinkters (äußere Hämorrhoiden), im Sphinkterkanal (intramediäre Hämorrhoiden) oder oberhalb des Sphinkters finden (innere Hämorrhoiden). Als ätiologische Faktoren werden sitzende Lebensweise, starkes Pressen bei hartem Stuhlgang, üppiges Leben mit Fettansammlung im Bauch neben einer angeborenen Veranlagung angesehen.

Subjektive Beschwerden fehlen bei unkomplizierten Hämorrhoiden. Werden sie gelegentlich einer Digitaluntersuchung nachgewiesen, so soll man derartigen Kranken gewisse prophylaktische Maßnahmen empfehlen, um dem späteren Auftreten von Komplikationen vorzubeugen.

Die klinische Untersuchung wird in Knie-Ellbogenlage durchgeführt. Man zieht die Backen auseinander und fordert den Kranken auf, zu pressen. Dabei füllen sich die äußeren Hämorrhoiden stroßend mit Blut und treten als blauschwarz gefärbte Knoten deutlich hervor. Bei der anschließenden Digitaluntersuchung weist man die intermediären und inneren Hämorrhoiden am besten durch ein ringförmiges Abstreifen des Sphinkterkanales als längliche, leistenförmig vorspringende Gebilde nach. Zur Ergänzung kann die Untersuchung mit dem Proktoskop oder Anuskop herangezogen werden.

Eine Behandlung wird bei symptomlosen Hämorrhoiden meist abgelehnt, doch halten wir, wie bereits erwähnt, prophylaktische Maßnahmen zur Verhütung von Komplikationen für sehr wichtig. Durch eine entsprechende Diät, eventuell in Verbindung mit Paraffinöl, muß für regelmäßigen und weichen Stuhlgang gesorgt werden. Weiters ist der Analtoilette größte Aufmerksamkeit zu widmen. Wenn möglich, soll die Aftergegend nach jedem Stuhlgang gewaschen oder wenigstens gut gefettet werden. Das Fetten des Afters kann mit Hilfe eines Gummifingerlings oder mit dem durch ein Klosettpapier geschüßten Finger vorgenommen werden. Auf diese Weise kann man auch die zwischen den Analfalten zurückgebliebenen Stuhlreste leicht entfernen. Zum Fetten ist jede indifferente Salbe brauchbar.

Ohne eine derartige systematische, vorbeugende Behandlung kann das Hämorrhoidalleiden zu einer Reihe von unangenehmen Komplikationen führen, die einer besonderen Besprechung bedürfen.

Die Proktitis stellt eine relativ häufige Folgekrankheit der Hämorrhoiden dar. Sie äußert sich in einem Jucken und Brennen in der Aftergegend, häufigem Stuhldrang, Sekretabgang bei Flatus und schleimigen, mitunter schleimig-eitrigen Entleerungen. Die Beneßung des Afters mit Sekret führt leicht zur Entwicklung eines juckenden Analekzems.

Die Diagnose ist auf Grund der subjektiven Beschwerden und des Befundes bei der Digitaluntersuchung und Proktoskopie ohne Schwierigkeit zu stellen. Die Behandlung erfolgt nach den bereits früher geschilderten Grundsäßen der Proktitistherapie mit Spülungen, Dermatoleinblasungen und Mikroklysmen mit Dermatolöl. Die Beseitigung des ursächlichen Grundleidens ist immer anzustreben.

Die Hämorrhoidalblutung stellt eine der häufigsten Komplikationen dar. Meist bemerken die Kranken erstmals nach einem harten Stuhl hellrotes Blut bei der Reinigung des Afters und oberflächlich dem Stuhl beigemengt. Das Ausmaß und die Häufigkeit der Blutung ist sehr verschieden. Eine vereinzelte leichte Blutung nach einem harten Stuhlgang besitzt keine nennenswerte praktische Bedeutung. Tägliche starke Blutungen können zu schweren Anämien von aregeneratorischem Typus führen. Ich habe während des ersten Weltkrieges einen kräftigen, etwa 30jährigen Soldaten seziert, bei dem als Todesursache eine schwerste Anämie auf Grund von dauernden Blutungen aus mächtigen inneren Hämorrhoiden anzusprechen war.

Die Behandlung vereinzelter und leichter Blutungen wird in der Sorge für regelmäßigen und weichen Stuhlgang sowie in der Verabfolgung von Stryphnonsuppositorien vor und nach dem Stuhlgang bestehen. Bei schwereren Fällen muß die operative Entfernung oder die Verödung der Hämorrhoiden rechtzeitig vorgenommen werden.

Die Thrombosierung von Hämorrhoidalvenen erfolgt meist in äußeren Knoten und führt zu charakteristischen Beschwerden. Die Kranken klagen über heftige Schmerzen und ein Fremdkörpergefühl in der Aftergegend, die sich besonders während des Stuhlganges und beim Gehen bemerkbar machen. Bei der Inspektion der Analgegend sieht man den thrombosierten Knoten als haselnuß- bis nußgroßes, ödematöses Gebilde, bei dem der blauschwarze Thrombus durch die Schleimhaut durchschimmert.

Die konservative Behandlung besteht in der Sorge für weichen Stuhlgang und im Auflegen von feuchten Kompressen nach vorherigem Fetten des Knotens mit einer Kühlsalbe (Alsolcreme, Mollentum basicum). Die Schmerzen bilden sich dabei im Verlauf von etwa einer Woche zurück und im weiteren Verlauf schrumpft der Knoten unter bindegewebiger Organisierung des Thrombus. Als Rest bleibt ein Hautlappen zurück, der für den Träger belanglos ist. Bei sehr heftigen Schmerzen, die zu einer Berufsbehinderung führen, kann man durch einen einfachen Eingriff dem Kranken Hilfe bringen. Nach vorheriger Anästhesie wird der Knoten durch eine radiäre Stichinzision eröffnet, wobei gewöhnlich der Thrombus als wurmförmiges Gebilde aus der Wunde herausspringt.

Nach dem Eingriff hören die Schmerzen schlagartig auf. Während meiner chirurgischen Lehrzeit kam ein Schauspieler nachmittags in die Ambulanz, der seit dem Morgen heftige Schmerzen in der Aftergegend hatte und um Hilfe bat, da er in diesem Zustand abends nicht als Heldentenor auftreten könne. Es fand sich ein nußgroßer, thrombosierter äußerer Hämorrhoidalknoten, der nach Vereisung mit Chloräthyl durch einen Radiärschnitt geöffnet wurde. Nach der Entleerung des Thrombus fühlte sich der Kranke sofort erleichtert. Er berichtete später, daß er am Abend nach dem Eingriff, befreit von seinen Schmerzen, so gut wie noch nie gesungen habe.

Die Fissura ani entwickelt sich auf Grund der Untersuchungen von B l o n d und H o f f nach einem Spontandurchbruch eines thrombosierten intermediären Knotens, wobei ein Defekt der Schleimhaut zurückbleibt, in dessem Grund der Rest der thrombosierten Vene liegt.

Die subjektiven Beschwerden bestehen in äußerst heftigen, stechenden Schmerzen im After, die sich besonders während des Stuhlganges und einige Stunden nachher zu einer unerträglichen Heftigkeit steigern. Die Kranken halten aus Angst vor den Schmerzen oft tagelang den Stuhl zurück oder entleeren ihn nur in kleinen Portionen. Bei längerer Dauer des Leidens kommen die Kranken physisch und psychisch sehr herunter.

Bei der klinischen Untersuchung findet man den After trichterförmig eingezogen infolge des Sphinkterkrampfes und gleichzeitiger Anspannung des Levator ani. Die Digitaluntersuchung muß mit Rücksicht auf die Schmerzhaftigkeit äußerst vorsichtig vorgenommen werden. Man tastet die Fissur als einen rinnenförmigen Defekt, der sich im Vergleich zur glatten Schleimhaut rauh anfühlt. Die Fissuren sitzen meist an der vorderen oder hinteren Kommissur, am häufigsten nach meinen Erfahrungen dorsal. Nach Einspritzen eines Anästhetikums in den Geschwürsgrund löst sich der Sphinkterkrampf und die Fissur kann sichtbar gemacht werden.

Die Behandlung hat vor allem die Aufgabe, den die Abheilung erschwerenden Sphinkterkrampf zu lösen. Zu diesem Zwecke kommt die Sondenbehandlung und die operative Dehnung des Sphinkters in Frage. Für die konservative Dilatation hat P o r g e s ein konisches Rohr aus dickem Glas empfohlen, das sich der Patient selbst einführen kann. Bei besonders schmerzhaften Fissuren wird die Behandlung durch eine anfängliche Ruhigstellung des Darmes mit Opium eingeleitet. Für die Lokalbehandlung werden Pinselungen der Fissur mit Ichthyol und Lapislösung sowie die Verschorfung mit dem Thermokauter empfohlen. Sehr zu empfehlen sind Salben und Suppositorien, die mit einem Anästhetikum kombiniert sind. Ein besonders wirksames derartiges Kombinationspräparat stellen die Philonin-Hämorrhoidalzäpfchen der Promonta-Werke in Hamburg dar.

Der Prolapsus ani, der einfache Schleimhautvorfall, und der Prolapsus recti, der Vorfall der ganzen Wand des Rektums, stellen weitere Folgekrankheiten des chronischen Hämorrhoidalleidens dar. Beim Prolapsus ani genügt meist die Verödung der Hämorrhoiden, um die Beschwerden zu beseitigen. Beim Prolapsus recti ist die chirurgische Behandlung zu empfehlen.

Die Analfistel tritt als Folge einer eitrigen Thrombophlebitis von Hämorrhoidalvenen auf. Durch die ständige Sekretbenetzung der Aftergegend und die Ekzembildung werden die Kranken sehr belästigt. Die Diagnose ist leicht zu stellen, doch muß man immer die Möglichkeit von tuberkulösen Fisteln im Auge behalten.

Die Behandlung ist in der Regel eine chirurgische und besteht in der Spaltung und eventuellen Exzision der Fistelgänge. Wegen der Gefahr einer Verletzung des Sphinkters und der Möglichkeit von Rezidiven bei nicht genügend radikaler Operation sollte der Eingriff nur besonders erfahrenen Chirurgen anvertraut werden. Die mitunter unbefriedigenden Resultate der operativen Behandlung haben dazu geführt, eine Verödung der Fistelgänge durch eine Injektionsbehandlung zu versuchen. D e m m e r[39] empfiehlt für die Behandlung der extrasphinktären Mastdarmfisteln die Sphinkterligatur. Dieses Verfahren ermöglicht eine radikale Operation der Fisteln und vermeidet eine Funktionsstörung des Schließmuskels.

Die geschilderten zahlreichen Komplikationen geben Veranlassung, eine Beseitigung der Hämorrhoiden vorzunehmen. Die chirurgische Behandlung besteht in der Verschorfung der Hämorrhoiden mit dem Paquelin nach vorheriger Sphinkterdehnung (v. L a n g e n b e c k) oder in der bei uns wenig üblichen Exzision (W h i t e). Die operative Behandlung ist in

---

[39] D e m m e r, F.: Die extrasphinktäre Mastdarmfistel und ihre Behandlung mit der Sphinkterligatur. Wien. klin. Wschr. 1948, Nr. 50, S. 809.

zunehmendem Maße von der Injektionsbehandlung verdrängt worden. Zur Verödung werden vor allem Chininpräparate verwendet. B e n s a u d e empfiehlt eine 5%ige Chinin-Urethanlösung und injiziert bis zu 5 ccm paravenös pro Sitzung. B l o n d und H o f f verwenden Antiproktan, das 20 bis 30 % Chinin. bihydrochlor. enthält. Der Vorteil der Verödungsbehandlung liegt vor allem darin, daß sie ambulant ohne Berufsstörung durchgeführt werden kann, ihr Nachteil in der langen Behandlungsdauer von einigen Wochen.

Für leichtere Fälle ohne ernste Komplikationen ist die konservative Behandlung zu empfehlen. Im Vordergrund steht dabei die Sorge für weichen Stuhlgang und die gewissenhafte Analtoilette. Daneben können die verschiedenen Hämorrhoidalzäpfchen und Salben verwendet werden. Anorrhal, Posterisan, Philonin u. a. sind in Zäpfchen- und Salbenform im Handel. Bei hartnäckigem Pruritus ani mit oder ohne Ekzem, der nicht durch Oxyuren oder Fisteln bedingt ist, kann bei einem Versagen der Salbenbehandlung manchmal durch Röntgenbestrahlungen eine Heilung erzielt werden.

Die habituelle Obstipation beruht auf einer mangelhaften Entleerung des Dickdarmes bei Fehlen eines mechanischen Hindernisses. Als Ursache kommen die willkürliche Unterdrückung des Stuhlganges, sitzende Lebensweise, unzweckmäßige Ernährung mit schlackenarmer Kost und Mißbrauch mit Abführmitteln in Frage. Reisen im Auto oder mit der Bahn sowie Bettruhe können bei Darmgesunden eine passagere Stuhlverstopfung zur Folge haben. Bekannt ist die Obstipation bei jungen Frauen und Mädchen, die zum Schlankwerden einen „Entfettungstee" oder andere Abführmittel eingenommen haben und mit der Zeit ihren Stuhlgang nur mit steigenden Mengen von Laxantien herbeiführen können. Für praktisch klinische Zwecke ist die Einteilung der Obstipation in eine atonische oder hypokinetische und eine spastische oder hyperkinetische Form üblich. Auf Grund von Röntgenuntersuchungen mit Passagekontrolle bei oraler Bariumgabe werden je nach dem Orte der Kotstauung noch weitere Typen unterschieden: Der Aszendenstyp, bei dem die Kotanhäufung im Coecum und Aszendens erfolgt, der Transversum- und Deszendenstyp sowie die proktogene Obstipation oder Dyschezie mit Stauung des Kotes im Transversum, Deszendens bzw. im Mastdarm. Die Röntgenuntersuchungen haben auch wertvolle Aufschlüsse über den normalen und pathologischen Transport des Darminhaltes im Kolon erbracht. Nach

Oppenheimer wird beim Gesunden der Coecuminhalt durch die Haustrenperistaltik zunächst bis zur Flexura lienalis weiterbefördert, worauf durch die große Kolonbewegung der Inhalt des Transversums ins Deszendens gelangt. Von dort erfolgt allmählich der Übertritt ins Sigma, wo der Kot normalerweise längere Zeit verweilt. Durch eine große Sigmabewegung gelangt der Stuhl ins Rektum und löst dort den Defäkationsreflex aus. Beim Aszendenstyp der Obstipation verbleibt die Hauptmasse des Darminhaltes im Aszendens und nur geringe Mengen gelangen ins Querkolon. Bei der hypokinetischen Obstipation fehlt die große Kolonbewegung vollständig oder tritt erst verspätet ein. Bei spastischen Erscheinungen im Bereich des Kolons werden durch die große Kolonbewegung nur geringe Mengen des Transversuminhaltes erfaßt und weiterbefördert. Porges hat die Ansicht ausgesprochen, daß jeder Obstipation primär eine erworbene Störung des Defäkationsreflexes zugrunde liegt. Auf diese Weise wird nicht nur die proktogene Obstipation erklärt, sondern die spastische Obstipation durch eine sekundäre Schädigung der Darmwand infolge des langen Verweilens harter Stuhlmassen in den distalen Kolonabschnitten. Die Spasmen sind nach dieser Anschauung nicht die Ursache, sondern die Folge der Obstipation. Den Aszendenstyp erklärt der Autor durch eine muskuläre Insuffizienz dieses Darmteiles infolge einer Überdehnung, die Transversostase durch Spasmen oder perikolitische Adhäsionen im Bereich der Flexura lienalis. Porges macht auch darauf aufmerksam, daß das Ergebnis der oralen Passagekontrolle verschieden ausfällt, je nachdem der Darm vor der Untersuchung entleert wurde oder nach einer mehrtägigen Stuhlverhaltung untersucht wird. Im ersteren Fall findet sich die Kotstauung in den distalen Darmabschnitten, im letzteren Fall im ganzen Kolon. Die Anschauungen von Porges können für einen Teil der Obstipationsfälle zutreffen, eine allgemeine Gültigkeit besitzen sie aber sicher nicht. Die bei Ulcus duodeni fast regelmäßig vorhandene spastische Obstipation ist kaum im Sinne von Porges, sondern viel zwangloser als Vagusneurose zu erklären. Die bei älteren Menschen häufig anzutreffende proktogene Obstipation, die zur Anhäufung von enormen Kotmassen im Rektum führen kann, ist durch die bekannte Herabsetzung der Sensibilität der Bauchorgane im höheren Alter mit einer daraus resultierenden Abschwächung oder Aufhebung des Defäkationsreflexes verständlich und hat mit einer durch das Kulturleben erworbenen Abschwächung dieses Reflexes nichts zu tun.

Die subjektiven Beschwerden sind bei unkomplizierter Obstipation gering oder fehlen vollständig. Die Kranken geben nur an, daß sie ohne Abführmittel oder Einläufe tagelang keine Stuhlentleerung haben. Mitunter wird aber über Appetitlosigkeit, Mattigkeit, Arbeitsunlust, Kopfschmerzen, Schwindel und Schlaflosigkeit geklagt. Bei spastischer Obstipation können Kolikschmerzen vorhanden sein, die besonders vor, während und nach der Stuhlentleerung auftreten. Manche Kranke berichten über zeitweise einsetzende Durchfälle, die mit Kolikschmerzen und einer verschieden schweren Störung des Allgemeinbefindens verbunden sind. Diese Durchfallperioden sind durch sekundäre entzündliche Veränderungen im Bereich einzelner Kolonabschnitte zu erklären. Gelegentlich der Erhebung des subjektiven Beschwerdebildes soll man immer auch nach einer eventuellen Ursache der Obstipation forschen. Änderungen der Lebensweise, fieberhafte Erkrankungen, wiederholte Schwangerschaften, Mißbrauch mit Abführmitteln und Opiumderivaten, Bleivergiftung u. a. kommen als Ursache in Frage.

Bei der klinischen Untersuchung soll man sich bemühen, die Art der vorliegenden Obstipation aufzuklären. Schon die Begutachtung des Stuhles liefert uns hiefür wichtige Anhaltspunkte. Bei der spastischen Obstipation ist der Stuhl kleinknollig, schafkotartig, an der Oberfläche häufig mit Schleim überzogen. Bei der atonischen Form sind die Stühle großkalibrig, wurstförmig oder großknollig. Die Inspektion, Perkussion und Palpation des Abdomens kann bei unkomplizierter Obstpation völlig normale Befunde ergeben. Beim Aszendenstyp läßt sich mitunter ein teigig weicher Kottumor in der Coecum-Aszendensgegend tasten. Bei der Transversostase und beim Deszendenstyp sind gelegentlich harte Kotmassen in der entsprechenden Gegend nachweisbar. Bei der spastischen Obstipation erweist sich häufig die Sigmagegend druckempfindlich, entsprechend einer durch eine Sigmoiditis bedingten H e a d schen Zone. Bei der proktogenen Obstipation finden sich bei der Digitaluntersuchung verschieden große Stuhlmassen in der Ampulle, die normalerweise leer ist. Eine stärkere Auftreibung des Leibes und ein stärkerer Tympanismus wird bei der unkomplizierten Obstipation vermißt. Große, nach den Flanken ausladende Bäuche sind immer auf ein Megakolon oder ein mechanisches Hindernis verdächtig. Die Röntgenuntersuchung kann uns bei oraler Bariumgabe und Passagekontrolle Aufschlüsse über den Obstipationstyp und die Schwere der Störung geben. Praktisch wichtig ist die Irrigoskopie, die uns mechanische Hindernisse, Tumoren, spastische Erscheinungen, entzündliche Veränderungen der Schleimhaut sowie abnorme Länge und Weite einzelner Darmabschnitte nachweisen hilft. Von Bedeutung ist auch die Untersuchung des Harnes auf Indikan. Bei unkomplizierter Obstipation besteht keine Indikanvermehrung. Eine stärkere Indikanurie weist auf das Vorhandensein von entzündlichen Schleimhautveränderungen hin.

Die Diagnose gründet sich auf die charakteristische Anamnese, den Stuhlbefund, das Ergebnis der Palpation des Abdomens, den Rektalbefund und wird durch die Röntgenuntersuchung mit Passagekontrolle und Irrigoskopie ergänzt und gesichert. Man denke auch daran, daß bei täglicher Stuhlentleerung eine Obstipation vorhanden sein kann. Die trokkene Beschaffenheit der Stühle und die Passagekontrolle im Darm mit Hilfe eines Farbstoffes oder mit der Irrigoskopie werden auch bei solchen Fällen die Diagnose ermöglichen. Die Differentialdiagnose hat die verschiedenen Formen der mechanisch bedingten Stuhlverhaltung durch Narbenstenosen, Adhäsionen und Tumoren zu berücksichtigen sowie das Vorliegen eines Megakolons auszuschließen. Mit Hilfe der Digitaluntersuchung, die in keinem Fall von Obstipation unterlassen werden sollte, der Rektoskopie und der Irrigoskopie werden die verschiedenen Formen der symptomatischen Obstipation erkannt werden können.

Die chronische Obstipation kann, besonders bei ungenügender Behandlung, zu verschiedenen Komplikationen Anlaß geben. Am häufigsten kommt es im Bereich einzelner Abschnitte des Dickdarmes zu entzündlichen Veränderungen der Schleimhaut. Bekannt ist die Sigmoiditis bei spastischer Obstipation und die Typhlitis beim Aszendenstyp. Bei ausgedehnteren Entzündungen der Schleimhaut kann die Verstopfung zeitweise von Durchfallperioden unterbrochen werden (Sterkoraldarrhöen), die mit erheblichen subjektiven Beschwerden verbunden sind. Eine weitere Komplikation stellt die Entwicklung von Kottumoren dar, die oft beträchtliche Größe erreichen. Eine Verwechslung mit malignen Tumoren kann durch die Irrigoskopie verhütet werden. Durch die oberflächliche Inkrustierung von Kotknollen mit Kalksalzen können Kotsteine entstehen. Bei dünnen Bauchdecken kann man dann in verschiedenen Abschnitten des Dickdarmes diese steinharten Gebilde tasten, die bei der Entleerung in die Leibschüssel oder Klosettmuschel ein klirrendes Geräusch verursachen. Weiters können bei manchen Menschen, besonders bei sensiblen Frauen und Mädchen, durch eine mehrtägige Stuhlverhaltung Temperatursteigerungen auftreten, die nach Entleerung des Darmes durch Einlauf oder Abführmittel rasch verschwinden. Bekannt sind auch die durch linksseitigen Zwerchfellhochstand infolge Gasblähung der Flexura lienalis ausgelösten Herzbeschwerden. Es können Extrasystolen auftreten, die von den Kranken äußerst unangenehm empfunden werden. Mitunter bestehen nadelstichartige Schmerzen in der Herzgegend, die beim Versuch, tief zu atmen, stärker werden. Beklemungszustände in der Herzgegend und auch anginöse Schmerzen mit Ausstrahlen in die Arme kommen vor und sind als R o e m h e l d scher Symptomenkomplex bekannt.

Die konsequente und richtige Behandlung der chronischen habituellen Obstipation gehört zu den dankbarsten Aufgaben des Arztes. Schon mit der einfachen Verordnung von 200 g Weizenschrotbrot (Grahambrot) und zweimal ein Eßlöffel Paraffin. liquid. pur. pro Tag sowie vollkommener Ausschaltung aller Abführmittel kommt man bei der Mehrzahl der Fälle zum Ziel. Falls bei diesem Regime die Stuhlentleerung nicht in Gang kommt, kann man in der ersten Woche jeden zweiten bis dritten Tag einen Kamilleneinlauf mit $^1/_4$ bis $^1/_2$ l gestatten. Auch auf das regelmäßige Aufsuchen der Toilette zu einer bestimmten Zeit, am besten nach dem Frühstück, ist besonders zu achten. Die geschilderte Verordnung muß auch bei täglichem Stuhlgang unverändert eingehalten werden. Nach ein bis zwei Monaten kann die Zufuhr von Paraffinöl auf einen Eßlöffel täglich eingeschränkt und schließlich versuchsweise ganz weggelassen werden. Die Einnahme von Grahambrot oder einem anderen Schrotbrot muß monatelang fortgesetzt werden, und erst bei andauernd regelmäßigem Stuhlgang kann man auch dieses streichen. Die Wirkung dieser Verordnung ist einerseits durch die Verhütung einer Stuhlverhärtung und die leichtere Gleitfähigkeit des Stuhles durch das Paraffinöl und anderseits durch die Begünstigung der Gärungsvorgänge und die Anregung der Peristaltik durch das Schrotgebäck zu erklären. Der Effekt der Diät kann im Bedarfsfall durch Verordnung einer Gärungsgrobkost verstärkt werden. Neben Weizen- und Roggenschrotbrot, Suppen aus Schrotmehl gibt man dann reichlich Gemüse und Obst, am besten in rohem Zustand. Kohl, Blumenkohl, Kraut, Hülsenfrüchte, Salate, Rettich, Gurken, Nüsse, Mandeln und Obst regen durch ihren Zellulosereichtum die Darmsekretion an, verhüten dadurch eine stärkere Eindickung des Stuhles und bewirken durch die Begünstigung der Gärungsvorgänge chemisch und durch den Schlackenreichtum mechanisch eine Anregung der Peristaltik. Gehackte Dörrpflaumen und Feigen, die man zwölf Stunden vor dem Einnehmen in Wasser weichen läßt, wirken durch die Anreicherung der Gärungserreger besonders günstig. Da die Gärungsvorgänge durch reichlichen Genuß von Eiweißsubstanzen (Fleisch, Ei, Käse) gehemmt werden, muß man bei hartnäckigen Fällen das Fleisch verbieten und den Genuß von Eiern und Käse einschränken. Eine weitere Unterstützung der Behandlung bedeutet die reichliche Zufuhr von Zucker. Am wirksamsten ist der schwer resorbierbare Milchzucker, den man am besten nüchtern vor dem Frühstück in einer Menge von zwei Eßlöffeln in einem Glas kalten Wassers nehmen läßt. Neben der laxierenden Wirkung des Milchzuckers kommt noch die peristaltikanregende Wirkung des kalten Wassers hinzu. Es ist bekannt, daß viele Menschen nur mit einem Glas kalten Wassers vor dem Frühstück ihren Stuhlgang regeln können. Eine gleiche Wirkung kann auch eine Prießnitzpackung auf den Bauch haben. Die peristaltikanregende Wirkung von organischen Säuren kann durch die Verordnung von sauren Fruchtsäften, saurer Milch, ein- bis zweitägigem Kefir, saurem Weißwein etc. therapeutisch ausgenützt werden. Ebenso kann die Anregung der Peristaltik durch Gewürze, Bohnenkaffee und Nikotin gelegentlich herangezogen werden. Es ist bekannt, daß manche Menschen den morgendlichen Stuhlgang nur dann prompt erledigen können, wenn sie zum Frühstück einen starken Bohnenkaffee nehmen und anschließend eine Zigarette oder Zigarre rauchen. Die geschilderten verschiedenen Formen der Gärungsgrobkost soll man grundsätzlich zunächst bei allen Formen der habituellen Obstipation versuchen. Manche Kranke mit spastischer Obstipation geben nun an, daß sie bei schlackenreicher Kost heftige Kolikschmerzen bekommen. Die Gärungsgrobkost kann auch zum Auftreten von Gärungsdiarrhöen führen. Solche Fälle zeigen dann bei genauerer Untersuchung nicht selten Zeichen einer Typhlitis oder Sigmoiditis. Bei diesen Fällen muß man die zellulosehältigen Nahrungsmittel zunächst stark beschränken oder ganz ausschalten und durch regelmäßige Zufuhr von Paraffinöl die Stuhlverhärtung verhüten. Krampflösende Medikamente sind zur Unterstützung der Behandlung heranzuziehen (Belladonnazäpfchen, Belladenal, Troparin, Octin, Oktyron, Pavyco u. v. a.). Nach Behebung der Schmerzen kann man bei ungenügender Stuhlentleerung wieder Kartoffeln, Kompott, passierte Gemüse und altes Schwarzbrot versuchen.

Einer besonderen Besprechung bedarf der Aszendenstyp der Obstipation, der gewöhnlich durch die Gärungsgrobkost ungünstig beeinflußt wird. Die Verstopfung wird dann häufig von einem Gärungskatarrh abgelöst. Für diese Fälle ist ebenfalls die Verordnung einer schlackenarmen Kost mit Paraffinöl und krampflösenden Mitteln angezeigt. Eine systematische Massagebehandlung des Bauches kann von Nutzen sein. Mitunter sind Abführmittel nicht zu vermeiden. Henning empfiehlt einen Versuch mit Azetylcholin.

Für die Behandlung der proktogenen Obstipation ist die Verwendung der Gärungsgrobkost mit Paraffinöl angezeigt, da sie die Stuhlmenge vermehrt und den Kot weich erhält. Diese Kranken müssen ganz besonders dazu erzogen werden, daß sie regelmäßig nach dem Frühstück die Toilette aufsuchen und auch bei fehlendem Stuhlgang durch längere Zeit Preßversuche machen. Auf diese Weise kann der abgeschwächte Defäkationsreflex allmählich wieder in Gang kommen. Auf das Vorliegen von Erkrankungen des Zentralnervensystems (Tabes, multiple Sklerose) ist besonders zu achten. Durch öftere Digitaluntersuchung soll man sich über die genügende Entleerung des Mastdarmes orientieren. Bei Anhäufung größerer Stuhlmengen in der Ampulle muß man durch kleine Ölklysmen und ein anschließendes Kamillenklysma für eine Entleerung des angesammelten Kotes sorgen. Bei manchen dekrepiden Kranken ist die digitale Ausräumung des Rektums nicht zu umgehen. Gute Dienste leisten bei solchen Fällen die von Glässner eingeführten Lecicarbonzäpfchen, die durch Entwicklung von Kohlensäure einen Reiz zur Auslösung des Defäkationsreflexes bilden.

Für die Dyschezie und ebenso für die atonische Obstipation sind gymnastische Übungen zur Kräftigung der Bauchmuskeln von besonderer Wichtigkeit. Menschen mit einem schlaffen Hängebauch sollen ein Bauchmieder tragen. Im Vergleich zur Diätbehandlung spielt die physikalische Therapie bei der Obstipation nur eine untergeordnete Rolle. Diathermie und Kurzwellenbestrahlung des Abdomens können bei spastischer Obstipation gelegentlich von Nutzen sein. Wirksamer sind bei solchen Fällen manchmal niedrig dosierte Röntgenbestrahlungen. Ultraschallbehandlung im Bereich der unteren Lendenwirbelsäule und des Kreuzbeines kann nach einer mündlichen Mitteilung von Dr. F. St. Z a c h bei hartnäckiger proktogener Obstipation vorübergehend zu täglichen spontanen Stuhlentleerungen führen.

Trotz Beherrschung aller Möglichkeiten der diätetischen Therapie bleiben Fälle von Obstipation übrig, bei denen auf den Gebrauch von Abführmitteln nicht verzichtet werden kann. Auf den Aszendenstyp haben wir in diesem Zusammenhang schon hingewiesen. Doch gibt es auch Fälle von atonischer und proktogener Obstipation, bei denen wir ohne Abführmittel nicht auskommen. Relativ harmlos sind die salinischen Abführmittel und die mit geringen Dosen eines Laxans kombinierten Quell- und Gleitmittelpräparate (s. Allgemeiner Teil, S. 155). Von den verschiedenen Abführteesorten hat sich mir besonders der Chambardtee bewährt. Senna, Cascara und Phenolphthalein enthaltende Präparate sollen bei Nierenerkrankungen nicht verwendet werden. Ein billiges und gut wirkendes Hausmittel, das sich der Kranke selbst zubereiten kann, soll noch angeführt werden. 75 g Feigen, 75 g Rosinen und 35 g Sennesblätter werden durch eine Fleischmaschine getrieben, die Masse sorgfältig durcheinandergemischt und zu einer Wurst geknetet. Je nach Bedarf werden eine bis zwei Scheiben verschiedener Dicke abgeschnitten und als Tagesdosis genommen. Der Rest wird in einem Fettpapier kühl aufbewahrt. Bei älteren Menschen, die mit konstanten Mengen eines von ihnen erprobten Abführmittels ihren Stuhlgang regeln können, soll man möglichst tolerant sein, da brüske Änderungen der Ernährung dann oft mehr schaden als nützen.

Wegstörungen des Darmes (Darmstenose, Darmverschluß). Als Darmstenose bezeichnen wir einen Zustand, bei dem das Darmlumen verschieden hochgradig verengt ist, wodurch eine mechanische Erschwerung des Kottransportes bedingt wird. Die Ursachen der Stenose können außerhalb des Darmes, in der Darmwand und im Darmlumen gelegen sein. In Frage kommen außerhalb des Darmes gelegene Tumoren, Adhäsionsstränge, partielle Einklemmungen der Darmwand in Bruchpforten, Tumoren der Darmwand, Narbenstenosen durch entzündliche Prozesse und schließlich partielle Verlegungen des Darmlumens durch in den Darm perforierte Gallensteine, durch Kottumoren und Fremdkörper. Oberhalb der Verengung tritt eine Erweiterung des Darmes und eine Hypertrophie der Muskulatur auf. Bei stärkerer Kotstauung kommt es zu einer fauligen Zersetzung des Darminhaltes und als deren Folge nicht selten zu einer ulzerösen Entzündung der Schleimhaut oberhalb der Stenose. Die subjektiven Beschwerden sind je nach dem Sitz, der Ursache und der Schwere der Stenose sehr verschieden. Die Duodenalstenose oberhalb der Papille macht die gleichen Erscheinungen wie eine Pylorusstenose. Die tiefe Duodenalstenose ist durch gehäuftes Erbrechen galliger Massen gekennzeichnet. Dünndarmstenosen können lange Zeit symptomfrei bleiben, da der flüssige Darminhalt auch bei höhergradiger Stenose noch anstandslos das Hindernis passieren kann. Bei Dickdarmstenosen klagen die Kranken in der Regel über einen Wechsel von Verstopfung und schleimigen Durchfällen sowie über Kolikschmerzen, die im Gefolge stärkerer Kotstauungen auftreten. Über hörbare Darmgeräusche, Kollern und Gurren im Leib wird oft geklagt. Bei der klinischen Untersuchung findet man bei der tiefen Duodenalstenose den Bauch eingezogen, weich. Bei tiefer gelegener Dünndarmstenose mit Stauung des Darminhaltes ist der Mittelbauch kugelig vorgewölbt. Bei dünnen Bauchdecken kann man Darmsteifungen beobachten und durch Stoßpalpation gelegentlich auch Plätschergeräusche oberhalb der Stenose bei leerem Magen nachweisen. Die Röntgenuntersuchung ergibt bei der tiefen Duodenalstenose eine starke Erweiterung des Duodenums und ein Offenstehen des Pylorus. Bei höhergradigen Stenosen des Dünndarmes mit Darmsteifungen und Auftreibung des Leibes soll man sich mit der einfachen Durchleuchtung und Aufnahme im Stehen oder in rechter Seitenlage begnügen, da die Zufuhr des Kontrastmittels eine zusätzliche Belastung des geschädigten Darmes bedeutet und zu einer rapiden Verschlechterung des Zustandsbildes führen kann. Schon bei der einfachen Durchleuchtung und Aufnahme kann man eine starke Blähung der Dünndarmschlingen und Niveaubildungen als Zeichen einer vermehrten Flüssigkeitsansammlung nachweisen und auch den ungefähren Sitz der Stenose feststellen. Bei der Dickdarmstenose sind ebenfalls Darmsteifungen häufig nachweisbar. Die Irrigoskopie kann uns über den Sitz der Stenose unterrichten. Dünndarmstenosen führen zu einer hochgradigen Indikanurie. Auch Dickdarmstenosen mit stärkerer Stauung des Kotes und fauliger Zersetzung desselben haben eine Indikanurie zur Folge. Bei länger dauernder Dünndarmstenose entwickelt sich fast regelmäßig eine mikrozytäre Anämie. Auch makrozytäre Anämien vom Perniziosatypus kommen vor.

Die Diagnose gründet sich auf die subjektiven Beschwerden (Kolikschmerzen, Stuhlverhaltung abwechselnd mit Durchfällen, Erbrechen, besonders bei hohem Sitz der Stenose), den klinischen Befund mit Nachweis von Darmsteifungen und Plätschergeräuschen, Indikanurie und den Röntgenbefund. Bei Stenosen im Bereich des Rektums wird die Diagnose durch die Digitaluntersuchung und die Rektoskopie gesichert. Die Differentialdiagnose hat vor allem die Aufgabe, die Ursache der Stenose festzustellen, da damit auch meist der Weg für die einzuschlagende Therapie gegeben ist.

Die Behandlung der Darmstenosen ist grundsätzlich eine chirurgische und soll daher an dieser Stelle nicht näher besprochen werden. Bei der tiefen Duodenalstenose auf Basis eines arterio-mesenterialen Darmverschlusses kann durch Knie-Ellbogenlage oder Bauchlagerung mit erhöhtem Becken mitunter der bedrohliche Zustand rasch behoben werden. Mastdarmstrikturen auf entzündlicher Basis sind meist durch eine Bougierung genügend zu beeinflussen. Bei multiplen Stenosen auf Grund von Adhäsionen nach Bauchoperationen soll man mit neuerlichen Operationen zurückhaltend sein, da jeder weitere Eingriff wieder zu Adhäsionen führt und im weiteren Verlauf den Zustand verschlechtert (s. Verklebungskrankheit, S. 259). Für solche Fälle ist oft allein durch eine schlackenarme Kost mit dauerndem Gebrauch von Abführmitteln ein erträglicher Zustand zu erreichen.

Der Darmverschluß (Ileus). Als Ileus bezeichnen wir einen Zustand, bei dem die Darmpassage völlig aufgehört hat. Man unterscheidet zwischen einem mechanischen Ileus, bei dem das Darmlumen an einer Stelle aus verschiedenen Ursachen völlig verschlossen ist, einem spastischen Ileus, bei dem der Verschluß durch einen lokalen Spasmus zustande kommt, und einem paralytischen Ileus, der auf eine Lähmung der Darmmuskulatur zurückzuführen ist.

Der mechanische Ileus kann infolge eines Verschlusses des Darmlumens durch Fremdkörper (Gallenstein, Kottumor, Fruchtkerne etc.) entstehen und wird dann als Okklusionsileus bezeichnet. Weitere Ursachen des mechanischen Ileus sind Brucheinklemmungen in äußeren und inneren Bruchpforten, Abschnürung des Darmes durch Adhäsionsstränge, Invagination und Volvulus. Der äußerst seltene spastische Ileus kommt gelegentlich bei Neuropathen zur Beobachtung. Henning macht auf das Vorkommen bei akuter Porphyrie aufmerksam, die an dem auffälligen Nachdunkeln des Harnes erkannt werden kann. Der paralytische Ileus tritt nach Bauchverletzungen, Bauchoperationen, besonders nach Narkoseoperationen, bei Peritonitis, Pankreasnekrose und nach Embolie oder Thrombose von Mesenterialgefäßen auf. Bei längerer Dauer kann auch ein mechanischer in einen paralytischen Ileus übergehen.

Die subjektiven Beschwerden bestehen beim mechanischen Ileus in Schmerzen, Erbrechen sowie Stuhl- und Windverhaltung. Das Ausmaß und die Art der Beschwerden sind je nach dem Sitz und der Ursache des Ileus sehr verschieden. Beim Dünndarmileus setzt das Erbrechen besonders frühzeitig ein und ist um so stärker, je weiter oralwärts der Verschluß liegt. Beim Okklusionsileus sind typische Kolikschmerzen vorhanden, die durch die gesteigerte Peristaltik oralwärts vom Verschluß zustande kommen. Unerträglich heftige Schmerzen entstehen bei Abschnürung von Blutgefäßen durch den krankhaften Prozeß (Strangulationsschmerz). Sie finden sich beim Strangulationsileus, bei eingeklemmten Hernien, bei der Invagination und beim Volvulus. Beim Dünndarmileus und bei der Invagination kann es in den ersten Stunden nach Beginn der Erkrankung noch zum Abgang von Stuhl kommen, der bei letzterer meist blutig ist.

Bei der klinischen Untersuchung findet man je nach der Art und Dauer des Ileus sehr verschiedene Zustandsbilder. Am Beginn des Darmverschlusses ist der Bauch gewöhnlich weich und nicht aufgetrieben. Oberhalb des Hindernisses lassen sich bei dünnen Bauchdecken Darmsteifungen nachweisen. Auf Distanz hörbare gurrende Darmgeräusche können vorhanden sein. Bei der Auskultation des Abdomens kann man in der Regel metallische Geräusche feststellen. Bei längerer Dauer des Ileus tritt eine zunehmende Auftreibung des Leibes auf, die beim tiefen Dünndarmileus zu einer kugeligen Vorwölbung des Mittelbauches, beim tiefen Dickdarmileus zu einem charakteristischen Ausladen der Flanken führt. Der Puls kann anfangs noch normal sein, Temperatursteigerungen fehlen. Die Zunge wird schon nach kurzer Dauer des Ileus trocken und stark belegt. Das Erbrechen, das man

am Krankenbett gewöhnlich zu sehen bekommt, erfolgt gußweise, oft gleichzeitig durch Mund und Nase. Das Erbrochene
nimmt bald in Geruch und Farbe einen fäkulenten Charakter
an (Miserere). Bei Andauern des Darmverschlusses kommt
es verschieden rasch zu einem schweren Zustandsbild mit
Kreislaufkollaps. Als Ursache desselben kommt beim hohen
Dünndarmileus die enorme Wasser- und Salzverarmung in
Frage, bei den übrigen Fällen vor allem Toxinresorption und
die sekundäre Peritonitis.

Beim paralytischen Ileus stehen das Aufhören des Stuhl-
und Windabganges, die starke Auftreibung des Leibes und
das Erbrechen bei fehlenden Schmerzen im Vordergrund.
Hat sich der paralytische Ileus bei einer Peritonitis, als
Folgezustand eines Darmverschlusses oder im Anschluß an
einen Verschluß von Mesenterialgefäßen eingestellt, dann
werden Schmerzen in der Vorgeschichte angegeben.

Bei der klinischen Untersuchung fällt die Vorwölbung des
Leibes, der starke Tympanismus und die vollkommene Darm-
ruhe besonders auf. Je nach dem ursächlichen Zustand kann
auch lokale oder diffuse Bauchdeckenspannung gefunden
werden.

Die Diagnose eines Ileus ist allein auf Grund des Kardinal-
symptoms, der vollständigen Verhaltung von Stuhl und Winden, meist ohne Schwierigkeit zu stellen. Als weiteres füh-
rendes Symptom kommt das gußweise Erbrechen von fäkulenten Massen hinzu. Der Kolikschmerz beim Okklusionsileus und der Strangulationsschmerz bei den verschiedenen Formen des Strangulationsileus vervollständigen das
Bild. In Zweifelsfällen kann die Röntgendurchleuchtung
durch den Nachweis stark geblähter Darmschlingen mit
Niveaubildungen die Diagnose sichern und auch gewisse
Anhaltspunkte für den vermutlichen Sitz eines Hindernisses
liefern. Die Differentialdiagnose hat die schwierige Aufgabe,
die Art des Ileus, den vermutlichen Sitz des Hindernisses beim
mechanischen Ileus und die Ursache desselben aufzuklären.
Die hieher gehörenden Überlegungen fallen in das Gebiet
der Chirurgie und sollen daher nicht näher erörtert werden.
Wir erinnern nur daran, daß der einfache Okklusionsileus
des Dickdarmes verhältnismäßig wenig stürmisch verläuft,
daß der Dünndarmileus mit rasch einsetzendem, heftigem Erbrechen und schweren Erscheinungen einhergeht, daß der
Strangulationsileus mit besonders heftigen Schmerzen verbunden ist, daß bei der Invagination am häufigsten, beim

Volvulus und der Thrombose der Mesenterialgefäße seltener Blutabgang aus dem Darm beobachtet wird. Schließlich darf nicht vergessen werden, daß der Okklusionsileus des Dickdarmes nicht selten das erste Alarmsymptom eines Kolonkarzinoms sein kann. Gelegentlich wird auch ein dekompensiertes Megakolon oder eine postkolitische Darmatonie in der Differentialdiagnose in Frage kommen.

Die Behandlung des Ileus, besonders bei Vorliegen eines Darmverschlusses, ist eine rein chirurgische. Je frühzeitiger die Operation erfolgt, desto größer sind die Erfolgsaussichten. Bei Fällen mit gehäuftem Erbrechen und bereits vorhandenem Kreislaufkollaps ist durch reichliche intravenöse Zufuhr von physiologischer oder hypertonischer Kochsalzlösung für eine rasche Behebung des meist ursächlichen Wasser- und Salzverlustes zu sorgen. Beim Okklusionsileus im Bereich des Dickdarmes können hohe Einläufe manchmal das Hindernis zum spontanen Abgang bringen. Die Injektion von krampflösenden Medikamenten (Atropin, Papaverin. Octin etc.) kann sich dabei unterstützend auswirken. Auch bei der Invagination im Querkolon tritt mitunter nach einem Einlauf die spontane Desinvagination auf. Beim postoperativen paralytischen Ileus kann die kombinierte Dextrose-Insulinzufuhr lebensrettend wirken (s. S. 108). Zur Anregung der Peristaltik gibt man in solchen Fällen Prostigmin, Pitruitrin, Azetylcholin subkutan oder Neo-Hormonal, 20 bis 40 ccm intravenös. Bei Feststellung eines Ileus oder auch nur bei begründetem Verdacht auf das Vorliegen eines solchen ist der Kranke ohne Zeitverlust einer chirurgischen Station zu übergeben. Konservative Behandlungsversuche sollen grundsätzlich dem erfahrenen Chirurgen überlassen werden. Gegen einen vorsichtigen Repositionsversuch bei einer frisch eingeklemmten Hernie, einen Einlauf bei einem wenig stürmisch verlaufenden Okklusionsileus oder bei einer Invagination ist in der Regel nichts einzuwenden.

Die Hirschsprungsche Krankheit. (Megacolon congenitum, idiopathische Dilatation des Kolons.) Unter diesen Bezeichnungen wird eine angeborene Erweiterung des Dickdarmes verstanden, die entweder den ganzen Darm betrifft (Megakolon) oder vor allem das Sigma (Megasigma). Meist ist nicht nur eine Zunahme der Weite des Lumens, sondern auch eine Verlängerung des Darmes vorhanden (Dolichokolon, Dolichosigma). Die bei Männern nicht so selten vorkommende alleinige Verlängerung des Sigmas (Dolichosigma) ohne Erweiterung des Darmes hat mit der Hirschsprungschen Krankheit nichts zu tun. Über die Ätiologie des Leidens herrscht noch keine einheitliche Auffassung. Hirschsprung stellt die angeborene Verlängerung und Erweiterung des Dickdarmes in den Vordergrund des Leidens. Fleiner nimmt eine vermehrte Produktion von Mekonium in der Fötalzeit als ursächlichen Faktor an. Weiters werden abnorme Faltenbildungen am Übergang vom Sigma ins Rektum und abnorme Abknickungen des Darmes in dieser Gegend, die zu einem ventilartigen Abschluß des Rektums gegen das Sigma führen sollen, als Ursache angesehen. Eine neuere Ansicht sieht in einem Reizzustand des Sympathikus das Wesen der Störung.

Die subjektiven Beschwerden sind je nach dem Grad und dem Stadium der Erkrankung sehr verschieden. Das Leiden kann jahrelang latent verlaufen (Stadium der Kompensation) und dann plötzlich aus verschiedenen Ursachen manifest werden (Stadium der Dekompensation). Der Wechsel von Beschwerdezeiten und verschieden langen beschwerdefreien Intervallen ist häufig vorhanden. Beim voll ausgeprägten Bild der Hirschsprungschen Krankheit wird allerdings über eine bis in die früheste Kindheit zurückreichende schwere Obstipation berichtet, die ungewöhnliche Grade erreichen kann. In der Literatur liegen Mitteilungen über wochenlange Stuhlverhaltungen vor, wobei dann bei einer Entleerung groteske Stuhlmengen von mehreren Kilogramm abgesetzt werden. Manche Kranke klagen über Durchfälle, wobei dann erst bei einer Irrigoskopie das Leiden erkannt wird. Weitere Beschwerden beziehen sich auf die Auftreibung des Leibes, ein Beklemmungsgefühl in der Brust und Herzbeschwerden infolge des Zwerchfellhochstandes, die Flatulenz und Störung des Allgemeinbefindens.

Bei der klinischen Untersuchung fällt vor allem die verschieden hochgradige Auftreibung des Leibes auf, die bei mageren Menschen besonders in die Augen springt. Eine bis in die frühe Kindheit zurückreichende Obstipation bei auffallend großem Bauch ist immer auf das Vorliegen eines Megakolons verdächtig. Bei dünnen Bauchdecken läßt sich mitunter das erweiterte, mit Kot gefüllte Sigma tasten. Der Bauch ist weich und bei Fehlen von Komplikationen nirgends druckschmerzhaft. Bei der Digitaluntersuchung wird die Ampulle gewöhnlich leer gefunden. Die wichtigsten Aufschlüsse verschafft uns die Irrigoskopie. Schon die zur Auffüllung des Darmes nötige Menge des Kontrastmittels gibt uns wichtige Anhaltspunkte. Beim Normalen genügen häufig $1^1/_2$ bis 2 l des Kontrasteinlaufes, wobei dann bereits deutlicher Stuhldrang auftritt. Beim Megakolon im Stadium der Dekompensation sind Mengen bis zu 5 l zur Füllung nötig, ohne daß ein stärkerer Stuhldrang ausgelöst wird. Von Bedeutung ist auch das Verhalten des Darmes bei der willkürlichen Entleerung des Einlaufes. Bei den kompensierten Fällen erfolgt eine restlose Entleerung, im Stadium der Dekompensation bleibt der größte Teil des Einlaufes im Darm zurück. Von Interesse ist auch der Harnbefund, der eine Indikanvermehrung und das Vorhandensein von Eiweiß ergeben kann.

Das Megakolon kann zu verschiedenen Komplikationen Anlaß geben. Bekannt sind lokale Entzündungen der Darmwand infolge der Kotstauung, Dehnungsgeschwüre mit Perforation und Entwicklung einer lokalen oder diffusen Peritonitis.

Die Diagnose gründet sich auf die anamnestische Angabe einer bis in die früheste Kindheit zurückreichenden Obstipation, den Nachweis einer auffallenden Auftreibung des Leibes und den Röntgenbefund. Die Differentialdiagnose hat hartnäckige postkolitische Darmatonien und vor allem Erweiterungen des Kolons bei tiefsitzenden Strikturen, bei Sphinkterkrampf infolge von Fissuren zu berücksichtigen. Bei genauer Untersuchung wird die richtige Diagnose wohl immer möglich sein.

Die Behandlung hat die Aufgabe, das Stadium der Dekompensation in das kompensierte Stadium überzuführen. Die bei der habituellen Obstipation übliche Verordnung einer Grobkost führt nicht zum Ziel und verschlechtert meist die Beschwerden. Man verordnet am besten eine zellulosearme, gemischte Kost mit zwei- bis dreimal ein Eßlöffel Paraffinöl. Durch Einführung eines Darmrohres gelingt es oft, einen Abgang von Winden und manchmal auch eine Stuhlentleerung zu erzielen. In gleicher Weise können kleine Kamilleneinläufe wirken. Häufig sind jedoch Abführmittel nicht zu umgehen, wobei man die Wahl des Mittels am besten dem Patienten auf Grund seiner eigenen Erfahrungen überläßt. Bei Fällen mit Diarrhöen, die auf kolitische Veränderungen schließen lassen, muß eine zellulosefreie Darmschonkost gegeben werden, unter der die Durchfälle gewöhnlich abklingen. Bei schweren Fällen mit hartnäckigen Beschwerden, die konservativ nicht zu beeinflussen sind, kommen chirurgische

Maßnahmen in Frage. Einen kleineren Eingriff, der gelegentlich zu einem Erfolg geführt hat, stellt die Abtragung einer zwischen Rektum und Sigma vorspringenden Falte dar. Sicherer ist der schwere Eingriff einer partiellen oder totalen Kolonresektion. Bemerkenswert sind die gelegentlichen Erfolge von Eingriffen am Sympathikus, die auf die Vorstellung eines ätiologischen Reizzustandes des Sympathikus zurückgehen. Zwei Beispiele zur Erläuterung:

Fall Nr. 35: Der 22jährige Soldat kommt von der russischen Front zur Aufnahme ins Speziallazarett für Magen-Darmkrankheiten und gibt an, daß er an einem akuten Darmkatarrh erkrankt war und wegen des Anhaltens der Durchfälle und der starken Abmagerung ins Hinterland abgeschoben wurde. Bei der Untersuchung fand sich bei dem hochgradig abgemagerten Kranken eine enorme Auftreibung des Leibes, der Bauch war weich und zeigte keine Druckempfindlichkeit. Es waren durchschnittlich drei dünnbreiige bis flüssige Stühle im Tag vorhanden mit mäßiger Schleimbeimengung, aber ohne Störung der Nahrungsausnützung. Die Irrigoskopie ergab den typischen Befund eines dekompensierten Megakolons. Zur Auffüllung des Darmes waren 6 l Einlauf nötig, ohne daß sich ein nennenswerter Stuhldrang einstellte. Das Kolon war stellenweise bis auf Oberarmdicke erweitert, vor allem im beträchtlich verlängerten Sigma. Beim Versuch, den Einlauf zu entleeren, gingen nur geringe Mengen ab, so daß bei der Kontrolldurchleuchtung ein fast unveränderter Füllungsbefund erhoben werden konnte. Bei zellulosearmer, gemischter Kost hörten die Durchfälle nach einigen Wochen auf und schließlich wurden geformte Stühle spontan entleert. Bei den Kontrolluntersuchungen wurde das Megakolon unverändert gefunden, die fortschreitende Kompensation zeigte sich in einer anfangs teilweisen und schließlich fast vollständigen Entleerung des Kontrasteinlaufes. Die nachträglich von den Angehörigen erhobene Vorgeschichte ergab, daß bei dem Kranken schon in frühester Kindheit eine hartnäckige Verstopfung und eine auffallende Vergrößerung des Bauches vorhanden war. Gelegentlich einer Blinddarmoperation im dritten Lebensjahr wurde ein „Riesendarm" festgestellt. In der Zeit vor dem Militärdienst hatte der Kranke eine leidliche Darmfunktion. Auf Grund der Vorgeschichte und der erhobenen Befunde wurde ein angeborenes Megakolon angenommen, das durch eine an der Front erworbene akute Enterokolitis in ein Stadium der Dekompensation gekommen war. Die anfänglichen Durchfälle wurden auf eine Restkolitis bezogen.

Fall Nr. 36: Der 66jährige Mann gibt an, seit zwei Jahren an Ulkusbeschwerden zu leiden. Seit dieser Zeit ist auch eine hartnäckige Obstipation vorhanden. Mit Rücksicht auf die auffallende Größe des Bauches wird neben der Röntgenuntersuchung des Magens auch eine Irrigoskopie vorgenommen. Dabei findet sich eine bohnengroße Ulkusnische an der kleinen Kurvatur und bei der Irrigoskopie ein dekompensiertes Megakolon. Mit $4^1/_2$ l Einlaufmenge ist noch keine komplette Füllung des Kolons erreichbar. Der ganze Dickdarm ist auf Armdicke, im Bereich des Rektum und Sigma auf Oberarmdicke erweitert. Nach der Entleerung bleibt noch reichlich die Hälfte des Bariums im Darm zurück. 24 Stunden später ist kein spontaner Stuhlgang erfolgt. Nach 72 Stunden ist trotz

zweimaligen Stuhlganges die distale Hälfte des Kolons noch immer gefüllt. Kontrolluntersuchungen nach zwei und fünf Jahren ergaben im
wesentlichen unveränderte Befunde, nur war im Stadium der Kompensation die Entleerung des Bariumeinlaufes vollständiger. Es handelte sich
demnach um ein wahrscheinlich angeborenes, kompensiertes Megakolon,
das mit dem Auftreten eines Ulcus ventriculi vorübergehend in ein
Stadium der Dekompensation gekommen war.

An der Spezialabteilung für Magen-Darmkrankheiten kam
während des Krieges eine größere Zahl von Kranken von der
russischen Front zur Beobachtung, die einen akuten Darmkatarrh mitgemacht hatten, bei denen sich ein dekompensiertes Dolicho- und Megakolon bzw. ein Dolicho- und Megasigma fand. Die Kranken kamen in stark reduziertem Ernährungszustand zur Aufnahme, hatten große Bäuche und
meist noch zwei bis drei dünnbreiige Kolitisstühle im Tag.
Strenge Darmschonkost, Azetylcholininjektionen sowie Einlaufbehandlung beeinflußten den Zustand nicht. Am besten
fühlten sich die Patienten bei Bettruhe und einer leichten,
zellulosearmen, gemischten Kost. Dabei wurden nach einigen Wochen die Stühle normal und die fortlaufende Röntgenkontrolle ergab eine ständige Rückbildung der Verläu-
gerung und Erweiterung des Dickdarmes teilweise bis zur
Norm.

B o l l e r[40] hat erstmals über eine größere Anzahl derartiger Fälle berichtet und die Ansicht ausgesprochen, daß es
sich hier um eine spezifische Infektion mit einem unbekann-
ten Erreger handeln dürfte, und versuchte, den „langen
Russendarm" mit dieser Erkrankung in Zusammenhang zu
bringen. Ich konnte mich dieser Auffassung nicht anschließen und glaube, daß es sich bei diesen Fällen um eine hartnäckige Restkolitis nach einer akuten Enterokolitis mit einer
schweren, *postkolitischen Darmatonie* gehandel hat, die sich
durch die ungenügende oder fehlende Behandlung an der
Front und während des langen Transportes ins Hinterland
erklären läßt. Es ist bekannt, daß die akute Enterokolitis fast
regelmäßig von einer meist kurz dauernden Darmatonie gefolgt ist, die als kompensatorische Obstipation bezeichnet
wird. Gelegentlich kommen auch unter Friedensbedingungen
länger dauernde und schwerere Darmatonien nach akuten
Darmkatarrhen zur Beobachtung. Die auffallende Häufung
solcher Fälle könnte wohl mit einer besonderen und schwe-

---

[40] B o l l e r, R.: Mitteilung in d. Ges. d. Ärzte am 23. X. 1942. —
B o l l e r, R. u. H. S t ö f f e l: Die Langdarmkrankheit. Wien: Urban
& Schwarzenberg. 1948.

ren Darminfektion zusammenhängen, ein Beweis dafür ist aber ausständig. Die Rückbildungsfähigkeit der Verlängerung und Erweiterung des Darmes spricht auch gegen einen Zusammenhang dieser Erkrankung mit dem „langen Russendarm". Einer meiner Fälle (Fall Nr. 35, S. 251), den ich seinerzeit B o l l e r für seine Mitteilung in der Gesellschaft der Ärzte zur Verfügung gestellt hatte, hat sich hinterher auf Grund der Nachtragsanamnese mit ziemlicher Sicherheit als ein angeborenes Megakolon herausgestellt, das durch die akute Darmstörung in ein Stadium der Dekompensation gekommen war. Es liegen analoge Beobachtungen bei Kindern vor, daß ein bis dahin symptomloses Megakolon im Anschluß an eine akute Dyspepsie erstmals manifest wird. Bei einem Teil der eigenen Fälle könnte ein angeborenes Dolichosigma vorhanden gewesen sein. Im Stadium der Darmatonie wurde dann bei der Irrigoskopie das Bild eines dekompensierten Dolicho- und Megasigma gefunden.

Die Enteroptose (Eingeweidesenkung). Wir verstehen darunter eine konstitutionelle Lageanomalie der Baucheingeweide beim S t i l l e r schen Habitus asthenicus oder eine erworbene Senkung der Eingeweide, die besonders bei Frauen nach wiederholten Geburten durch Erschlaffung der Bauchdecken auftritt. Da nicht jede Multipara einen Hängebauch mit Enteroptose bekommt, müssen noch besonders begünstigende Faktoren angenommen werden. Von Haus aus schwache Bauchmuskeln mit Rektusdiastase, mangelnde Schonung und schwere körperliche Arbeit nach der Geburt, Zwillingsschwangerschaften, große Fruchtwassermengen etc. können dabei eine Rolle spielen. An der Ptose sind gewöhnlich der Magen, der Dünn- und Dickdarm, die Leber, die Nieren, besonders die rechte Niere, und die Milz beteiligt. Subjektive Beschwerden können besonders bei der konstitutionellen Form vollkommen fehlen. Bei der erworbenen Enteroptose klagen die Kranken mitunter über Kreuzschmerzen, schmerzhaftes Ziehen im Oberbauch nach reichlicheren Mahlzeiten, Obstipation und leichte Ermüdbarkeit. Der hinter dem Kranken stehende Arzt kann durch Hochheben des Hängebauches mit beiden Händen die Beschwerden teilweise beseitigen (G l é n a r d scher Handgriff). Die Patienten geben auch an, daß die Beschwerden beim Liegen verschwinden. Bei der klinischen Untersuchung fällt beim stehenden Kranken besonders der Hängebauch in die Augen. Beim liegenden Kranken sinkt der Bauch ein und ladet nach den Flanken aus.

Durch die Perkussion und Palpation läßt sich der Tiefstand der Leber, der rechten Niere, der Milz und des unteren Magenpoles meist leicht feststellen. Bei starker Rektusdiastase treten beim Erheben aus der Rückenlage in der Medianlinie und lateral vom Rektus auf beiden Seiten sackartige Vorwölbungen der Bauchwand auf.

Die Diagnose ist auf Grund des Vorhandenseins eines Hängebauches und des Nachweises einer Senkung der Eingeweide ohne Schwierigkeit zu stellen. Die Röntgenuntersuchung kann dabei wertvolle Dienste leisten. Die Differentialdiagnose hat die schwierige und verantwortungsvolle Aufgabe, andere Erkrankungen, die zu ähnlichen Beschwerden führen können, auszuschließen (Ulkus, Gallenblasenleiden und Genitalerkrankungen bei Frauen etc.). Der Arzt halte sich dabei stets vor Augen, daß mit der Feststellung einer Eingeweidesenkung durchaus nicht immer Schmerzzustände im Bauch ohne weiteres erklärt werden können, da die Enteroptose häufig nicht mit Beschwerden verbunden ist.

Die Behandlung hat die Aufgabe, durch gymnastische Übungen die Bauchmuskulatur zu kräftigen. Bei starker Rektusdiastase darf man sich davon nicht allzuviel erwarten. Wichtig ist ein gutsitzendes Bauchmieder, das in liegendem Zustand mit gehobenem Becken angelegt werden muß. Liege-Mastkuren, Mastkuren mit Insulin oder mit dem Zukkerfrühstück, Arsenkuren können bei abgemagerten Kranken von Nutzen sein. Bei Gastroptose mit Atonie sind häufige Mahlzeiten, Einschränken der Flüssigkeitszufuhr und Rechtslage nach den Hauptmahlzeiten zu empfehlen. Eine eventuell vorhandene Obstipation, die gewöhnlich dem atonischen Typ entspricht, ist diätetisch und nötigenfalls auch medikamentös zu versorgen.

Das Karzinom des Dickdarms besitzt wegen seines relativ häufigen Vorkommens größte praktische Bedeutung. Rektum, Coecum, die Flexura hepatica, lienalis und sigmoidea stellen die bevorzugten Lokalisationen des Dickdarmkrebses dar. Männer sind häufiger als Frauen betroffen. Wichtig zu wissen ist, daß auch in jugendlichem Alter nicht so selten ein Darmkrebs auftritt.

Subjektive Beschwerden können durch lange Zeit fehlen. Meist bestehen aber doch Magen-Darmsymptome, die den Arzt auf das Vorliegen einer Abdominalerkrankung hinweisen. Wenn bei einem älteren Menschen mit vorher normaler Darmfunktion eine Obstipation oder hartnäckige Durchfälle auftreten, das Gewicht abnimmt, dann denke man immer an das Vorliegen eines Darmkarzinoms und veranlasse alle zur Klärung der Diagnose nötigen Untersuchungen. Blutbeimengungen beim Stuhl und Schleimabgang sind immer auf das Vorliegen eines Rektumkarzinoms verdächtig. Die häufig mit einer zunehmenden Stenosierung des Darmes einhergehenden Rektum- und Flexurkarzinome verraten sich durch ein Völlegefühl im Leib, Appetitlosigkeit, zeitweise Kolikschmerzen und durch einen Wechsel von Verstopfung und Durchfällen. Über plötzlich auftretenden nächtlichen Stuhldrang, wo bei der Entleerung nur Winde und Schleim abgehen, wird von manchen Kranken berichtet. Ein bei einem älteren Menschen auftretender Okklusionsileus, der sich auf einen Einlauf löst, ist nicht selten das erste Alarmzeichen eines Dickdarmkarzinoms.

Für die klinische Untersuchung verwenden wir die Inspektion und Palpation des Abdomens, die Digitaluntersuchung, die Rektoskopie und Irrigoskopie. Bei höhergradigen Stenosen ist der Bauch gewöhnlich aufgetrieben und es können Darmsteifungen nachweisbar sein. Das Coecumkarzinom und die Flexurkarzinome sind bei nicht zu dicken Bauchdecken der Palpation zugänglich. Für den Nachweis eines Karzinoms der Flexura hepatica untersucht man am besten bimanuell in linker, für den Nachweis eines Karzinoms der Flexura lienalis in rechter Halbseitenlage. Das Rektumkarzinom ist bei nicht zu hohem Sitz bereits durch Digitaluntersuchung festzustellen. Man untersucht in Knie-Ellenbogenlage und läßt den Patienten bei negativem Befund aufrichten und pressen. Auf diese Weise können höher gelegene Tumoren noch der Palpation zugänglich werden. Gründliche Darmentleerung vor der Untersuchung ist wichtig, da sonst Täuschungen durch harte Sciballa vorkommen können. Auch die bimanuelle rektale oder vaginale Untersuchung in Rükkenlage kann herangezogen werden. Für den Nachweis eines hochsitzenden Rektumkarzinoms oder eines Sigmakarzinoms ist bei negativem Tastbefund eine Rekto-Romanoskopie vorzunehmen. Bei entsprechender Technik lassen sich Tumoren bis zu einer Entfernung von 25 bis 30 cm oberhalb des Anus feststellen. Für den Nachweis von Karzinomen, die außerhalb des Beckens liegen, kommt der Irrigoskopie größte Bedeutung zu. Die Feststellung von Füllungsdefekten, von Wandstarre, Verlust des normalen Schleimhautreliefs und Ersatz durch ein unregelmäßiges Reliefbild, schließlich die

Kombination dieser Zeichen mit einer Stenose ermöglicht meist die Erkennung des Karzinoms. Die Diagnose ist, wenn man nur an das Vorliegen eines Darmkarzinoms denkt, unter Heranziehung aller Hilfsmittel in der Regel zu stellen. Es bedeutet einen schweren Kunstfehler, wenn der Arzt bei Verdacht auf ein Darmkarzinom sich mit einem negativen Befund bei der Irrigoskopie begnügt und durch Unterlassung einer Digitaluntersuchung oder Rektoskopie ein Rektumkarzinom übersieht. In der Differentialdiagnose können die tumorbildende Form der Coecumtuberkulose und der Perisigmoiditis unüberwindliche Schwierigkeiten bereiten. Nicht selten wird dann die endgültige Diagnose erst bei der Operation oder bei der histologischen Untersuchung gestellt.

Die Behandlung des Dickdarmkrebses besteht in der möglichst frühzeitigen Radikaloperation. Für inoperable Karzinome mit stärkeren Stenoseerscheinungen kommt die Anlegung eines Anus praeternaturalis oral von der Stenose in Frage. Die Kranken können sich auf den Eingriff erholen, und mitunter erlebt man die Freude, daß ein scheinbar inoperabler Tumor sich durch Rückbildung entzündlicher Veränderungen hinterher als operabel herausstellt.

Das sehr seltene *Dickdarmsarkom* ist klinisch von einem Karzinom meist nicht zu unterscheiden und bedarf keiner besonderen Besprechung.

Drei Beispiele zur Erläuterung:

Fall Nr. 37: Die 58jährige Patientin gibt an, daß sie schon längere Zeit an Magenschmerzen leide. Vor drei Monaten wurde sie wegen des Auftretens eines Blutstuhles in ein Krankenhaus aufgenommen, wo ein negativer Röntgenbefund des Magens erhoben, aber angeblich gastroskopisch ein Magengeschwür gefunden wurde. Die Magenbeschwerden stellten sich immer wieder ein, die Schmerzen waren aber von der Zeit und Art der Nahrungsaufnahme unabhängig. Außerdem bestanden zeitweise heftige Kolikschmerzen im Bauch, wobei auch eine Obstipation vorhanden war. Bei der klinischen Untersuchung fand sich ein deutlicher Druckschmerz im obersten Epigastrium, außerdem war in linker Halbseitenlage ein kleiner, harter Tumor in der Gegend der Flexura hepatica zu tasten. Eine neuerliche Röntgenuntersuchung des Magens ergab keinen krankhaften Befund. Bei der Irrigoskopie wurde ein stenosierender Tumor des Kolons im Bereich der Flexura hepatica nachgewiesen. Bei der Operation fand sich ein mäßig stenosierendes Flexurkarzinom, das radikal operiert werden konnte. Nach dem Eingriff waren auch die Magenbeschwerden geschwunden. Bemerkenswert an dem Fall ist, daß durch Monate hindurch ausschließlich Magenbeschwerden bestanden und erst in der letzten Zeit Kolikschmerzen im Verein mit einer Obstipation auf das Vorhandensein einer Darmstenose hinwiesen.

Fall Nr. 38: Der 61jährige Mann gibt an, daß er seit über einem Jahr
an Verstopfung abwechselnd mit Durchfällen leidet. Vorher war er immer
darmgesund. In der letzten Zeit sind die Durchfälle im Vordergrund,
wobei auch Schleim und Blut abgeht. Das Körpergewicht hat um über
10 kg abgenommen. Vor einem halben Jahr wurde vom Hausarzt eine
Irrigoskopie veranlaßt, die einen negativen Befund ergeben hatte. Eine
Digitaluntersuchung war nicht vorgenommen worden. Die Untersuchung
ergab bei dem hochgradig abgemagerten und anämischen Kranken deutliche Darmsteifungen in der Gegend des Querkolons und besonders im
Bereich des Colon descendens. Bei der anschließenden Digitaluntersuchung
fand sich wenige Zentimeter oberhalb des Anus ein stenosierendes Rektumkarzinom. Der mächtige Tumor war an der linken Beckenwand adhärent
und unverschieblich. Der Kranke kam nach Anlegung einer Kolostomie
innerhalb von drei Monaten ad exitum. Der Fall lehrt eindringlich, daß
die alleinige Vornahme einer Irrigoskopie zum Ausschluß eines im Becken
sitzenden Karzinoms nicht genügt und daß die Unterlassung der Digitaluntersuchung einen schweren Kunstfehler bedeutet hat.

Fall Nr. 39: Der 63jährige Mann gibt an, daß vor drei Jahren im
Anschluß an eine Grippe, im Harn Zucker und Eiweiß gefunden wurde.
Auf Verordnung einer eiweißarmen Diät durch den Hausarzt hat er an
Gewicht abgenommen, da er Mehlspeisen nicht gern esse. Die Untersu-
chung ergab Zeichen einer beginnenden Schrumpfniere (RR 235/140,
RN = 52 mg%, Harn E = 0,5 %oo, Spez. Gew. 1013) und eines schweren
Myokardschadens mit leichten Dekompensationserscheinungen. Auf eine
entsprechende Behandlung ging der RN auf 43 mg%, der RR auf 170/85
zurück, die Dekompensationszeichen schwanden und der Kranke fühlte
sich deutlich besser. Drei Monate nach Beginn der Beratung hielt dieser
gute Zustand an, doch klagte der Kranke jetzt über einen in den letzten
Wochen aufgetretenen Wechsel von Verstopfung und Durchfällen mit
Schleimabgang. Die Digitaluntersuchung deckte zur größten Überraschung
ein schüsselförmiges Rektumkarzinom etwa 8 cm über dem Anus auf.
Der Kranke wurde zweizeitig radikal operiert und überlebte den Eingriff noch sechs Jahre. Er ging unter zunehmenden Dekompensationserscheinungen akut an einer Embolie zugrunde. Auch dieser Fall zeigt die
Unerläßlichkeit der Digitaluntersuchung des Mastdarmes bei einem älteren Menschen mit Darmstörungen.

Die gutartigen Darmtumoren sind sehr selten und daher
von geringer praktischer Bedeutung, um so mehr, als ihre
Abgrenzung von malignen Tumoren schwierig und meist erst
bei der Operation und histologischen Untersuchung möglich
ist. Zur Beobachtung kommen Adenome, Fibrome und Lipome, Myome und Angiome. Die ins Darmlumen hinein-
ragenden Tumoren werden von der Peristaltik erfaßt und
mit der Zeit zu gestielten Polypen. Gutartige Polypen des
Rektums können bei der Digitaluntersuchung bereits nachgewiesen werden. Sie geben mitunter Anlaß zu Blutungen.
Vereinzelte Polypen sollen immer abgetragen werden, da sie
erfahrungsgemäß gerne maligen degenerieren. Höher gelegene Polypen können durch die Rektoskopie festgestellt

werden. Die allgemeine Polypose des Dickdarmes ist durch die Irrigoskopie nachweisbar. Sie entwickelt sich häufig auf dem Boden entzündlicher Veränderungen des Kolons und ist dann am besten durch eine Behebung der Entzündung zu behandeln. Die Lipome können mitunter beträchtliche Größe erreichen, ohne daß subjektive Beschwerden vorhanden sein müssen. Ich hatte einen Patienten in Beobachtung, bei dem jahrzehntelang drei zum Teil über mannsfaustgroße Lipome vorhanden waren, die keinerlei subjektive Beschwerden verursachten. Die gutartigen Darmtumoren können zu Blutungen, Invagination, Stenose und gelegentlich auch zu einem Ileus Anlaß geben.

Die Darmneurosen. Im Vergleich zu den nervösen Erkrankungen des Magens spielen die Darmneurosen eine unbedeutende Rolle. Die praktisch wichtigen Krankheitsbilder, die man gewöhnlich den nervösen Erkrankungen des Darmes zuzählt, wie die habituelle Obstipation, die endokrinen und allergischen Durchfälle und die Colica mucosa, wurden bereits früher in eigenen Abschnitten geschildert. Als Darmneurosen im engeren Sinne bleiben noch Symptomenbilder übrig, die einer kurzen Besprechung bedürfen.

Die *„nervöse Diarrhöe"* wird durch psychische Traumen, Schreck, Angst und Aufregungen verschiedener Art ausgelöst und klingt mit dem Wegfall der Ursache schlagartig, ohne Folgen zu hinterlassen, ab. Die Angstdiarrhöe wurde vom Volkswitz in verschiedenen derben Aussprüchen charakterisiert. Der Prüfungskandidat, der im kritischen Augenblick von heftigen Durchfällen heimgesucht wird, die Hausfrau, die abends in Erwartung des nicht zum Essen heimgekehrten Gatten wiederholt die Toilette aufsuchen muß, sind allgemein bekannte Erscheinungen. Die Diagnose wird bei der meist klar auf der Hand liegenden auslösenden Ursache keine Schwierigkeiten bereiten, ebenso erübrigt sich eine Behandlung, da die Diarrhöe mit dem Wegfall des psychischen Traumas von selbst aufhört. Schwieriger liegen die Verhältnisse bei jenen, meist deutlich vegetativ stigmatisierten Fällen, bei denen durch längere Zeit ohne Zeichen einer Hyperthyreose Durchfälle bestehen. Die Diagnose einer nervösen Diarrhöe darf erst dann gestellt werden, wenn durch eine sorgfältige Untersuchung eine organische Ursache der Durchfälle ausgeschlossen werden kann. Ich habe eine solche Patientin seit vielen Jahren in Beobachtung, bei der von Zeit zu Zeit durch einige Wochen Durchfälle auftreten, die durch Sedormid oder Bellergal behoben werden können. Strenge Darmschonkost und Adstringentien waren vollkommen wirkungslos.

Der *Meteorismus hystericus* kann anscheinend durch eine Kontraktion des Zwerchfelles bei gleichzeitiger Erschlaffung der Bauchdecken eventuell in Verbindung mit Luftschlukken auftreten. Vortäuschung einer Schwangerschaft durch einen zunehmenden Meteorismus und Zurückhaltung von Stuhl wurde bei Hysterischen beobachtet. Die Diagnose wird meist im Rahmen des Gesamtbildes mit Fehlen von Störungen des Allgemeinbefindens möglich sein. *Tympanismus vagotonicus* hat B à l i n t eine besondere Form des Meteorismus benannt, der durch Atropin behoben und durch Physostigmin ausgelöst werden kann.

Als *Proctalgia fugax* wurde von T h a y s e n und unabhängig von ihm von L a u d a unter dem Namen „*nervöse Rektalgie*" ein Zustandsbild beschrieben, das durch anfallsartig auftretende Schmerzen im Rektum charakterisiert ist. Als auslösende Ursache wird von manchen Kranken die Defäkation angegeben, bei anderen Kranken treten die Schmerzen im Anschluß an den Koitus oder auch ohne besondere Ursache auf. Die Dauer der Schmerzen schwankt zwischen einigen Minuten und mehreren Stunden. L a u d a sieht das Wesen der Erkrankung in einer Neuralgie des Rektums. Die Diagnose ist bei Kenntnis des Syndroms leicht.

Die Peritonitis (Bauchfellentzündung). Wir unterscheiden zwischen einer lokalen und einer diffusen Peritonitis, je nachdem sich der entzündliche Prozeß des Bauchfelles nur in einem engbegrenzten Bezirk oder im ganzen Bauchraum abspielt.

Die lokale, adhäsive Peritonitis entwickelt sich im Bereich von penetrierenden Geschwüren des Magens und Duodenums, im Bereich des Darmes durch Übergreifen einer Schleimhautentzündung auf den Serosaüberzug (Perityphlitis, Perisigmoiditis etc.). Weitere Beispiele sind die Pericholezystitis und die Pelveoperitonitis bei entzündlichen Erkrankungen des Uterus und der Adnexe. Im Bereich der Entzündung entstehen Verwachsungen mit dem Netz und mit den Nachbarorganen, die zur Abdeckung des entzündlichen Prozesses gegen die freie Bauchhöhle nützlich sind, aber später zu Adhäsionsbeschwerden Anlaß geben können. Eine Sonderform der adhäsiven Peritonitis stellt die sogenannte *Verklebungskrankheit* dar. Bei manchen Menschen, meist handelt es sich um Neurotiker, führen bereits kleine Eingriffe im Bauchraum zu fortschreitenden Verklebungen im Operationsbereich, die bald zu Beschwerden Anlaß geben. Jede neuerliche Operation, die von diesen sehr operationsfreudigen Kranken dringend verlangt wird, verschlechtert die Beschwerden, da daraufhin wieder neue Verwachsungen entstehen. Ich hatte einen Patienten in Beobachtung, der nach einer glatten Appendektomie mehrmals wegen Adhäsionsbeschwerden laparatomiert worden war, dessen Zustand sich nach jeder Operation verschlechterte. Der Kranke hatte hartnäckige Stuhlbeschwerden, der Bauch war stark aufgetrieben und es bestand kein Zweifel, daß es sich hier um eine Verklebungskrankheit mit einer mechanischen Form der Obstipation handelte. Die vom Kranken verlangte neuerliche Operation wurde daher abgelehnt und durch systematische Bauchmassage, fortlaufende Gaben von Abführmitteln und Paraffinöl bei zellulosearmer Kost ein erträglicher Zustand erreicht.

Die Diagnose und Therapie der lokalen Peritonitis wurde bereits gelegentlich der Besprechung der betreffenden Organerkrankungen erörtert.

Die Peritonitis diffusa kann als Perforationsperitonitis beim Durchbruch von Geschwüren des Magen-Darmtraktes auftreten, weiters beim Platzen der Gallenblase bei eitriger Cholezystitis, der Tube bei einer Pyosalpinx, beim Übergreifen der Entzündung auf das ganze Bauchfell bei akuter Appendizitis usw. Eine seltene Sonderform stellt die fast ausschließlich bei kleinen Mädchen vorkommende Pneumokokkenperitonitis dar, bei der als Eintrittspforte für die Erreger möglicherweise die Tuben in Frage kommen.

Unter den subjektiven Beschwerden stehen die typischen Peritonealschmerzen im Vordergrund, die durch jede Bewegung, Husten, Nießen etc. verschlechtert werden und die Kranken veranlassen, völlig ruhige Rückenlage einzuhalten. Zum Unterschied von dem an- und abschwellenden Kolikschmerz sind die Schmerzen anhaltend. Übelkeit, Erbrechen, Singultus, starkes Durstgefühl und schwerstes Krankheitsgefühl vervollständigen jeweils das Beschwerdebild.

Bei der klinischen Untersuchung fällt die brettharte Bauchdeckenspannung und die starke Druckschmerzhaftigkeit des Leibes besonders auf. In frühen Stadien der Peritonitis kann man nach dem Ort der stärksten Défense und des stärksten Druckschmerzes oft noch den vermutlichen Ausgangspunkt lokalisieren. Erfahrene Ärzte erkennen eine Peritonitis bereits an dem Gesichtsausdruck (Facies peritonealis). Das Gesicht ist blaß, zyanotisch, die Wangen sind eingesunken, die Augen haloniert, tiefliegend, die Nase spitz, der ganze Gesichtsausdruck leidend und ängstlich. Die Zunge ist trocken und belegt. Der Puls steigt rasch an und wird bald klein und sehr frequent. Bei längerer Dauer der Bauchfellentzündung tritt infolge der fortschreitenden Darmlähmung eine zunehmende Auftreibung des Leibes auf, das Erbrechen wird fäkulent und in wenigen Tagen tritt der Tod ein. An Laboratoriumsbefunden sind die starke Leukozytose und die enorme Senkungsbeschleunigung besonders hervorzuheben.

Die Diagnose ist auf Grund der Facies, der trockenen Zunge, der typischen peritonealen Schmerzen, der Druckschmerzhaftigkeit des Bauches und der brettharten Bauchdeckenspannung meist leicht zu stellen. In der Differentialdiagnose können bei manchen Formen von Ileus, bei Stieldrehung von Ovarialzysten, bei Pankreasnekrose und Steinkoliken Schwierigkeiten in der Abgrenzung bestehen.

Die Behandlung der diffusen Peritonitis gehört in das Gebiet der Chirurgie und soll daher hier nicht erörtert werden. Für die Pneumokokkenperitonitis ist die konservative Behandlung mit Sulfonamiden und Penicillin dem operativen Vorgehen unbedingt vorzuziehen.

Die Peritonitis tuberculosa kommt im wesentlichen in drei Formen zur Beobachtung, der exsudativen, der adhäsiven und tumorösen Form, sehr selten als Peritonitis purulenta. Mitunter findet man auch einen ein- oder beiderseitigen Pleuraerguß und einen Erguß im Perikard als Zeichen einer *Polyserositis tuberculosa*. Die subjektiven Beschwerden bestehen in Fieber, Abmagerung und gelegentlich in Durchfällen. Bei der exsudativen Form berichten die Kranken über eine zunehmende Auftreibung des Leibes, die bei der gleichzeitig vorhandenen Abmagerung auffallend ist.

Bei der klinischen Untersuchung findet man bei der exsudativen Form einen verschieden starken Aszites. Die Aszitesflüssigkeit weist die Zeichen des entzündlichen Ergußes auf mit Eiweißvermehrung auf 4 bis 6% und positiver Rivaltaprobe. Bei der adhäsiven Form finden sich flächenförmige, lokale Dämpfungen im Bauch, in deren Bereich man undeutliche Resistenzen feststellen kann. Bei der tumorösen Form tastet man knollige Tumoren.

Die Diagnose ist bei der exsudativen und knolligen Form

relativ leicht, bei der adhäsiven Form schwierig. Der Nachweis von Tuberkelbazillen im Aszites durch Meerschweinchenimpfung oder Kultur und das Auffinden von spezifischen Knötchen bei der Laparaskopie sichert die Diagnose. Für die Behandlung sind nach eigenen, an der Abteilung F a l t a gesammelten Erfahrungen Bestrahlungen mit Radium und Röntgen besonders zu empfehlen, die nicht nur bei der adhäsiven und knolligen Form, sondern auch bei der exsudativen Form ausgezeichnet wirken. Die Radiumbestrahlung hat gegenüber der Röntgenbestrahlung den Vorteil, daß sie nur zu geringen Katererscheinungen führt, was bei den oft stark abgemagerten Kranken wichtig ist. Verwendet wurde die Felderungsmethode und pro Feld 200 mgSt verabfolgt. Zur Unterstützung der Behandlung können Höhenkuren, lokale Schmierseifen- und Wärmeapplikationen herangezogen werden. Über die Verwendung von Streptomycin, Pas Cilag und die Thiosemicarbazonpräparate fehlen mir eigene Erfahrungen.

Darmparasiten. Als Krankheitserreger kommen Protozoen (Lamblia intestinalis, Balantidium coli und Entamoeba histolytica), Bandwürmer (Cestoden) sowie Faden-, Rund- und Spulwürmer (Nematoden) in Frage.

Protozoen. Die *Lamblia intestinalis,* ein birnförmiger Flagellat von ca. 10 μ Länge mit vier Geißelpaaren, lebt auf dem Epithel des Dünndarmes und wird gelegentlich bei einer Duodenalsaftuntersuchung nachgewiesen. Im körperwarmen Duodenalsekret sind die lebhaft beweglichen Parasiten leicht erkennbar. Im Stuhl finden sich nur Zysten.

Subjektive Beschwerden können vollkommen fehlen, mitunter sind aber hartnäckige enterokolitische Durchfälle, Erkrankungen der Leber und Gallenwege sowie ulkusartige Beschwerden auf eine Lamblieninfektion zurückzuführen. Die Diagnose ist durch den Nachweis der lebhaft beweglichen, charakteristischen Parasiten im Duodenalsekret leicht zu stellen. Auch der Nachweis von Zysten im Stuhl kann die Diagnose ermöglichen.

Die Behandlung erfolgt am besten mit Atebrin. Man gibt durch fünf aufeinanderfolgende Tage täglich dreimal zwei Tabletten à 0,1. Als wirksam hat sich auch die intravenöse Zufuhr von Neo-Salvarsan erwiesen.

Das *Balantidium coli,* ein 50 bis 70 μ langes, ovales Infusorium mit einem Wimpernkranz, lebt im Dickdarm und kann zur Ursache von schweren, ruhrartigen Durchfällen werden.

Die Diagnose gründet sich auf den Nachweis der charakteristischen Parasiten im körperwarmen Stuhl.

Die Behandlung erfolgt mit täglichen Emetininjektionen à 0,03 bis 0,05 i. m. (zehn bis zwanzig Injektionen) und Yatren, dreimal zwei bis vier Dragées täglich per os durch ein bis zwei Wochen.

Die *Entamoeba histolytica,* der Erreger der tropischen Ruhr, wird bei den Infektionskrankheiten des Darmes gesondert besprochen.

Die *Entamoeba coli* ist ein harmloser Darmschmarotzer.

Wurmkrankheiten. Beim Menschen kommen die Würmer als geschlechtsreife Parasiten im Darm vor oder sehr selten wird auch der Mensch zum Zwischenwirt, wo sich dann die Larven (Finnen) in verschiedenen Organen (Muskeln, Leber, Lungen, Gehirn etc.) finden.

Subjektive Beschwerden können bei den Wurmkrankheiten vollkommen fehlen. Mitunter wird aber über Magenbeschwerden (Appetitlosigkeit abwechselnd mit Heißhunger, Sodbrennen, Aufstoßen, Speichelfluß), Darmstörungen (Kolikschmerzen, Wechsel von Durchfall und Verstopfung), Kitzelgefühl in der Nase, Juckreiz im After, Kopfschmerzen, schlechtes Aussehen und Abmagerung geklagt.

Von den klinischen Befunden kommt dem Nachweis der Parasiten oder von Wurmeiern im Stuhl die größte Bedeutung zu. Ein negativer Stuhlbefund ist für das Fehlen von Darmparasiten nicht beweisend. Wertvoll ist das Anreicherungsverfahren von T e l l m a n n auf Wurmeier: Ein erbsengroßes Stück Stuhl wird mit gleichen Teilen von Äther und Salzsäure verrieben, durch ein Haarsieb filtriert und das Filtrat zentrifugiert. Im Sediment sind die Eier angereichert. Nicht selten findet sich eine mäßige Eosinophilie im Blut, die bei Fehlen sonstiger Ursachen, immer eine Untersuchung auf Wurmeier veranlassen sollte. Mikrozytäre Anämien kommen oft zur Beobachtung, selten auch eine echte Perniziosa, letztere besonders beim Dibothriocephalus latus. Von Interesse ist, daß bei Vorhandensein von Darmparasiten eine Oxalämie und Oxalurie gefunden werden kann.

Bandwürmer (Cestoden). Die *Taenia saginata*, der Rinderbandwurm, kommt bei uns am häufigsten vor. Der mit vier pigmentierten Saugnäpfen versehene Kopf ist bis zu 2 mm breit. Er unterscheidet sich schon makroskopisch durch seine knotenförmige Auftreibung von den flachen Proglottiden. Die Glieder schließen sich an den kurzen Halsteil an und werden analwärts immer größer. Der ausgewachsene Bandwurm erreicht eine Länge bis zu 10 m. Die untersten Glieder lösen sich los und werden mit dem Stuhl entleert. An den Proglottiden erkennt man eine seitliche Geschlechtsöffnung und im Inneren bei Kompression zwischen zwei Objektträgern den mit 20 bis 50 seitlichen Ausladungen versehenen Uterus. Die Eier sind leicht oval geformt und besitzen eine dicke, radiär gestreifte Schale. Im Inneren liegt der Embryo mit sechs Haken. Zwischenwirt ist das Rind, mitunter auch die Ziege, in deren Muskelfleisch sich die kleinen, bei der Fleischbeschau leicht zu übersehenden Finnen finden. Die Infektion beim Menschen erfolgt ausschließlich durch den Genuß von rohem oder ungenügend zubereitetem, finnigem Rind- oder Ziegenfleisch.

Die *Taenia solium,* der Schweinebandwurm, war früher sehr häufig, ist jetzt aber bei uns nur mehr selten zu beobachten. Der Kopf ist kleiner als bei der Taenia saginata, mit einem Hakenkranz und vier nicht pigmentierten Saugnäpfen versehen. Der Wurm wird nur bis zu 3 m lang. Die Glieder sind zart, durchsichtig und unterscheiden sich von den viel gröberen Proglottiden der Taenia saginata durch die geringere Zahl der Seitenäste des Uterus (7 bis 12 gegen 20 bis 50). Die Eier sind denen des Rinderbandwurmes sehr ähnlich, nur etwas weniger oval geformt. Die Unterscheidung der beiden Taenien ist durch die Beschaffenheit der Proglottiden leicht möglich. Der Zwischenwirt ist das Schwein, in dessen Muskelfleisch sich die Finnen finden. Die Infektion erfolgt durch den Genuß von rohem oder ungenügend zubereitetem, finnigem Schweinefleisch. Wichtig ist, daß auch der Mensch zum Zwischenwirt werden kann, wenn reife Eier z. B. durch Selbstinfektion in den Verdauungstrakt gelangen. Die Finnen (Cysticercus cellulosae) können beim Menschen in den verschiedensten Organen gefunden werden. Beim Cysticercus cellulosae der Haut treten zahlreiche erbsengroße, schmerzhafte, verschiebliche Knötchen auf, deren Natur durch Probeexzision und histologische Untersuchung leicht erkannt werden kann. Der Cysticercus im Auge ist durch die Augenspiegelung nachweisbar. Die Lokalisation im Gehirn führt zu Herdsymptomen und nicht selten zum Exitus.

Der *Bothriocephalus latus* ist vor allem in nordischen Ländern im Bereich der Ostsee und in der Schweiz häufig. Der ausgewachsene Bandwurm wird 10 bis 15 m lang. Der Kopf ist keulenförmig und mit zwei länglichen Saugnäpfen versehen. Die Proglottiden sind kurz und breit, der Uterus ist sternförmig verzweigt. Die Eier sind oval geformt und besitzen an einem Ende einen Deckel. Zwischenwirt sind verschiedene Fische (Hecht, Lachs, Seeforelle u. a.), die sich durch die Aufnahme von kleinen Planktonkrebsen, die als erste Zwischenwirte fungieren, infizieren. Die Infektion beim Menschen erfolgt vor allem durch den Genuß von rohem, finnigem Fischfleisch. Echte perniziöse Anämie kommt gelegentlich zur Beobachtung, die auf Leberbehandlung anspricht und mit der Abtreibung des Wurmes verschwindet.

Die Behandlung ist bei allen Taenien einheitlich und wird am besten mit Extractum Filicis maris durchgeführt. Mit Rücksicht auf die Vergiftungsgefahr und die notwendige Suche nach dem Kopf des Wurmes soll die Kur am besten nur in einer Anstalt durchgeführt werden. Am Vortag gibt man flüssige, schlackenlose Kost in Form von gezuckertem Tee und passierten Schleimsuppen und führt den Kranken gründlich mit Bittersalz oder Rizinusöl ab. Am Abend vor der Kur wird gerne ein Heringsalat gegeben. Am folgenden Morgen läßt man nüchtern 8,0 bis 10,0 g Extractum Filicis in Kapseln, à 1,0 g, nehmen. (Rp. Extr. Filicis maris aether. recent. parat. 1,0 . D. t. d. ad. caps. gelatin. Nr. VIII. D. S. Innerhalb einer halben bis einer Stunde mit kaltem, schwarzem Kaffee zu nehmen.) Zwei Stunden nach dem Einnehmen der Kapseln muß durch Zufuhr von ein bis zwei Eßlöffeln Rizinusöl oder 20 bis 30 g Magnes. sulfur. in $^{1}/_{4}$ l Wasser für ausgiebige Darmentleerung gesorgt werden. Nötigenfalls muß der Darm durch Einläufe entleert werden, da sonst Vergiftungserscheinungen auftreten können. Die Stühle werden am besten in einen Kübel mit warmem Wasser abgesetzt und mit Hilfe eines Stuhlsiebes auf den Kopf des Wurmes untersucht. Wird der Kopf nicht gefunden, dann soll man mit der Wiederholung der Kur drei Monate warten, bis der neuerliche Abgang von Gliedern die Erfolglosigkeit der Behandlung beweist. Bei Wiederholungskuren empfiehlt F. Hoff, neben dem Filixextrakt noch vier Tropfen Ol. chenopodii nehmen zu lassen. Für besonders hartnäckige Fälle ist die Einführung des Medikamentes mit der Duodenalsonde ins Duodenum zu empfehlen. Bei Unwirksamkeit von Filix mas kann man auch Pelletierin, das aktive Prinzip der Granatrinde, versuchen. (Rp. Pelletierin. sulf. 0,3, Infus. fol. Sennae 5,0 : 150,0, Syrup. simpl. 20,0. D. S., innerhalb einer Stunde zu nehmen.) Eine Kombination von Granatrinden-

und Filixextrakt kann auch mit der Duodenalsonde eingeführt werden. (Rp. Extract. Filic. mar. 5,0, Extract. cort. Granat. 6,0, Infus. fol. Sennae 5,0 : 50,0.) Eine Stunde nach der Einführung des Medikamentes wird ein salinisches Abführmittel (Natr. sulfur. oder Magnes. sulfur.), in einer Menge von 20 bis 30 g in warmem Wasser gelöst, durch die Sonde zugeführt. Bei Kranken mit schwerer Anämie soll die Kur erst nach erfolgreicher Behandlung der Blutarmut mit Leberextrakt oder Eisenpräparaten durchgeführt werden. Die oben angegebenen Dosierungen sind nur für Erwachsene bestimmt. Bei Kindern sind die vorgeschriebenen, dem Alter entsprechenden kleineren Dosen zu geben.

Die *Taenia echinococcus* lebt im Hundedarm und kommt beim Menschen nur als Finne vor. Die Infektion beim Menschen erfolgt durch die Aufnahme von Wurmeiern in den Magen. Die aus den Eiern freigewordenen Embryonen durchbohren die Magenwand, gelangen in die Zirkulation und siedeln sich in verschiedenen Organen an. In den Organen entwickeln sich mit einer gallertigen Flüssigkeit gefüllte Blasen, die einkammerig (unilokulär) oder mehrkammerig (multilokulär) sein können. Der häufigste Sitz der Echinokokkenzysten ist die Leber.

Die Diagnose gründet sich auf den Nachweis eines schmerzlosen, zystischen Tumors, von Scolices und Häkchen in der Zystenflüssigkeit und eine positive Komplementbindungsreaktion.

Die Behandlung ist ausschließlich chirurgisch und besteht in der Öffnung und Entleerung der Zysten und, wenn möglich, in der Exstirpation derselben. Als prophylaktische Maßnahme ist zu empfehlen, daß Hundebesitzer die Tiere fortlaufend auf das Vorhandensein von Würmern kontrollieren und rechtzeitig Wurmkuren durchführen lassen. Diese Maßnahme ist besonders dann dringlich, wenn Kinder mit den Hunden in Berührung kommen.

Faden-, Rund- und Spulwürmer (Nematoden). *Ascaris lumbricoides,* der Spulwurm, ähnelt einem steifen Regenwurm und ist blaßgelb gefärbt. Das Männchen wird 15 bis 20 cm lang, das Weibchen wesentlich länger. Die Eier sind oval, besitzen eine undurchsichtige Schale, die von einer gebuckelten Eiweißhülle umgeben ist. Der Wurm lebt vorwiegend im Dünndarm. Meist sind nur ein oder zwei Askariden vorhanden, mitunter können aber bei Abtreibungskuren mehrere hundert Würmer gefunden werden. Vom

Dünndarm aus wandern einzelne Würmer manchmal oralwärts, können durch Eindringen in den Ductus choledochus einen Verschlußikterus auslösen, oder sie gelangen in den Magen und die Speiseröhre und werden zur unliebsamen Überraschung der Kranken durch den Mund entleert. Interessant ist der Lebenszyklus des Wurmes, der sich ohne Zwischenwirt vollständig beim Menschen abspielt. Das Weibchen legt täglich bis 15000 Eier, in deren Inneren sich die Larven innerhalb von 40 Tagen so weit entwickeln, daß sie infektionsfähig sind. Werden solche Eier in den Darmkanal aufgenommen, dann durchbrechen die Larven nach Auflösung der Eiweißhülle die Darmwand, gelangen auf dem Blutwege über die Leber und das rechte Herz in die Lungen und Bronchien, wo sie flüchtige bronchopneumonische Infiltrate verursachen können. Von der Lunge wandern die Parasiten durch die Bronchien und die Trachea in die Speiseröhre und kommen so wieder in den Darm.

Die Infektion erfolgt durch Rohgemüse, Salate, rohes Obst und infiziertes Wasser oder durch Selbstinfektion bei Wurmträgern. Auch die Übertragung von Eiern durch unreine Wurmträger auf andere Menschen ist möglich. Zur Behandlung werden besonders Santonin, Helminal, Filmaronöl und Ol. chenopodii verwendet. Am Abend vor jeder dieser Kuren wird der Darm durch Bittersalz oder Rizinusöl gründlich entleert.

Bei der Santoninkur gibt man täglich 3mal 0,025 bis 0,05 Santonin während oder nach dem Essen durch vier Tage. Tägliche Einnahme eines salinischen Abführmittels ist zu empfehlen. Am Ende der Kur wird durch Rizinusöl oder Bittersalz für eine gründliche Darmentleerung gesorgt. Auf die grüne oder rote Verfärbung des Harnes sowie auf das eventuell auftretende Gelbsehen sind die Patienten aufmerksam zu machen.

Von Helminal, einem Extrakt aus der Alge Digenea, gibt man täglich dreimal drei Tabletten durch drei aufeinanderfolgende Tage und läßt jeden Tag ein Abführmittel nehmen. Die Kur kann nach ein bis zwei Wochen wiederholt werden. Das Mittel ist relativ ungefährlich.

Von Filmaronöl (Aspidinal-Filicin aus Farnwurzel, in Öl gelöst) gibt man 3 g in gleicher Weise wie bei der Bandwurmkur mit Filixextrakt.

Besonders wirksam bei Askariden ist das Chenopodiumöl, bei dem aber wegen seiner Giftigkeit große Vorsicht am

Platz ist. Man gibt beim Erwachsenen 10 bis 15 Tropfen Ol. chenopodii in Kapseln zu fünf Tropfen und läßt diese Dosis nach zwei Stunden nochmals nehmen, insgesamt also 20 bis 30 Tropfen (vier bis sechs Kapseln). Einige Stunden später muß durch Rizinusöl oder Bittersalz für eine ausgiebige Darmentleerung gesorgt werden, da sonst Vergiftungserscheinungen auftreten können. Bleibt der Stuhlgang aus, dann muß durch weitere Gaben von Abführmitteln und durch Einläufe noch am gleichen Tag ein Stuhlgang erzielt werden. Kranke mit schwerer Obstipation, die auf Abführmittel schlecht ansprechen, Gravide, Nierenkranke und Fiebernde sollen dieser Kur nicht unterzogen werden.

Askaridenträger müssen zur Verhütung der Selbstinfektion über Nacht eine gutschließende Badehose tragen und den After mit Unguent. ciner. oder weißer Präzipitatsalbe fetten. Auf große Sauberkeit ist besonders zu achten.

Oxyuris vermicularis, der Madenwurm, sieht einem Stück Zwirnsfaden ähnlich. Das Männchen ist 4 mm, das Weibchen 10 mm lang. Der Wurm wächst im unteren Dünndarm und im Coecum zum geschlechtsreifen Individuum heran. Von hier gelangen die Weibchen in die Ampulle, wo sie ihre Eier ablegen. Die Eiablage erfolgt auch außerhalb des Afters in der Analgegend und Vagina. Die lebhaft beweglichen Würmer rufen besonders abends nach dem Niederlegen und in der Nacht heftigen Juckreiz in der Aftergegend hervor, der zum Kratzen Anlaß gibt, wobei die Finger mit den Wurmeiern infiziert werden. Die Erkrankung erfolgt durch die Aufnahme von Wurmeiern in den Magen-Darmtrakt ohne Zwischenwirt. Als Infektionsquellen kommen besonders rohe Gemüse und Früchte in Frage. Von besonderer Bedeutung ist die Selbstinfektion.

Die Behandlung hat diesem Umstand besonders Rechnung zu tragen. Oxyurenträger müssen über Nacht eine gut schließende Badehose tragen und den After nach jedem Stuhlgang und vor dem Schlafengehen mit einer die Eier abtötenden Salbe gut fetten. Gründliche Reinigung der Hände in fließendem Wasser nach dem Stuhlgang und vor jeder Nahrungsaufnahme, Bürsten der Nägel ist unerläßlich. Bei Feststellung von Oxyuren sollen alle in der gleichen Wohnung lebenden Personen auf Würmer untersucht und die Erkrankten gleichzeitig behandelt werden, um die gegenseitige Ansteckung zu verhüten. Für die Abtreibung sind zahlreiche Präparate im Handel, die mit einer Gebrauchsanweisung versehen sind (Oxymors, Oxyaskarin, Oxural, Oxylax, Oxy-Violetten u. a.). Weiters kann man Gelonida Aluminii subacetici dreimal zwei Tabletten täglich, 10 Min. vor dem Essen, durch eine Woche geben und dabei fortlaufend Abführmittel nehmen lassen. Auch die bei Askariden verwendeten Mittel können herangezogen werden. Die in der Ampulle vorhandenen Würmer können durch abendliche Einläufe mit 1 °/₀₀ Benzol in physiologischer Kochsalzlösung entfernt werden, um die Kranken von dem nächtlichen Juckreiz zu befreien. Bei Kindern, die vor dem Schlafengehen über Juckreiz klagen, entfernt man die in der Afteröffnung nach Auseinanderziehen der Backen sichtbaren Würmer am besten direkt mit einem Klosettpapier. Als Hausmittel werden Einläufe mit Knoblauchabkochungen und reichlicher Genuß von rohen Möhren (Karotten) empfohlen. Auch das geruchlose Knoblauchpräparat Allisatin, dreimal ein bis zwei Tabletten täglich, oder das aus Daucus carota hergestellte Daucarysatum, dreimal ein Eßlöffel täglich, kann verwendet werden. Für besonders hartnäckige Fälle empfiehlt H e n · n i n g zur Abtreibung der höher sitzenden Würmer die v. N o o r d e n sche Kur. Dreimal am Tag, beginnend eine Stunde nach dem Frühstück, wird in Abständen von 30 bis 45 Min. folgendes Pulver gegeben: Santonin 0,03 (bis 0,05), Kalomel 0,03 (bis 0,06), Sacchar. lact. 0,3. Am Abend erhält der Kranke ein leichtes vegetabiles Abführmittel. Die Kur wird an zwei aufeinanderfolgenden Tagen in Abständen von je einer Woche drei- bis fünfmal wiederholt. Kurdauer vier bis sechs Wochen.

L a u d a hat darauf aufmerksam gemacht, daß man bei Feststellung einer Anämie bei Oxyurenträgern den Stuhl besonders sorgfältig auf das Vorhandensein von Eiern des Trichocephalus dispar untersuchen soll, da dieser Parasit dann meist für die Blutarmut verantwortlich ist.

Trichocephalus dispar, der Peitschenwurm, wird ca. 5 cm lang. Er lebt im Coecum und Dickdarm in der Schleimhaut. Die Eier sind oval geformt und durch ein helles, an beiden Enden vorspringendes Knöpfchen charakterisiert. Ein Zwischenwirt fehlt. Die Infektion erfolgt durch die Aufnahme von Eiern in den Magen-Darmtrakt.

Die Behandlung ist äußerst schwierig und meist erfolglos. Die zur Abtreibung der Taenien und Askariden besprochenen Methoden können versucht werden. Die Selbstinfektion muß durch entsprechende Maßnahmen verhütet werden.

Anchylostoma duodenale, der Hakenwurm, lebt im Dünndarm. Das Männchen ist 8 bis 12 mm, das Weibchen 10 bis 18 mm lang. Die Eier sind oval geformt, von glatter Oberfläche und zeigen im Inneren mehrere Furchungskugeln. Die Erkrankung findet sich besonders bei Erdarbeitern in Bergwerken, Tunnels und Ziegeleien. Die aus den Eiern ausschlüpfenden Larven sind nach vier bis fünf Tagen infektiös, sie durchdringen die Haut, gelangen über die Venen in das rechte Herz und die Lungen. Von dort kommen die Parasiten nach Durchbohrung der Trachea in den Ösophagus und so in den Verdauungstrakt. Die Erkrankung führt zu schwerer hypochromer Anämie und zu Verdauungsstörungen. Eine deutliche Eosinophilie ist regelmäßig nachweisbar.

Die Behandlung wird mit Ol. chenopodii, Kohlenstoff-Tetrachlorid oder Thymol durchgeführt.

Die *Trichinose* entsteht vor allem durch den Genuß von trichinösem Schweinefleisch. Auch das Fleisch von Bären, Katzen und Hunden kann trichinös sein. Die Kapsel der Muskeltrichinen wird im menschlichen Darmtrakt verdaut und die freigewordenen Larven siedeln sich im Duodenum und Jejunum an. Die herangewachsenen Weibchen entleeren nach einigen Tagen eine große Zahl von Embryonen in die Lymphbahnen der Darmwand, von wo dieselben auf dem Blutwege in die Muskulatur gelangen und sich dort ansiedeln. Sie rufen eine lokale Myositis hervor und kapseln sich ein. Beim Menschen verkalkt die Kapsel nach ca. vier bis fünf Monaten und kann dadurch den röntgenologischen Nachweis einer Trichineninfektion ermöglichen.

Die klinischen Erscheinungen der Trichinose beim Menschen sind außerordentlich charakteristisch und ermöglichen bei ausgesprochenen Fällen die Diagnose ohne Schwierigkeit. Etwa 24 Stunden nach dem Genuß des trichinösen Schweinefleisches erkranken die Menschen unter den Erscheinungen einer akuten Gastroenteritis mit Erbrechen, Leibschmerzen und Durchfällen. Anschließend tritt hohes Fieber bis 40° und ein schweres Krankheitsbild auf. Besonders charakteristisch sind die ödematöse Schwellung des Gesichtes, vor allem der Augenlider, subkonjunktivale Blutungen, die Spontan- und Druckschmerzhaftigkeit der Muskulatur mit Abschwächung oder Aufhebung der Sehnenreflexe. Im Blut besteht eine Leukozytose und eine hochgradige Eosinophilie bis zu 50 % und darüber. Im Harn finden sich, dem Fieber entsprechend, Spuren von Eiweiß und meist eine positive

Diazoreaktion. Die Milz ist nicht vergrößert, was für die Abgrenzung von typhösen Erkrankungen wichtig ist. Im Stuhl können mitunter die 1 bis 2 mm langen männlichen und 3 bis 4 mm langen weiblichen Parasiten gefunden werden. Die Diagnose ist bei ausgesprochen schweren Fällen leicht und gründet sich auf das Vorhandensein eines gastrointestinalen Vorstadiums, den hochfieberhaften Zustand mit an eine akute Nephritis erinnernder Schwellung des Gesichtes und der Augenlider mit subkonjunktivalen Blutungen, die Spontan- und Druckschmerzhaftigkeit der Muskulatur und die hochgradige Eosinophilie. Die Diagnose kann durch Probeexzision eines Muskelstückchens gesichert werden. Leichte Erkrankungen können der Diagnose entgehen, da oft nur vage Muskelschmerzen vorhanden sind. Differentialdiagnostische Schwierigkeiten ergeben sich bei den ausgesprochenen Fällen nicht, da typhöse Erkrankungen durch den fehlenden Milztumor und die hochgradige Eosinophilie leicht ausgeschlossen werden können.

Die Behandlung hat die Aufgabe, am Beginn der Erkrankung durch Magenspülungen und radikale Darmentleerung mit Rizinusöl für eine möglichste Entfernung der Parasiten aus dem Darmtrakt zu sorgen. Alkohol und Thymol werden zur Abtötung der Trichinellen empfohlen. Eine Injektionskur mit Fuadin scheint, nach eigenen Erfahrungen, den Krankheitsverlauf günstig zu beeinflussen. 1 bis 5 ccm i. m., täglich durch drei Tage, dann jeden zweiten Tag 5 ccm bis insgesamt höchstens 40 ccm.

Prophylaxe der Wurmkrankheiten. Wir sind auf diese Frage bereits bei der Besprechung der einzelnen Darmparasiten eingegangen, wollen aber, mit Rücksicht auf die Häufigkeit der Wurmkrankheiten, die prophylaktischen Maßnahmen nochmals im Zusammenhang erörtern. Jene Darmparasiten, bei denen die Infektion durch Aufnahme von Wurmeiern mit der Nahrung erfolgt (Askaris, Oxyuren, Trichocephalus dispar), werden besonders durch den Genuß von Rohgemüse und Obst übertragen. Die Verwendung von infiziertem menschlichem Kot zur Düngung von Obst- und Gemüsegärten ist Ursache der Infektion von Gemüse und Obst mit Wurmeiern. Durch Kontrolle der großen Gemüselieferanten von Städten auf die Verwendung von Menschenkot zur Düngung bzw. durch die Untersuchung der in diesen Betrieben beschäftigten Menschen auf Darmparasiten könnten wichtige Infektionsquellen ausgeschaltet werden. Bei diesen Wurmarten spielt auch die Selbstinfektion und die Ansteckung durch erkrankte Familienmitglieder eine große Rolle. Bei Feststellung von Askariden, Oxyuren, Trichocephalus dispar und Taenia solium müssen daher nicht nur alle Maßnahmen zur Verhütung der Selbstinfektion angewendet werden, sondern es sollen auch alle im gleichen Haushalt lebenden Personen auf Darmparasiten untersucht und gleichzeitig behandelt werden. Die gefürchtete Echinokokkeninfektion kann durch fortlaufende Kontrolle der Haushunde auf Darmparasiten und rechtzeitig durchgeführte Wurmkuren vermieden werden. Für die Verhütung der Infektion durch Genuß von finnigem Fleisch (Taenia saginata, Taenia solium, Bothriocephalus latus, Trichinose) ist durch die amtliche Fleischbeschau vorgesorgt. In Notzeiten, wo unbeschautes Fleisch zum Verkauf angeboten wird, soll man sich besonders vor dem Genuß von rohem oder ungenügend zubereitetem Rind-, Schweine- und Ziegenfleisch hüten. Bei Erreichen der Siedehitze werden die im Muskelfleisch vorhandenen Parasiten abgetötet. Genügend gekochtes Fleisch kann daher unbedenklich genossen werden. Beim Braten dickerer Fleischstücke besteht die Möglichkeit, daß im Inneren die Siedehitze nicht erreicht wird und noch lebensfähige Parasiten in den Darmtrakt kommen.

D. Die Infektionskrankheiten des Darmes.

Der Typhus abdominalis. Erreger ist das Bacterium typhi Eberth-Gaffky. Die Infektion erfolgt durch die Aufnahme von infiziertem Wasser oder infizierten Nahrungsmitteln (besonders Milch, rohes Gemüse und Obst). Auch direkte Übertragung von Typhuskranken oder von Bazillenträgern durch Kontakt mit Stuhl, Harn oder Blut ist möglich. Blut und Harn ist nur bei akuter Erkrankung infektiös, nicht aber bei Bazillenträgern.

Die typhöse Erkrankung äußert sich im Darm in einer entzündlichen Schwellung des lymphatischen Gewebes des untersten Ileums, besonders der Peyerschen Plaques, die von einer Nekrose mit Bildung von ovalen Geschwüren gefolgt ist, deren Längsachse in der Längsrichtung des Darmes verläuft. Zur Zeit der Abstoßung der nekrotischen Schorfe, in der dritten Woche, kann es auch zu schweren Blutungen und zur Perforation der Geschwüre kommen.

Vom Beginn der Infektion bis zum Auftreten der ersten Krankheitserscheinungen vergehen meist ein bis drei Wochen (Inkubationszeit). Die Krankheit setzt mit heftigen, anhaltenden Kopfschmerzen, Glieder- und Leibschmerzen. Mattigkeit, Appetitlosigkeit und treppenförmigem Anstieg der Temperatur ein. Im Verlauf der ersten Woche (Stadium incrementi) steigt die Temperatur bis auf 39 bis 40° an und bleibt durch ein bis zwei Wochen auf einer Höhe von 39 bis 41° (Stadium der Kontinua bzw. St. acmes). In der dritten bis vierten Woche erfolgt bei normalem Verlauf ein treppenförmiges Absinken der Temperatur bis zur Norm (amphiboles Stadium). In der anschließenden Rekonvaleszenz können oft durch längere Zeit subfebrile Temperaturen weiterbestehen, die sich meist leicht durch kleine Pyramidongaben beseitigen lassen. Im Prodromalstadium lassen anhaltende, heftige Kopfschmerzen, Bauchschmerzen, Appetitlosigkeit und große Mattigkeit an die Möglichkeit einer Typhusinfektion denken. Meist bekommt der Arzt den Kranken erst im

Verlauf oder gegen Ende der ersten Krankheitswoche zu sehen.

Die klinische Diagnose eines typhösen Zustandsbildes gründet sich dann auf das Vorhandensein von hohem Fieber, heftigen, anhaltenden Kopfschmerzen, eine relative Bradykardie, den Nachweis eines Milztumors, die dickbelegte Zunge eventuell mit Freibleiben von Spitze und Rändern (Schmetterlingszunge), das Vorhandensein von Roseolen (am Ende der ersten Woche) und den bis auf eine eventuell basale Bronchitis negativen Organbefund. Bei Vorliegen des geschilderten Symptomenbildes sprechen wir von einem „Typhusverdacht" und haben eine Reihe von Untersuchungen zu veranlassen, um die Diagnose zu sichern. Bis zur Klärung der Diagnose müssen die zur Vermeidung einer Verschleppung der Infektion nötigen Maßnahmen getroffen werden. In der ersten Hälfte der ersten Krankheitswoche können die Leukozytenzahlen noch erhöht und Eosinophilie vorhanden sein. Ab Mitte der ersten Woche tritt gewöhnlich bereits die charakteristische Leukopenie mit relativer Lymphozytose und Aneosinophilie auf. Die Blutsenkung ist normal oder nur wenig beschleunigt. Im Harn ist fast regelmäßig eine positive Diazoreaktion vorhanden. Ist durch diese Befunde der Typhusverdacht weiter gestützt, dann muß eine Blutkultur in Galle (ca. 2 ccm Blut am besten im Fieberanstieg in Galleröhrchen steril einfließen lassen), eine Agglutination auf Typhus und Paratyphus sowie eine bakteriologische Untersuchung von Stuhl und Harn vorgenommen werden. Für die Bewertung der Befunde ist wichtig, daß die Blutkultur bereits in der ersten Woche positiv ist, die Agglutination erst am Beginn der zweiten Krankheitswoche positiv wird und der Bazillennachweis im Stuhl und Harn meist erst am Ende der zweiten Krankheitswoche gelingt. Niedrige Agglutinationswerte bei Geimpften sind nicht verwertbar. Ansteigender Agglutinationstiter im Verlauf der Erkrankung sichert die Diagnose ebenso wie der Bazillennachweis im Blut und in den Ausscheidungen. Die Differentialdiagnose hat vor allem die Miliartuberkulose und die schwere Grippe zu berücksichtigen. Beide Erkrankungen können ein dem Typhus weitgehend ähnliches Zustandsbild mit hohem Fieber, Milztumor, basaler Bronchitis, Leukopenie mit Lymphozytose und Aneosinophilie und positivem Diazo im Harn hervorrufen. Die echte Grippe wird sich durch die typische Pharyngitis und Tracheitis und das hämorrhagische Sputum abgrenzen lassen. Die Miliartuberkulose ist oft erst durch den negativen Ausfall der serologischen und bakteriologischen Untersuchungen und an dem Auftreten eines typischen Röntgenbefundes der Lungen erkennbar. In Epidemiezeiten ist auch der Flecktyphus in der Differentialdiagnose zu berücksichtigen.

Verlauf, Komplikationen und Prognose. Bei typischem Verlauf ist die erste Krankheitswoche charakterisiert durch die heftigen Kopfschmerzen, eine zunehmende Schwerhörigkeit und den treppenförmigen Anstieg der Temperatur. Am Ende der ersten oder am Beginn der zweiten Woche tritt das Exanthem auf in Form von blaßroten, etwa linsengroßen, flachen Papeln, die auf Druck abblassen. Die Roseolen finden sich besonders in der seitlichen Bauchgegend, seltener am Rücken, der Brust und den Extremitäten. Mehrere Schübe von Roseolen können zur Beobachtung kommen. In der zweiten, manchmal auch in der dritten Woche ist andauernd hohes Fieber um 40° vorhanden, die Kranken sind verschieden stark benommen, dösen oder schlafen ständig. Das Gesicht bekommt einen eigenartigen, weltentrückten Ausdruck (Facies typhosa, Engelsgesicht), der erfahrenen Ärzten mitunter eine Blickdiagnose ermöglicht. Die Stühle sind bei typischen Fällen „erbsenbrühartig", manchmal besteht aber Obstipation. Die dritte Woche ist wegen der mitunter auftretenden Komplikationen gefürchtet. Es kann zu schweren Darmblutungen oder zur Perforation eines Geschwürs kommen. Auch Pneumonien, Abszeßbildungen, Cholezystitis, Cystopyelitis u. v. a. Komplikationen können auftreten. Die letzte Krankheitswoche ist durch die lytische Entfieberung mit starken Tagesschwankungen der Temperatur gekennzeichnet. Bei günstigem Verlauf tritt wieder Appetit auf, die Zunge reinigt sich, die Benommenheit verschwindet. Manchmal setzt der Typhus akut mit Schüttelfrost und hohem Fieber, Delirien und Kreislaufinsuffizienz ein und endet dann meist rasch letal. Beim Typhus ambulatorius sind die Krankheitserscheinungen nur wenig ausgesprochen, so daß die Kranken nicht einmal Bettruhe einhalten. Bei solchen Fällen tritt der Typhus oft erst durch die Perforation eines Geschwürs oder durch eine schwere Darmblutung in Erscheinung. Bei Kindern und Frauen ist der Verlauf häufig atypisch, mit uncharakteristischem, intermittierendem Fieber, Obstipation und ohne schwere Störung des Allgemeinbefindens. Die Prognose ist bei den stürmisch einsetzenden Fällen mit schweren toxischen Erscheinungen, bei Kranken mit Delirien und zentralnervösen Störungen und bei den durch eine hämorrhagische Diathese komplizierten Kranken sehr ernst. Auch bei den normal oder leicht verlaufenden Fällen ist die Prognose bis zum Ende der dritten Woche immer unsicher, da verschiedene Komplikationen den Tod zur Folge haben können. Auch echte Rezidive verschlechtern die Prognose.

Die Behandlung hat vor allem für eine dem Zustand angepaßte Ernährung, für eine sorgfältige Pflege und für eine Verhütung der Verschleppung der Infektion zu sorgen. Von altersher spielt die Milch in der Diät des Typhuskranken eine entscheidende Rolle. Die früher übliche reine Milchkost ist kalorisch unzureichend und kann bei Kranken ohne Durchfälle durch Weinchaudeau, Schleimsuppe mit eingerührtem Eidotter, Zucker, Fruchtsaft und Kaffee ergänzt werden. Bei Unverträglichkeit der Milch wird diese durch Schleimsuppe, Grieß- und Mehlsuppen ersetzt. Bei Kranken mit Durchfällen müssen Kaffee, Fruchtsäfte und größere Mengen von Zucker vermieden werden. Mit der Besserung des Allgemeinzustandes und der Wiederkehr des Appetits kann die Diät durch Milchspeisen, Kartoffelpüree und gekochten Reis erweitert werden. Nach der Entfieberung kann man Fleischhaché und passierte Gemüse, weiche Eier, Puddings und Aufläufe, Biskuit etc. gestatten. Eine besondere Bedeutung besitzt die sachverständige Pflege der Kranken durch geschultes Personal. Die Fütterung der oft schwer benommenen Kranken in kleinen Zwischenräumen, die Mundreinigung nach jeder Nahrungsaufnahme erfordert große Sorgfalt. Von besonderer Wichtigkeit ist die Hautpflege zur Vermeidung eines Dekubitus und einer Furunkulose. Bei hohem Fieber und schwerer Benommenheit sind kühle Stammwickel und Abreibungen anzuwenden. Von den kalten Bädern ist man jetzt abgekommen. Wer die Behandlung eines Typhuskranken übernimmt, muß gewissenhaft alle Maßnahmen treffen, die eine Verschleppung der Infektion verhindern. Stuhl, Harn und Sputum müssen durch zwei Stunden mit $3^0/_0$iger Lysol-, Kresol- oder Karbollösung oder mit frisch bereiteter Kalkmilch (ein Teil frisch gelöster Kalk auf drei Teile Wasser) desinfiziert werden. Auch die Wäsche und die Gebrauchsgegenstände des Kranken müssen durch zweistündiges Einlegen in Lysol-, Kresol- oder Karbollösung entkeimt werden. Zu beachten ist weiters, daß auch das Blut der Kranken infektiös ist. Die Behandlung kann erst als abgeschlossen gelten, wenn nach dem Schwinden aller Krankheitserscheinungen eine dreimalige bakteriologische Stuhluntersuchung negativ ausfällt. Bazillenausscheider, die nach Abklingen der Erkrankung noch positive Stuhlbefunde aufweisen, müssen einer energischen Behandlung unterzogen werden. M a l i s s a[41] empfiehlt, bei solchen Fällen durch mindestens eine Woche dreimal zwei Tabletten Enterovioform oder dreimal vier Tabletten Sulfoguanidin ($=$ Resulfon) pro Tag zu geben. Bei Unwirksamkeit dieser Therapie soll man noch ein- oder zweimal abends Oraltetragnost, eine Packung in $^1/_4$ l lauwarmem Wasser gelöst, wie für die Cholezystographie verabreichen. Diese Behandlung ist bei Typhusrekonvaleszenten wesentlich wirksamer als bei chronischen Bazillenträgern. Für diese letzteren Fälle kann, bei positivem Bazillenbefund in der Blasengalle, unter Umständen die Cholezystektomie empfohlen werden, und zwar besonders dann, wenn Zeichen einer chronischen Cholezystitis vorhanden sind. Dauerausscheider sind anzeigepflichtig, da sie besonders bei Beschäftigung in Küchen und Lebensmittelbetrieben unberechenbaren Schaden anrichten können. Während der ganzen Behandlung ist eine genaue Kontrolle und Stützung des Kreislaufs nötig.

Zur medikamentösen Behandlung des Typhus steht uns in jüngster Zeit das neue Antibiotikum Chloromycetin zur Verfügung. Nach M o l l a r e t[42] muß die Dosierung jedoch von Anfang an sehr vorsichtig erfolgen, da sonst Schädigungen der Kranken möglich sind.

Von den Komplikationen kann die früher besonders gefürchtete Pneumonie heute mit Sulfonamiden und Penicillin meist beherrscht werden. Die schwere Darmblutung wird mit Sangostop, Clauden, Coagulen, 10%igem NaCl oder Kalzium etc. versorgt. Die Kranken mit Geschwürsperforationen können nur durch sofortige Operation gerettet werden.

Der Paratyphus. Die Infektion mit Paratyphus A und B, besonders die erstere, kann unter dem klinischen Bild einer Typhuserkrankung verlaufen. Die Inkubationszeit dauert beim Paratyphus A gleich lang wie beim Typhus (ein bis drei Wochen), beim Paratyphus B nur drei bis sechs Tage. Die diagnostische Abgrenzung gegenüber dem Abdominaltyphus ist nur durch die bakteriologischen und serologischen

---

[41] M a l i s s a, H.: Zur medikamentösen Behandlung der Bazillenausscheider etc. Wien. klin. Wschr. 1946, Nr. 22, S. 361.

[42] M o l l a r e t, P.: Anwendungsmethode, Vorteile und Gefahren des neuen Antibiotikums Chloromycetin. Gastvortrag in d. Ges. d. Ärzte am 17. März 1950.

Befunde möglich. Der Verlauf ist meist milder und Komplikationen treten selten auf.

Die Behandlung deckt sich mit der des Abdominaltyphus.

Die paratyphöse Gastroenteritis wird durch Paratyphus B oder durch Infektionen mit Bazillen der Enteritisgruppe (G ä r t n e r, B r e s l a u u. a.) hervorgerufen.

Das klinische Bild entspricht einer akuten Nahrungsmittelvergiftung und setzt plötzlich, oft schon wenige Stunden nach dem Genuß von infizierten Nahrungsmitteln (Fleisch, Fisch, Wurst etc.), mit hohem Fieber, Übelkeit, Erbrechen, Kolikschmerzen und Durchfällen ein. Schüttelfrost und Herpes labialis können beobachtet werden. Wenn mehrere Personen gleichzeitig nach einer gemeinsamen Mahlzeit erkranken, ist immer der Verdacht auf eine Paratyphusinfektion gegeben. Das Fieber dauert gewöhnlich nur wenige Tage an, mitunter kommt es aber nach einem vorübergehenden Rückgang der Temperatur zu einem neuerlichen Fieberanstieg mit anschließendem typhusartigen Krankheitsverlauf. Ein Milztumor ist häufig nachweisbar.

Die Diagnose einer Paratyphuserkrankung ist nur auf Grund der Blutkultur, der bakteriologischen Stuhluntersuchung und Agglutination möglich. Positive Befunde sind nur am Beginn der Erkrankung zu erwarten.

Die Behandlung beginnt mit einer gründlichen Darmentleerung durch salinische Abführmittel oder Rizinusöl bei strenger Bettruhe. Anschließend wird nach eintägigem Hungern eine strenge Darmschonkost mit Schleimsuppen, Tee, Zwieback und Wasserkakao gegeben, bis die Durchfälle und Leibschmerzen aufgehört haben. Bei normaler Darmfunktion und Wiederkehr des Appetits kann die Diät bald aufgebaut werden. Zellulosereiche Nahrungsmittel sollen aber durch längere Zeit gemieden werden, da sonst leicht Rückfälle auftreten können. Medikamentös gibt man Tierkohle, Adsorgan, Carbolusal, Enterovioform u. a.

Die Cholera nostras. Die schwerste Form der Gastroenteritis paratyphosa wird als Cholera nostras bezeichnet. Als Erreger kommen vor allem der Bazillus enteritidis G ä r t n e r oder B r e s l a u in Frage. Die Krankheitserscheinungen setzen fast unmittelbar nach der kritischen Mahlzeit mit Übelkeit, Erbrechen, Koliken und profusen Durchfällen ein. Durch die zahlreichen wässerigen Stuhlentleerungen treten bald Austrocknungserscheinungen mit heftigem Durstgefühl, Versiegen der Harnausscheidung, Wadenkrämpfe und Zeichen von Kreislaufinsuffizienz auf. Werden die anfänglichen, schweren toxischen Erscheinungen überwunden, dann kann rasch Erholung eintreten. Exitus im Kreislaufkollaps kommt vor.

Die Behandlung hat neben den früher geschilderten Richtlinien vor allem für einen Ersatz des Wasser- und Salzverlustes durch reichliche intravenöse Kochsalzzufuhr zu sorgen. Außerdem ist auf die fortlaufende Kontrolle und Stützung des Kreislaufs zu achten.

Die *Cholera asiatica* kommt bei uns nicht zur Beobachtung und soll daher nicht näher erörtert werden.

Botulismus (Wurstvergiftung). Die Erkrankung kommt durch den Genuß von infizierten Nahrungsmitteln (Wurst, Fisch, Fleisch, Räucherwaren, Fleisch- und Gemüsekonserven) zustande. Der Bacillus botulinus, ein anaerober Keim, bildet in den Nahrungsmitteln ein Toxin, das für die schweren Krankheitserscheinungen allein verantwortlich ist. Eine Vermehrung der Bazillen im menschlichen Körper findet nicht statt.

Nach einer kurzen Inkubation von 12 bis 24 Stunden beginnt die Erkrankung mit Schwindel, Kopfschmerzen und Lähmungserscheinungen der Hirnnerven (Augenmuskellähmungen mit Doppeltsehen, Strabismus, Ptose, Mydriasis, Akkomodationslähmung, Schluckstörungen, Heiserkeit). Im weiteren Verlauf kann eine Atemlähmung eintreten. Meteorismus und Darmlähmung kommt zur Beobachtung. Eine rasch auftretende Kreislauflähmung mit kleinem, frequentem Puls und kühlen, zyanotischen Extremitätenenden vervollständigt das klinische Bild. Die sensiblen Nerven sind nicht betroffen, das Sensorium bleibt frei. Bei schweren Fällen kann es in wenigen Tagen unter den Zeichen der fortschreitenden Kreislauf- und Atemlähmung zum Exitus kommen.

Die Diagnose ist auf Grund der Vorgeschichte (Genuß von verdorbener Wurst, verdächtigen Konserven etc.) und der oben geschilderten charakteristischen Lähmungserscheinungen im Bereich der Hirnnerven im Verein mit einer peripheren Kreislauflähmung meist ohne Schwierigkeit zu stellen. Reste von verdorbenen Nahrungsmitteln sind zur bakteriologischen Untersuchung einzusenden. Als verdächtig gelten besonders Konserven mit vorgewölbten Boden, bei denen bei der Öffnung Gas entweicht und die einen ranzigen Geruch haben, sowie verdorbene Fleisch- und Wurstwaren. Die Behandlung besteht in der möglichst raschen Zufuhr von 50 bis

100 ccm Botulismusserum i. m. Bei schweren Fällen gibt man 50 ccm i. v. und 20 bis 40 ccm intralumbal. Außerdem kann man durch Magenspülungen und radikale Darmentleerung für eine Entfernung des Giftes aus dem Körper sorgen. Dem gleichen Zwecke dient ein Aderlaß mit anschließender Kochsalzinfusion. Besonderer Beachtung bedarf die Versorgung der Kreislauflähmung mit fortlaufenden Injektionen von Koffein, Strychnin, Coramin u. a. Gegen die Lähmungserscheinungen der Muskulatur kann Tetrophan, ein Präparat mit strychninartiger Dauerwirkung, dreimal $^1/_2$ bis 1 Tablette täglich, versucht werden.

Die Dysenterie (Bazillenruhr) wird durch die verschiedenen Ruhrbazillen hervorgerufen (B. **Shiga - Kruse, Schmitz, Flexner, Y. Strong, E.**). Die Erkrankung erfolgt durch die Aufnahme von infiziertem Wasser, infizierten, rohen Nahrungsmitteln oder durch den direkten Kontakt mit Ruhrkranken oder Bazillenträgern. Die Inkubationszeit beträgt zwei bis sieben Tage.

Unter den klinischen Erscheinungen sind die schleimigen und blutig-schleimigen Durchfälle besonders charakteristisch. Die Kranken werden durch den ständigen schmerzhaften Stuhldrang sehr gequält. Der Beginn ist bei leichten Fällen mitunter schleichend, bei schweren, toxischen Fällen kann die Erkrankung aber mit hohem Fieber, Schüttelfrost und schwerer Störung des Allgemeinbefindens einsetzen. Der Bauch ist meist eingezogen, das Kolon besonders im Deszendens und Sigma druckschmerzhaft. Die Milz ist nicht vergrößert, da zum Unterschied von den typhösen Erkrankungen keine Bakteriämie auftritt. Bei günstigem Verlauf klingen die Durchfälle nach ein bis zwei Wochen ab und es tritt Heilung ein. Bei den schweren, toxischen Fällen kann es unter zunehmenden Austrocknungserscheinungen und fortschreitender Kreislaufschädigung zum Exitus kommen.

Die Diagnose ist allein auf Grund des klinischen Symptomenbildes zu stellen. Akut mit Fieber einsetzende schleimige und blutig-schleimige Durchfälle rechtfertigen die Diagnose einer Dysenterie. Der bakteriologische Nachweis der Erreger im Stuhl ist viel schwieriger als beim Typhus und gelingt meist nur bei sofortiger Verarbeitung der körperwarmen Entleerungen. Eine Versendung von Stuhlproben mit der Post ist zwecklos. Wertvoll ist die serologische Untersuchung. Die Agglutination wird am Ende der ersten Krankheitswoche positiv. Für **Shiga - Kruse** ist ein Titer von 1:100, für die

Flexnergruppe ein Titer von 1 : 300 verwertbar. Vorherige Schutzimpfung muß berücksichtigt werden.

Für die Behandlung ist Wärme- sowie Wasser- und Salzzufuhr von größter Bedeutung. Die Erfahrungen des letzten Weltkrieges haben eindeutig gelehrt, daß die Mortalität in ungenügend geheizten Krankenzimmern wesentlich höher lag als in gut durchwärmten Räumen. Warmhalten des Bauches durch Leibbinde und Thermophor ist wichtig. Die Diät besteht aus gut gesalzenen Schleimsuppen, Tee, Wasserkakao und säurearmem Rotwein. Manche Fälle reagieren gut auf reine Apfeldiät oder in Tee aufgeschwemmte Apfeltrokkenpräparate (Aplona etc.). Unter der medikamentösen Therapie steht die Sulfonamidbehandlung an erster Stelle. Sulfoguanidin, fünfmal zwei Tabletten täglich durch drei bis fünf Tage, bringt die Durchfälle oft schlagartig zum Verschwinden. Die Injektionsbehandlung ist wesentlich weniger wirksam. Bei schwer toxischen Fällen, die durch eine S h i g a - K r u s e - Infektion bedingt sind, kann man außerdem monovalentes Heilserum 8000 bis 40 000 E, je nach der Schwere des Zustandsbildes, i. m. geben. Bei Erkrankungen der F l e x n e r gruppe und unklaren Fällen wird polyvalentes Heilserum gegeben. Während der ganzen Behandlung ist größtes Gewicht auf den Ersatz des Wasser- und Salzverlustes zu legen. Subkutane und intravenöse Kochsalzinfusionen bei schweren Fällen, reichliche Flüssigkeits- und Salzzufuhr mit der Nahrung bei leichteren Fällen sind unerläßlich. Bei schwer toxischen Kranken ist dauernde Überwachung und Stützung des Kreislaufes erforderlich. Schmerzhafte Koliken sind neben der Wärmeapplikation durch Spasmolytika, eventuell in Verbindung mit kleinen Pyramidondosen, zu versorgen. Manchmal ist eine vorsichtige Opiumgabe nicht zu umgehen. Beim langsam erfolgenden Kostaufbau nach Abklingen der Durchfälle müssen zellulosehältige Nahrungsmittel durch längere Zeit vermieden werden, um Rückfälle zu verhindern. Der Vitaminmangel wird durch Gemüsepreßsaft oder säurearmen Fruchtsaft, nötigenfalls durch Vitaminzufuhr ausgeglichen. Die beim Typhus geschilderten Desinfektionsmaßnahmen sind in gleicher Weise anzuwenden, nur ist beim Ruhrkranken der Harn und das Blut nicht infektiös. Die Entlassung soll erst nach dreimalig negativem bakteriologischen Stuhlbefund erfolgen.

Bazillenausscheider sind in gleicher Weise wie beim Typhus mit Sulfoguanidin, fünfmal zwei Tabletten, oder Entero-vioform bzw. Ormalon, dreimal ein bis zwei Tabletten täglich, durch eine Woche zu behandeln.

Komplikationen und Folgekrankheiten der Ruhr. Von den Komplikationen ist die lokale oder diffuse Peritonitis am meisten gefürchtet. Sie kommt glücklicherweise sehr selten und nur bei besonders schweren Fällen zur Beobachtung. Gelegentlich tritt eine Parotitis oder eine Furunkulose auf.

Unter den Folgekrankheiten der Ruhr, die sich auch bei leichten Fällen einstellen können, stehen der Ruhrrheumatismus, die dauernde Anazidität und die Störung der Dünndarmfunktion im Vordergrund.

Der Ruhrrheumatismus tritt in zwei Formen auf. Einmal sind die großen Gelenke befallen (besonders Knie-, Ellenbogen-, Hüft- und Sprunggelenke), bei der zweiten Form finden sich die entzündlichen Veränderungen nur in den kleinen Gelenken oder im Bereich des Periostes. Während die Erkrankung in den großen Gelenken wochen- und monatelang unverändert bestehen bleibt, klingen die Entzündungen in den kleinen Gelenken in einigen Tagen ab, treten aber immer wieder an anderen Stellen auf. Für die Behandlung ist wichtig zu wissen, daß die sonst wirksame Salizyltherapie meist vollkommen versagt. Wärmeapplikation, Diathermie, Novatophan, Atophanyl werden empfohlen. Ein Versuch mit Röntgenbestrahlungen bei starkem Erguß erscheint aussichtsreich. Beim Befallensein der kleinen Gelenke und des Periostes habe ich bei zwei Fällen mit dreimal 1,0 g Calcium lacticum per os einen vollen therapeutischen Erfolg gesehen.

Eine dauernde Anazidität des Magensaftes tritt nach den Erfahrungen des letzten Weltkrieges bei etwa 30% der Ruhrkranken auf. Gastrogene Diarrhöen stellen sich als Folge des Säuremangels häufig ein. Die Behandlung derselben mit Säure-Pepsinzufuhr und einer entsprechenden Diät wurde an anderer Stelle ausführlich besprochen (s. S. 56).

Gemeinsam mit einer Anazidität, aber auch unabhängig davon, kommt es häufig zu einer Störung der Dünndarmfunktion unter dem Symptomenbild einer chronischen Enteritis. L a u d a vertritt den Standpunkt, daß es sich dabei um eine rein funktionelle Störung ohne anatomische Grundlage handelt. Eigene, gemeinsam mit S t ö f f e l durchgeführte Untersuchungen an einem größeren Krankengut während des Krieges haben deutliche Veränderungen des Schleimhautreliefs im Dünndarm bei einem Teil dieser Fälle ergeben, die einen Schleimhautkatarrh annehmen ließen. Auffallend bleibt die Hartnäckigkeit der Krankheitserscheinungen, die wohl auf eine zellulosefreie Diät oder eine Luftveränderung günstig reagieren, aber immer wieder zu Rückfällen neigen.

Als weitere Folgekrankheiten können hartnäckige Neuritiden, Iritis und Iridozyklitis, Obstipation, Darmstenosen und Hämorrhoiden auftreten.

Die Amöbendysenterie (tropische Ruhr) wird durch die Entamoeba histolytica hervorgerufen. Die Infektion erfolgt vorwiegend durch die Aufnahme von infizierten Lebensmitteln und infiziertem Wasser, selten durch direkten Kontakt mit Kranken oder Zystenträgern. Die Inkubationszeit schwankt von zwei Tagen bis zu einigen Wochen. Der Beginn der Erkrankung ist zum Unterschied von der Bazillenruhr gewöhnlich schleichend und fieberlos. Auch im weiteren Verlauf treten meist nur geringe Temperatursteigerungen auf.

Das voll ausgebildete Krankheitsbild ist ebenso wie bei der Bazillenruhr durch zahlreiche blutig-schleimige Durchfälle gekennzeichnet. Bei leichten Fällen können die Durchfälle nach einiger Zeit spontan abklingen, treten aber in verschieden großen Zwischenräumen immer wieder auf. Schwere Fälle können trotz Behandlung in ein bis zwei Wochen tödlich enden.

Die Diagnose gründet sich auf den Nachweis von vegetativen Formen und Zysten der Entamoeba histolytica in den Entleerungen. Der rektoskopische Befund von tiefgreifenden, unregelmäßig begrenzten Geschwüren mit unterminierten Rändern ist auf Amöbendysenterie verdächtig. Der Nachweis von Amöben und Zysten erfordert eine besondere Technik und Erfahrung. Am besten entnimmt man während der Rektoskopie eine Schleimflocke vom Rand eines Geschwürs und versetzt sie auf einem Objektträger mit 2%iger Eosinlösung und untersucht auf heizbarem Objekttisch. Die vegetativen Formen verlieren außerhalb des Körpers bald ihre Beweglichkeit und sterben rasch ab. Die Entamoeba histolytica hat einen Durchmesser von 15 bis 50 μ, ein stark lichtbrechendes Ektosark, ein granuliertes und vakuolisiertes Endosark. Der Kern ist undeutlich und exzentrisch gelegen. Im Inneren finden sich nicht selten rote Blutkörperchen. Sehr charakteristisch und für die Erkennung wichtig ist das ruckartige Vorschieben und Einziehen der Pseudopodien. Die Zysten sind rund, haben einen Durchmesser von 7 bis 14 μ, zwei bis vier Kerne, einen Chromidialkörper und eine dünne, unscharfe Wand. Die nichtpathogene Entamoeba coli, die zu

Verwechslungen Anlaß geben kann, ist eher größer, das Ektosark fehlt, die amöboiden Bewegungen sind träge, der Kern liegt zentral und ist deutlicher. Die Zysten sind besonders an der größeren Zahl der Kerne (sechs bis acht und mehr gegen zwei bis vier) und dem Fehlen eines Chromidialkörpers sowie an der deutlicheren Zystenwand erkennbar. Bei veralteten Fällen gelingt der Nachweis der Erreger oft erst nach einer Provokation durch Abführen mit Rizinusöl oder Bittersalz.

Die Amöbenruhr verläuft bei der überwiegenden Mehrzahl der Fälle chronisch. Während des letzten Weltkrieges hatte ich Gelegenheit, eine größere Zahl von frischen und chronischen Fällen zu beobachten. Remissionen mit monatelangem normalem Stuhlgang oder Obstipation kommen vor. In den Durchfallperioden nehmen die Kranken dauernd an Gewicht ab und kommen ohne durchgreifende Behandlung mit der Zeit sehr herunter.

Von den Komplikationen steht der Leberabszeß an erster Stelle, Perforationen und schwere Darmblutungen sind selten. Der Leberabszeß macht sich durch unregelmäßige Fieberperioden mit zeitweisen Schüttelfrösten, die von fieberfreien Intervallen unterbrochen werden, durch lokalisierte Vergrößerung und Druckschmerzhaftigkeit der Leber und Schweißausbrüche bemerkbar. Bei Fehlen von anamnestischen Angaben über eine mitgemachte Amöbenruhr wird die richtige Diagnose oft lange nicht gestellt. Ich habe während des Krieges einen Fall pro consilio gesehen, der mehrere Monate mit unklarer Diagnose an einer internen Abteilung gelegen war, bei dem ich auf Grund des typischen intermittierenden Fiebers mit Schweißausbrüchen und dem Nachweis einer druckschmerzhaften Vorwölbung im Epigastrium entsprechend dem vergrößerten linken Leberlappen die Diagnose eines Leberabszesses stellen konnte. Die Diagnose wurde durch die Operation bestätigt.

Die Behandlung der Amöbenruhr wurde früher besonders mit Emetininjektionen durchgeführt, deren Wirkung aber unsicher ist und die gelegentlich auch Vergiftungserscheinungen zur Folge haben können (Erbrechen, Durchfall, Schwindel, Lähmungserscheinungen). Ich habe bei meinen Kranken ausschließlich Yatren per os und als Einlauf verwendet und war mit den erzielten Resultaten sehr zufrieden. Die Patienten erhielten dreimal zwei- bis dreimal vier Tabletten à 0,25 g durch eine Woche per os und gleichzeitig abends nach einem vorherigen Reinigungsklysma ein Bleibeklystier mit vier Tabletten Yatren, in 200 ccm warmem Wasser gelöst. Nach einer mehrtägigen Pause wurde diese Behandlung fallweise einige Male wiederholt. Dabei hörten die blutig-schleimigen Durchfälle rasch auf und die Amöben und Zysten schwanden aus den Entleerungen. S i l v a - M e l l a[43] empfiehlt auf Grund einer sehr großen Erfahrung eine hochdosierte Yatrenbehandlung, da sie der Emetinbehandlung überlegen ist. Nach diesem Autor gibt man dreimal 1 g Yatren per os durch zehn Tage und wiederholt immer nach einer Woche Pause diese Kur mehrmals. Manche Kranke bekommen bis zu 200 g Yatren im Verlauf der Kur. Für die Einlaufbehandlung gibt der Autor 1 bis 2 bis 3 g in 100 bis 200 g Wasser abends als Bleibeklystier. Drei Behandlungsperioden mit je zwanzig Einläufen sind bei schweren Fällen angezeigt. Von einer klinischen Heilung kann man erst sprechen, wenn bei mehrmaliger Provokation mit Abführmitteln keine Zysten in den Entleerungen nachweisbar sind. Bei diagnostisch unklaren Fällen kann der prompte Erfolg einer Yatrenbehandlung für das Vorliegen einer Amöbenruhr sprechen. Ich hatte während des Krieges einen Araber an der Spezialabteilung, der jahrelang an intermittierenden schleimigen Durchfällen litt. Die letzte Durchfallperiode dauerte schon drei Monate und hatte zu einer ständigen und beträchtlichen Reduktion des Körpergewichtes geführt. Der Kranke kam von der Front in Afrika und war bereits in mehreren Lazaretten ohne Erfolg behandelt worden. Bei der Rektoskopie fanden sich mehrere tiefgreifende, unregelmäßig geformte Geschwüre mit unterminierten Rändern und schiefergrauer Pigmentierung. Amöben oder Zysten waren trotz direkter Entnahme von Schleim aus der Ampulle nicht nachweisbar. Mit Rücksicht auf die Vorgeschichte und den rektoskopischen Befund wurde unter der Annahme einer alten Amöbenruhr eine Yatrenbehandlung eingeleitet, die eine schlagartige Besserung des Zustandes brachte. Die Durchfälle hörten auf, nach zehn Tagen waren die Geschwüre abgeheilt und der Kranke erholte sich zusehends. Für die konservative Therapie von Leberabszessen wird die kombinierte Yatren-Emetinbehandlung empfohlen. Größere Leberabszesse müssen eröffnet und drainiert werden.

---

[43] S i l v a - M e l l a : Über die Yatrenbehandlung bei Darmkrankheiten. Gastro-Enterologia 64, 93 (1940).

Merksätze für die Praxis. 1. Darmkrankheiten äußern sich häufig durch Leibschmerzen und eine abnorme Zahl und Beschaffenheit der Stühle.

2. Der Arzt mache sich mit der Unterscheidung von Kolik- und Peritonealschmerzen sowie bei der Erhebung des Tastbefundes mit der Unterscheidung zwischen einem Organdruckschmerz und einer H e a d schen Zone vertraut.

3. Die Begutachtung der Stuhlentleerungen besitzt größte diagnostische Bedeutung. Schon makroskopisch ist der trokkene, harte Obstipationsstuhl, der knollige, schafkotartige Stuhl der spastischen Obstipation erkennbar. Kleinkalibrige, band- und bleistiftartige Stühle weisen auf Spasmen oder Stenosen im distalen Kolon hin. Grobe, oberflächliche Schleimbeimengungen zeigen eine Erkrankung des untersten Dickdarmes, schmierige, innig mit Schleim vermengte Stühle eine Erkrankung der proximalen Dickdarmabschnitte und des Dünndarmes an. Eine Enteritis mit gleichzeitiger Beschleunigung der Dünn- und Dickdarmpassage ist an dem Vorhandensein von unverdauten Nahrungsresten erkennbar. Die Enteritis ohne Kolitis geht mit normalem Stuhlgang oder Obstipation einher und ist vor allem durch die mikroskopisch nachweisbare Störung der Nahrungsausnützung festzustellen. Die Gärungs- und Fäulnisdyspepsie ist allein aus der Farbe und dem Geruch der Stühle leicht erkennbar.

4. Die akute Enterokolitis soll radikal behandelt werden. Am Beginn gründliche Darmentleerung durch Abführmittel oder Einlauf, anschließend Hunger und Schleimdiät. Medikamentös Pyramidon oder kurzer Sulfonamidstoß. Für die Behebung der kompensatorischen Obstipation sind Abführmittel zu vermeiden, ein Kamillenklysma ist nach zwei bis drei Tagen erlaubt. Eine hartnäckige Restkolitis ist mit ein bis zwei Bolus-Tierkohleeinläufen zu beheben.

5. Die chronische Enterokolitis ist in erster Linie diätetisch durch wochen- und monatelangen Entzug der Zellulose zu behandeln. Die Diät muß außerdem fallweise je nach dem Vorhandensein von Gärungs- und Fäulniserscheinungen variiert werden. Auf eine ursächliche Anazidität ist besonders zu achten.

6. Bei Feststellung einer Gärungs- oder Fäulnisdyspepsie versuche man immer, die Ätiologie zu klären. Meist liegt dem Leiden eine chronische Enterokolitis bzw. Enterotyphlitis oder eine Anazidität zugrunde. Die Behandlung muß den

ursächlichen Faktoren Rechnung tragen, da sonst keine Ausheilung des Leidens erreicht wird.

7. Praktisch wichtig ist die Kenntnis der chronischen Enteritis ohne Kolitis, die mit normalen Stühlen oder Obstipation einhergeht. Kolikschmerzen um den Nabel, Blähungsgefühl, Flatulenz und sekundäre Magenbeschwerden sind auf eine chronische Enteritis verdächtig. Der Nachweis eines Dünndarmdruckpunktes, einer Störung der Nahrungsausnützung im Stuhl und ein pathologisches Schleimhautrelief im Dünndarm sichern die Diagnose. Eine Heilung durch wochen- und monatelang fortgesetzte zellulosefreie Darmschonkost ist möglich.

8. Die Röntgenuntersuchung des Dünndarmes sollte mehr als bisher zur Feststellung von Erkrankungen im Bereich dieses Darmteiles herangezogen werden.

9. Bei den entzündlichen Erkrankungen des Dickdarmes ist die Feststellung der Lokalisation und Art des krankhaften Prozesses besonders wichtig. Wir müssen zwischen einer diffusen Kolitis, einer Typhlitis, Sigmoiditis und Proktitis etc., zwischen einfacher und ulzeröser Entzündung unterscheiden sowie ein Freibleiben oder eine Beteiligung des Peritoneums (Periviszeritis) erkennen. Der Tastbefund, die Digitaluntersuchung, die Rektoskopie und Irrigoskopie sind zur Klarstellung der Diagnose heranzuziehen.

10. In der Praxis kommen die akute und chronische Appendizitis, die chronische Typhlitis, die Sigmoiditis, die Proktitis und das Karzinom, vor allem im Rektum, am häufigsten vor.

11. Die akute Appendizitis tritt häufig unter dem Bild einer akuten Magen-Darmstörung in Erscheinung. Der Nachweis eines Druckschmerzes in der Appendixgegend mit deutlicher Abwehrspannung der Muskulatur sichert die Diagnose. Akute Adnexerkrankungen lassen sich durch den gynäkologischen Befund und die Beschleunigung der Blutsenkung abgrenzen. Man vergesse auch nicht an die gelegentliche Beckenlage (Rektaluntersuchung), den gegen die Leber zu verlagerten oder an ganz ungewöhnlichen Stellen gelegenen Wurmfortsatz.

12. Die chronische Appendizitis ist klinisch von einer Typhlitis meist nicht sicher zu unterscheiden. Bei positivem Röntgenbefund der Appendix ist die Operation indiziert. Bei der histologischen Untersuchung ist auf das Vorliegen einer „Appendicite neurogène" besonders zu achten.

13. Wenn bei einem vorher darmgesunden älteren Menschen eine Obstipation auftritt oder ein Wechsel von Durch-

fall und Verstopfung, dann denke man in erster Linie an das Vorliegen eines Darmkarzinoms und veranlasse alle notwendigen Untersuchungen (Digitaluntersuchung, Irrigoskopie und Rektoskopie). Die Irrigoskopie ist zum Nachweis eines Rektumkarzinoms nicht geeignet und darf nie als Ersatz der Digitaluntersuchung herangezogen werden. Blut- und Schleimabgang mit dem Stuhl oder unabhängig davon ist immer auf das Vorhandensein eines Mastdarmkrebses verdächtig, ebenso jeder hartnäckige „Darmkatarrh" bei einem älteren Menschen.

14. Eine einfache Hämorrhoidalblutung darf erst angenommen werden, wenn durch eine Digitaluntersuchung und nötigenfalls auch eine Rektoskopie eine Blutung aus einem Polypen oder einem Karzinom ausgeschlossen wurde. Einzelne Polypen sollen abgetragen werden, da sie häufig Anlaß zur späteren Entwicklung eines Karzinoms geben.

15. Die Behandlung der verschiedenen Formen der Obstipation ist grundsätzlich eine diätetische. Reines Paraffinöl kann zur Unterstützung herangezogen werden. Erst bei Versagen einer kunstgerechten Diättherapie sollen Abführmittel verwendet werden. Nur bei älteren Menschen, die an ein bestimmtes Abführmittel seit Jahren gewöhnt sind, kann man toleranter sein.

16. Bei Wurmkrankheiten, bei denen eine Selbstinfektion oder eine Übertragung auf andere Familienmitglieder möglich ist (Oxyuren, Askariden, Trichocephalus dispar, Taenia solium), sollen alle in einem Haushalt lebenden Personen auf Würmer untersucht und die Erkrankten gleichzeitig behandelt werden.

17. Die Trichinose ist an dem charakteristischen Zustandsbild (hohes Fieber, Muskelschmerzen, Gesichts-, besonders Lidödem mit subkonjunktivalen Blutungen) und der hochgradigen Eosinophilie leicht erkennbar.

18. Von einem „Typhusverdacht" sprechen wir bei einem Zustandsbild mit heftigen Kopfschmerzen, hohem Fieber, dickbelegter Zunge, Milztumor und basaler Bronchitis bei sonst negativem Organbefund. Das Vorhandensein einer Leukopenie mit relativer Lymphozytose und Aneosinophilie sowie einer positiven Diazoreaktion im Harn stützt die Diagnose. Vor der endgültigen Klarstellung der Diagnose durch die bakteriologischen und serologischen Befunde müssen alle hygienischen Maßnahmen zur Verhütung einer Verschleppung der Infektion getroffen werden.

19. Die Diagnose einer Bazillenruhr ist in erster Linie klinisch zu stellen auf Grund des Vorhandenseins von akut mit Fieber aufgetretenen schleimigen und blutig-schleimigen Durchfällen. Der Bazillennachweis im Stuhl gelingt nur bei sofortiger, kunstgerechter Verarbeitung der körperwarmen Entleerungen.

20. Wenn mehrere Personen gleichzeitig nach einer gemeinsamen Mahlzeit an einer fieberhaften, schweren Gastroenteritis erkranken, denke man immer an eine Paratyphusinfektion und veranlasse alle nötigen Maßnahmen zur Klärung der Diagnose.

21. Bei Feststellung einer echten Wurstvergiftung (Botulismus) auf Grund der charakteristischen Lähmungserscheinungen der Hirnnerven und einer rasch auftretenden Kreislauflähmung kann die sofortige Verabreichung von Botulismusserum lebensrettend wirken.

Sachverzeichnis